U0235321

筋膜手法:实践操作
FASCIAL MANIPULATION
PRACTICAL PART

原　著　Luigi Stecco　Carla Stecco

主　译　关　玲

副主译　元香南　吴金鹏

译　者（以汉语拼音为序）

陈奇刚　陈世言　陈祥芳　陈星达　关　玲　关秉俊
郭　伟　黄振俊　马忠立　齐　伟　荣雪芹　王晶钊
吴金鹏　元香南　岳　萍　朱国苗

人民卫生出版社

Translation from the English language edition：
FASCIAL MANIPULATION：PRACTICAL PART by Julie Ann Day
Published by arrangement with PICCIN NUOVA LIBRARIA S. p. A. ，Italy

图书在版编目(CIP)数据

筋膜手法:实践操作/(意)路易吉·斯德科(Luigi Stecco)原著;关玲主译. —北京:人民卫生出版社,2018
ISBN 978-7-117-27053-3

Ⅰ.①筋… Ⅱ.①路…②关… Ⅲ.①筋膜疾病-诊疗 Ⅳ.①R686.3

中国版本图书馆 CIP 数据核字(2018)第 167303 号

人卫智网	www.ipmph.com	医学教育、学术、考试、健康，购书智慧智能综合服务平台
人卫官网	www.pmph.com	人卫官方资讯发布平台

图字: 01-2015-8462

筋膜手法:实践操作

主　　译:关　玲
出版发行:人民卫生出版社(中继线 010-59780011)
地　　址:北京市朝阳区潘家园南里 19 号
邮　　编:100021
E - mail:pmph @ pmph. com
购书热线:010-59787592　010-59787584　010-65264830
印　　刷:三河市宏达印刷有限公司(胜利)
经　　销:新华书店
开　　本:889×1194　1/16　印张:23
字　　数:712 千字
版　　次:2018 年 9 月第 1 版　2020 年 11 月第 1 版第 5 次印刷
标准书号:ISBN 978-7-117-27053-3
定　　价:298.00 元

译 者 序

筋膜的探索和研究已经是世界性的热潮。

很多医者都从中发现了新天地，拓展了新技术。本书作者就是其中之一。作者从人体结构和力学推算中构建了筋膜治疗的简化模型，并从解剖中求得实证，在临床中效果非凡。其临床和研究工作在世界筋膜研究领域占有重要地位。

看到这本书，第一感觉是熟悉和亲近。书中的插图和标注，处处闪现着熟悉的面孔——经络和穴位。这在中国几乎家喻户晓。由于筋膜的联系，中医西医走到了一起。在这样一个平台上，大家看到了一样的风景。

经络藏象学说是中国古人构建的人体结构关系图。古人的智慧在于它用一个高度概括的模型代表了无穷的含义。本书作者以天才的构思和严谨的求证，借鉴经络和经筋学说，以类似的思维构建了一个生物力学模型，使得复杂的动作分析得以执简驭繁。难能可贵的是，作者从生物进化学、组织发生学、材料学、生物力学等方面大胆假设，小心求证，较为完整地打造了这一模型的框架。为其临床经验提供了搭载的平台，同时也为中国针灸学增添了一笔浓墨重彩。本书所述的理论和技术将会对骨科、疼痛、康复、针灸、手法以及运动领域提供良好借鉴。

期待中国读者能喜欢它，理解它，也更理解中国医学。

关 玲

序　言

近年来,矫形外科医师、风湿病学家、整骨疗法专家、物疗医师、物理治疗师和其他的研究人员证实许多运动器官的不适起源于筋膜。尽管医生们使用不同的方法,但很多方法都是作用于筋膜组织。有人使用快速拉伸,有人使用缓慢拉伸,有人使用微量注射(美索疗法 mesotherapy),还有一些人使用成体系的手法(例如 Rolfing)。

然而,关于筋膜的解剖认识仍是有限的。

基于在筋膜手法治疗授课的经验,很多人提出关于筋膜的真实结构的问题。常把筋膜设想为模糊的、难以限定的组织,筋膜的难以理解还因为缺少有价值的解剖图谱。

因此,我们在巴黎雷内笛卡尔(Rene Descartes)大学的解剖研究院展开了对人体筋膜解剖的深入研究。

解剖研究证实了人体内存在各种形式的筋膜,因此,证明不同形式的治疗是合理的。

筋膜手法©治疗是基于特定治疗点的操作,这些治疗点和针灸穴位常常是一致的,事实上,传统中医已经证实这些精准的针灸穴位有持久的、甚至是永久的治疗效果。不过,他们是通过对舌头和脉搏的诊断以及其他的一些条件来选定这些治疗点,趋向于形成了标准化的治疗。我们发现通过具体的运动测试结合精确的解剖信息,也可以精准确认功能障碍的责任位点。用三十多年的理论研究、临床观察和实践总结,得出了筋膜手法©的框架。这种治疗方式的理论依据在我们以前的工作中已经阐述[戴尔.筋膜手法治疗(manipolazione della fascia).Piccin.2002;英文版:Fascial Manipulation Piccin 筋膜手法治疗,piccin,2004]。尤其我们认为肌肉的部分纤维延伸插入附着到筋膜中,强调了其与准确的运动方向相关的解剖分布,肌筋膜运动链与针灸经络在某些方面是具有可比性的。

本书给从事筋膜治疗的人员提供了实际的操作指南,这也满足了学生日益增长的渴望学习筋膜治疗课程的需求,此书描述了这些治疗点的具体分布,各自的运动测试以及每个点的治疗方法。

为了进行筋膜手法治疗,关键是要明确位点的具体位置,需要进行准确的运动测试,要在每次治疗中合适摆放患者体位。

我们希望这本书对所有学习筋膜手法治疗的人员有所帮助,在他们的临床实践中获得满意的疗效;对浅筋膜、深筋膜和肌外膜等的解剖亚层的理解有所提高,就像我们喜欢说的:一双富有知识的手是强大的,或者:"Manus sapiens potens est"。

Luigi Stecco
Carla Stecco
帕多瓦,2008 年 12 月

前　言

欢迎来到一个令人振奋的肌骨治疗新领域：筋膜组织的奇妙世界。筋膜构成了连续的遍布全身的力学网络，包被并连接每一个器官、每一块肌肉，甚至每一条神经或细小的肌纤维。在被严重忽视了几十年之后，这一无所不在的组织已从"骨科学的灰姑娘"转变为医学研究界的超级明星。在21世纪初的短短几年中，发表在同行审阅期刊上的筋膜学术论文数量猛增。2007年10月，第一届世界筋膜研究大会在哈佛医学院成功举办，使它受到了全世界的关注。与迅速发展的神经科学胶质细胞研究领域类似，这种筋膜组织的作用在过去几十年曾被低估，如今它在健康与病理学方面的作用远超预期，这一事实已在全世界范围内得到共识。

直到现在，医学生们都知道，并且临床医师们也都记得，解剖课上讲解的筋膜就是一种需要首先被剔除的白色包裹物，目的是"看清"其他东西。与其类似，不同的解剖学教材也致力于如何清晰而按次序地展示运动系统，因此彻底而娴熟地剥离这种白色或半透明的筋膜。同时，学生们更青睐那些形象的简化图，上面绘有鲜红的肌肉，并且每一条都连结在特定的骨骼附着点上；但在临床手术或触诊过程中，这些简化图与人体的真实感觉和行为几乎没有关系，困惑沮丧就在所难免了。

比如，在真实的人体中，肌肉不像通常教科书插图展示的那样，直接把力量通过韧带传递给骨骼。实际上它们是把大部分收缩或张力分散到筋膜层上，再由筋膜层把这些力同时传送给协同肌和拮抗肌。因此，这不仅可以使各关节绷紧，甚至还可能影响到更远的几个关节区域。如果我们密切观察臀大肌和阔筋膜张肌这两条有力的肌肉，两者均沿大腿外侧延伸插入附着到致密的筋膜层，称为髂胫束。该组织是包绕整个大腿筋膜的组成部分，称为阔筋膜，其张力不仅影响腘绳肌及股四头肌的紧张度，还对膝关节以及整个小腿的运动造成巨大影响。

因此，"哪一条肌肉"参与了特定的运动，这类简单的问题在肌骨教科书里几乎不再讨论。肌肉不是功能单元，不管这种误解是多么司空见惯。实际上，大部分的肌肉运动都是由很多单个的运动单元共同完成，这些运动单元分布在一条肌肉的不同部位和其他肌肉的不同部位。于是这些运动单元产生的张力通过筋膜层、筋膜袋及筋膜线构成的复杂网络最终转化为身体的运动。至于那么多肌肉中的每一条在以往教科书中如何被划分，权威学者们则或多或少地依赖于他们的解剖技术，他们的划分标准与该结构所能完成的运动无关。

同样，筋膜的硬度和弹性在人体的剧烈运动中发挥了重要作用，这种现象依次在袋鼠、羚羊及马的小腿肌的研究中得以发现。现代超声研究也已揭示了筋膜收缩在很多人体运动中扮演了同样重要的作用。你能把石头投多远，能跳多高，能跑多久，不仅取决于肌纤维的收缩，在很大程度上取决于筋膜网络的弹性特性如何支持这些运动。

如果筋膜网络结构是肌骨行为的重要因素，那么，人们很容易会问这一组织为何被忽视了如此之久？答案有几种，一是新的成像研究工具的发展使该组织的活体研究成为可能；另一个是筋膜网络结构在一定程度上与经典的"剥离-计量-命名"的解剖学研究方法相悖。你可以理性地估算骨骼或肌肉的数量，但试图估算人体筋膜的数量将劳而无功。筋膜是一个巨大的网络结构，包括许多筋膜袋、成百上千的局部条索状聚集和成千上万的逐层包裹的结构，这些结构通过坚固隔膜和疏松结缔组织层互相连接。

筋膜的"不可把握性"还体现在，在描述哪些特定组织属于"筋膜"范畴时，不同文献使用了很多不同的术语。不管肌内膜或浅筋膜都可被认为是筋膜(或更倾向于认为是疏松结缔组织),还是仅把不规则的致密结缔组织层归为筋膜,这取决于不同作者的个人观点。在此,请允许我把第一届筋膜研究大会提出的筋膜新定义加以介绍。"筋膜"这个术语描述的是遍布人体的结缔组织中的软组织部分,它不仅包括致密的平面组织层(如隔膜、关节囊、腱膜、器官被膜、支持带),这些或许可称为"固有筋膜",而且还包含了以切带与肌腱形式存在的网状结构的局部致密组织。此外,还包括更柔软的胶原结缔组织如浅筋膜或最深层的肌内膜。

然而,并不是每个人都能欣然接受这个术语,尽管它为该领域提供了很多重要便利。筋膜组织是适应局部张力要求、调整纤维排列及密度的张力网络,而不是在关节囊及其紧密相连的肌腱韧带(也包括与其密切连接的腱膜、支持带及肌内筋膜)之间随意划分的线。这个术语与拉丁词根"fascia"(束、绑带、裹、整体、捆绑在一起)非常吻合,与非专业人士理解的术语"结缔组织"是同义词(与医学与生物学家对应的是,此术语包括软骨、骨甚至血液)。

本书作者们倾力奉献的这个筋膜研究领域充满了活力,在多方面均显示出筋膜比之前的假设更具有生命力,这至少包括两个原因:一是它具有主动收缩的能力,这一点已被我们团队的人体与鼠的实验室工作(德国 Ulm University 筋膜研究项目)和伊恩·奈勒团队的工作(英国 Bradford University)所证实;另一方面是它作为感觉器官的特性,筋膜通过力学感受器、伤害感受器等大量感觉神经末梢接受密集的神经刺激,这是急性肌筋膜疼痛综合征的原因。如果用以上广义的定义来描述筋膜,那么筋膜就是人体最丰富的感觉器官之一。可以确定,它是本体感觉与"具体感觉"最重要的器官。

Stecco 家族的两名成员是本书的作者,已经成为这个新领域的带头人。他们的第一部著作《筋膜手法治疗,肌肉骨骼疼痛》(PICCIN,2004)已受到世界关注,并在肌筋膜治疗师与人体治疗导师中迅速传播。因此,毫无意外地,他们在 2007 年那次筋膜研究大会上(哈佛大学)的学术报告因其研究质量与研究深度而获得殊荣。我毫不质疑,这本书不仅对第一部著作的理论深度与解剖细节加以完善,还提供了严谨的治疗技术说明,这将对整个手法治疗

领域产生重要的影响。

基于筋膜网络中心(协调中心、感知中心、融合中心)的特定分布,作者提出了一个筋膜与神经肌肉相协调的新颖模型。虽然这是个全新的模型,但它展示了一种令人信服的范式。本书提供的证据可以很好地支撑这种有趣的模型,不仅包括有力的系统发育与神经生物学细节,还包括了几千个小时的尸体解剖实验,这些实验是由这种方法的原创者 Luigi Stecco 和其女儿 Carla Stecco 博士、儿子 Antonio Stecco 博士共同完成。他们勤勉地致力于解剖学研究,取得一些新的发现与总结,已发表在经同行评议的科学性解剖学杂志上。在过去几年中,任何在科学文献中查阅新出版筋膜文献的学者,都将会注意到这些重要的贡献。这个家族团队已在筋膜形态和分布方面开展了细致的研究,不仅令人钦佩,而且还取得了新的成果和发现,支持了本书中提出的神经-筋膜调节新模型。

Stecco 家族的发现在赋予了筋膜学说以巨大的可信性的同时,仍需要进一步研究使科学界信服这个新概念的充分正确。无论未来的这些年即将带来什么,这本历史性著作中提出的特殊预见无论被支持还是被扩展,都将是令人振奋的。Stecco 家族连同其他几个令人鼓舞的筋膜学术团队对世界学术所做的贡献,已经激励着一些肌骨医学领域的国际领军专家投身于筋膜研究领域。如 Heidelberg 大学肌痛专家 Siegfried Mense 教授最近开始把腰部筋膜纳入神经支配和伤害感受研究,已发现了一些"有趣的细节内容",并将很快发表。同样,Vermont 著名针灸研究学者 Helene Langevin 博士正采用超声方法研究慢性背痛与健康人群的筋膜形态学差异。

本书的亮点之一,在于采用了大量的尸体照片显示筋膜的局部解剖细节。这是一个非常好的做法,并将一些局部特征前所未有地描绘得如此之细。尽管如此,我仍提醒您,这些美轮美奂的图片所显示的人体,比您在现实中和触摸到的对象更加干燥。当您把书中的筋膜特性转化到真人身上时,请在头脑和触觉中保留活体的液体动力。活体上的筋膜比您或许曾有的想象更加光滑和湿润。

如果您是物理治疗领域(或矫形外科、康复治疗、运动治疗等)的初学者,请准备好这并不是一本在看电视时可以轻松浏览的书。本书是一个浓缩

大量信息的金矿,当你努力去理解后文的逻辑时,如果你错误地漏掉前面一个句子,会很容易使你误解后面的这个内容,因为书中没有任何繁冗。然而我向您保证,这个领域的大多数专家在看见和阅读本书时,都将会有极大的兴奋和快乐的发现。虽然来自其他不同视角的一些筋膜著作也已问世,但本书明显达到了一个新的水平。我祝贺作者们,因为他们出版了筋膜手法治疗领域有史以来最有价值、最宝贵的著作;亲爱的读者们,你们为学习一个真正迷人的组织及其疾病治疗而选择了此书,我同样祝贺你们。

ROBERT SCHLEIP 博士
德国 **Ulm** 大学筋膜研究项目负责人

致　谢

感谢意大利帕多瓦大学物理治疗与康复部住院医师 Antonio Steco 医学博士对本书问世所做出的贡献。

本书中的解剖图片是在 Vincent Delmas 博士和 Oliver Gagey 博士的通力合作下，摄于巴黎"Rene Descartes"大学的正常人体解剖学院。

感谢编辑 Massimo Piccin 医生重视肌筋膜实操技术的价值和思想，不仅在意大利传播，也以英文版本向其他国家传播。

感谢 Ivano Colombo 教授，他是第一位对本技术有兴趣的人。感谢帕多瓦大学人体解剖机构的主任，Raffaele De Caro 教授的全力支持。

感谢以下老师的帮助，让该技术在意大利与其他国家被熟知，他们是 Miroo Branchini, Andrea Turrina, Ercole Borgini, Luca Ramilli, Giorgio Rucli, Lorenzo Copetti, 和 Julie Ann Day。我们，也代表他们的学生，向他们致以诚挚的谢意。

目　录

第一部分　协 调 中 心

第二部分　融 合 中 心

缩　略　语

***	Maximum intensity of symptoms	症状的最严重程度
+++	Maximum benefit or outcome	最大改善效果
1xm	Symptoms aggravate once a month	症状每月发作一次
an	ante, antemotion, forward movement	前,前向运动,向前运动
An-ca	Ante-carpus or wrist flexion	前-腕或屈腕
An-cl	Ante-collum or forward flexion	前-颈或颈前屈
An-cp	Ante-caput, includes three mf sub-units	前-头,包含肌筋膜的三个亚单元
An-cu	Ante-cubitus or elbow flexion	前-肘或屈肘
An-cx	Ante-coxa or hip flexion	前-髋或屈髋
An-di	Ante-digiti or closing of fingers	前-指或手指并拢
An-ge	Ante-genu or knee extension	前-膝或伸膝
An-hu	Ante-humerus or shoulder flexion	前-肱或肩屈
An-lu	Ante-lumbi or forward roll from supine	前-腰或从仰卧位向前起身
An-pe	Ante-pes or dorsiflexion	前-足或足背屈
An-pv	Ante-pelvis or anterior roll	前-盆或前屈
An-sc	Ante-scapula or forward movement	前-肩胛或肩前移
An-ta	Ante-talus or dorsiflexion	前-踝或踝背屈
An-th	Ante-thorax or bending forward	前-胸向前或向前弯
An-la-cl	Motor scheme for ante-latero collum	颈部在前-外方向上的运动组合
An-la-di	Motor scheme for hand grip	手抓握的运动组合
An-la-lu	Motor scheme for ante-latero lombi	腰部前-外方向上的运动组合
An-me-	Motor scheme for ante-medio	前-内的运动组合
bi	Bilateral, both right and left	双侧,左侧和右侧
ca	Carpus, wrist	腕,腕关节
CC	Centre of coordination of a mf unit	肌筋膜单元的协调中心
cl	Collum, cervical region	颈部,颈椎区域
cont.	Continuous, unrelenting pain	持续性,连续性疼痛
CP	Centre of perception	感知中心
cp	Caput, face and cranium	头部,面部和头骨
cu	Cubitus, elbow	肘,肘关节
cx	Coxa, thigh-hip	髋,大腿和髋
d,1d	Day, 1 day since trauma	天,创伤后第一天
di	Digiti, fingers, Ⅰ°-Ⅱ°-Ⅲ°-Ⅳ°-Ⅴ°	手,手指,一二三四五指
er	Extra, extrarotation, eversion, supination	向外,外旋运动,外翻,旋后

Er-ta	Extrarotation of talus, eversion	踝的外旋或外翻
ge	Genu	膝
hu	humerus, more distal part of shoulder	肱骨, 肩关节更远端
ir	Intra, intrarotation, inversion	向内, 内旋运动, 内翻
Ir-ta	Intrarotation talus, inversion of ankle	踝的内旋, 踝关节内翻
la	Latero, lateromotion, lateral flexion	外侧, 外向运动, 侧屈
La-ca	Latero-carpus, outward wrist movement	外-腕, 腕关节向外运动
La-cl	Latero-collum, lateral flexion of neck	外-颈, 颈椎侧屈
La-cp	Latero-caput, looking to one side	外-头, 头部转向一侧
La-cu	Latero-cubitus, lateral stability of elbow	外-肘, 肘关节外侧的稳定
La-cx	Latero-coxa, hip abduction	外-髋, 髋外展
La-di	Latero-digiti, stretch fingers wide	外-手, 手指张开
La-ge	Latero-genu, lateral stability of the knee	外-膝, 膝关节外侧稳定
La-hu	Latero-humerus, shoulder abduction	外-肩, 肩关节外展
La-lu	Latero-lumbi, lateral flexion	外-腰, 侧屈
La-pe	Latero-pes, spreading of toes	外-足, 脚趾展开
La-pv	Latero-pelvis, weight-bearing stability	外-盆, 承重稳定
La-sc	Latero-scapula, lateral movement	外-肩胛, 外侧运动
La-ta	Latero-talus, lateral stability	外-踝, 外侧稳定
La-th	Latero-thorax, side bending	外-胸, 侧弯
Lu	Lumbi	腰
1t	Left, limb or side of body	左, 肢体或身体的一侧
m	Month, time since pain onset	月, 疼痛发病起始时间
me	Medio, mediomotion, medial	内, 内向运动, 向中线运动, 中位的
Me-cl	Medio-collum, neck alignment	内-颈, 颈椎排列
Me-di	Medio-digiti, fingers to midline	内-手或手指向中线运动
Me-hu	Medio-humerus, shoulder adduction	内-肩, 肩关节内收
Me-ta	Mediomotion talus, medial deviation	内-踝, 向中线偏移
mf	Myofascial, unit, sequence, spiral	肌筋膜, 单元序列, 螺旋
mn	Morning, pain and rigidity worse in	早上, 早上疼痛严重
nt	Night, pain worse during the night	夜晚, 夜晚疼痛加重
p	posterior	后方
PaMo	Painful Movement	引起疼痛的动作
pe	Pes, tarsus, metatarsus, and toes	足, 跗骨, 趾骨, 脚趾
pm	Afternoon, pain worse in	下午, 下午疼痛加重
Prev	Past pain, pain no longer present	既往疼痛, 现在不痛
pv	Pelvis	骨盆
re	Retro, retromotion, backwards	后, 后向运动, 向后运动
Re-ca	Retro-carpus, wrist extension	后- 腕, 腕关节伸展
Re-cl	Retro-collum, neck extension	后-颈, 颈部伸展
Re-cp	Retro-caput, looking upwards	后-头, 向上看
Re-cu	Retro-cubitus, elbow extension	后-肘, 肘关节伸展
Re-cx	Retro-coxa, hip extension	后-髋, 髋部伸展
Re-di	Retro-digiti, ulnar deviation of V∞ finger	后-手, 第五手指的尺偏

Re-ge	Retro-genu, knee flexion	后-膝, 膝关节屈曲
Re-hu	Retro-humerus, shoulder extension	后-肩, 肩关节伸展
Re-lu	Retro-lumbi, extension of lumbar region	后-腰, 腰椎区域伸展
Re-pe	Retro-pes, plantarflexion	后-足, 跖屈
Re-pv	Retro-pelvis, lumbosacral extension	后-骨盆, 腰骶部伸展
Re-sc	Retro-scapula	后-肩胛
Re-ta	Retro-talus, plantarflexion of ankle	后-踝, 踝关节跖屈
Re-th	Retro-thorax, hyperextension of thorax	后-胸, 胸椎过度伸展
rec	Recurrent, recurring pain	复发, 再发疼痛
Re-la-	Motor scheme of retro-latero-...	后-外向的运动组合
Re-la-cl	Motor scheme of retro-latero collum	后-外-颈的运动组合
Re-me-	Motor scheme of retro-medio...	后-内方向的运动组合
rt	Right, limb or side of body	右, 肢体右侧或身体的右侧
sc	Scapula, proximal part of shoulder	肩胛, 肩关节的近端部分
SiPa	Site of Pain, as indicated by patient	痛点, 病人指出的疼痛区域
ta	Talus	踝
th	Thorax	胸
TP	Trigger Point	扳机点
y, 10y	Year, 10 years since pain began	年, 疼痛已十年

引　言

编写本书的目的,是为治疗者或者筋膜治疗者(用筋膜手法来治疗肌筋膜疼痛的人)提供一个实用的工具。

本书分为两个部分:第一部分是关于每个肌筋膜单元的协调中心(CC)的治疗,第二部分是关于融合中心(CF)的治疗。

基本原则部分将介绍关于筋膜(浅筋膜、深筋膜和肌外筋膜)的解剖学和组织学的基本原则。为了有效地治疗肌筋膜疼痛,正确清晰地理解筋膜的组成和定位是至关重要的。

本书的第一部分介绍肌筋膜单元,这些肌筋膜单元对应相应的身体节段在三维空间方向上运动。前向运动、后向运动、外向运动、内向(向中线)运动、内旋以及外旋运动的肌筋膜单元,这六个肌筋膜单元协调控制每个关节的运动。每个肌筋膜单元有一个感知中心(CP)和一个协调中心(CC),感知中心对应的是病人可以感觉、感知到疼痛的区域,协调中心则是功能紊乱的起源。

疼痛部位或者说是感知中心一般分布于关节周围。每个肌筋膜单元控制着对应关节的一个特定区域,因此,正确的运动验证可以验证出关节疼痛或者功能紊乱的责任肌筋膜单元。

这些运动验证不是单个肌肉的测试,而是针对一个节段向一个特定方向运动的评估,对应骨骼-神经-肌筋膜联合体或者肌筋膜单元的整体性能。

在体验过筋膜手法治疗后,许多患者反馈说:"这跟我想象的不同! 这不是按摩"实际上,它首先要在特定区域(协调中心 CC)进行一定深度的按压,这对确定筋膜的变化是很有必要的。找到有改变的筋膜部位后,再按摩几分钟直到疼痛消失。每个协调中心距它对应的感知中心有一段距离,并且仅在触诊时才产生疼痛。

本书的第二部分探索复合运动中的运动组合(motor schemes)。在这种情况下,融合中心(CF)位于支持带上,即环绕关节的筋膜结构上,并协调两

个或三个肌筋膜单元。融合中心(CF)通常比协调中心(CC)范围更广,所以它们往往由两三个已证明有显著疗效的亚单元组成。为了使筋膜治疗师易于理解记忆,我们把这些亚单元用数字编号为:1、2或3。支持带由多层胶原纤维层结合而成,因此仅需要调动起这些胶原纤维层的"滑动性",而不需要更深或穿透性的手法治疗。

多个节段性的协调中心连成了肌筋膜序列或肌肉运动链。同样地,多个融合中心位点联合形成了肌筋膜对角斜线及螺旋线。

筋膜解剖图片显示了每个肌筋膜序列和肌筋膜对角斜线。显然筋膜照片没有每块肌肉的解剖图画得那样清晰准确,但是筋膜治疗师需要关注这些很少被了解的组织,而不是肌肉。实际上,每个肌筋膜单元是由位于不同肌肉中的肌纤维和筋膜组成的,筋膜将肌纤维结合连接在一起。

在本书的最后部分包含总结表,总结了所有位点及运动验证的方法。

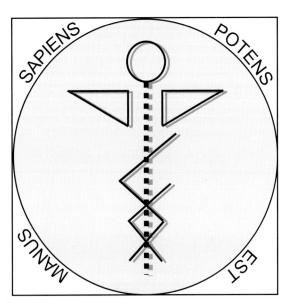

图:筋膜手法治疗徽标

15

基 本 原 则

"筋膜"这个术语通常代表结缔组织,而结缔组织在结构上具有差异性,在功能上具有多样性。因此,我们需要定义浅筋膜、深筋膜和肌外膜以便于理解。

这些结缔组织按层排列组成(图1)。如果我们在躯干区域由外到内,一层层地研究的话,则会发现:

1. 皮肤由表皮和真皮组成;

2. 皮下组织的浅层,包含疏松结缔组织,富含丰富的脂肪细胞,并且有浅层支持带交错其间;

3. 浅筋膜(膜层),由胶原纤维和弹性纤维组成;

4. 皮下组织的深层,包含疏松结缔组织和深层支持带;

5. 深筋膜,围绕着躯干的大肌肉和在四肢的腱膜纤维;

6. 肌外筋膜,分布于四肢深筋膜下;

7. 胸腔、骨盆以及其内部有各自的内脏筋膜。

通过进一步研究我们会发现,四肢的深筋膜和躯干深筋膜的组织结构是完全不同的。

在详解浅筋膜之前,在筋膜手法治疗中,首先需要考虑不同组织间的相互作用。

组织

真正的结缔组织包括所谓的疏松和致密结缔组织。

疏松结缔组织大量存在于皮肤层下(真皮或皮下结缔组织,富含脂肪细胞)以及肌肉之间。它还形成了薄的固有层,支撑着黏膜上皮和中空器官的膜。

致密结缔组织根据他们各自胶原纤维[1]的分布可分为规则型或者是不规则型。

---

[1]结缔组织包括三种类型:致密规则、致密不规则及疏松不规则。致密规则结缔组织可见于筋膜鞘,腱膜等;疏松不规则结缔组织可位于浅筋膜、深筋膜肌内膜、肌肉鞘等。疏松结缔组织常形成筋膜。(Herting D, 2005)

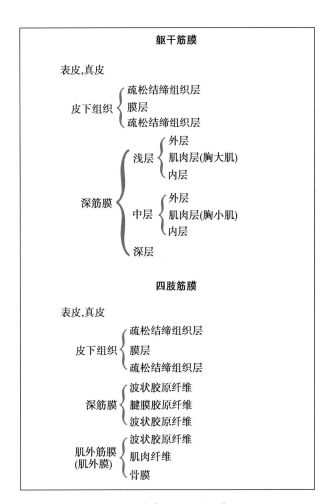

图1 筋膜宏观分布示意

第一种致密结缔组织的胶原纤维束是平行的,密集的,不具延伸(弹)性。它们的功能,就像肌腱和腱膜一样,主要是传递肌肉力量(图2)。

第二种致密结缔组织的胶原纤维束排列的有序性较第一种差。有两个特定类型可资鉴别:

— 多层平行排列的胶原纤维,各层纤维排列的方向不同,可见于支持带及四肢的深筋膜。

— 波状胶原纤维(图3),可见于躯干和四肢肌外膜;它们波浪状的结构使得它们可以被延

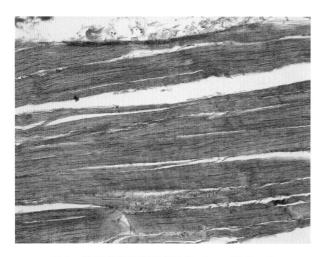

图 2　腱膜的胶原纤维（50 倍，Azan-Mallory）

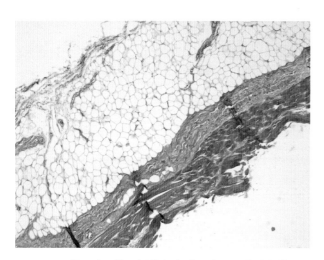

图 3　股四头肌的肌纤维和脂肪细胞之间的波状筋膜纤维（25 倍，Hematoxylin-Eosin）

长，并激活嵌于其中的神经受体。

肌肉组织主要负责身体器官和其他不同结构的随意和非随意运动。肌肉组织分为三类：横纹骨骼肌、横纹心肌和平滑肌。肌纤维束被结缔组织[2]（包裹）结合在一起形成骨骼肌，为肌肉提供一个很好的结缔组织骨架（图 4）。通过这个"骨架"，肌纤维便能很有效地传输其收缩力到骨。

事实上，我们发现，对于每一块肌肉来说，胶原纤维（肌外膜、肌束膜和肌内膜）与肌纤维呈平行排列，也有胶原纤维（腱外膜和腱性纤维）与肌纤维呈串联样排列。腱膜是肌外膜的延续部分；而腱性纤维则是肌束膜的波状胶原纤维转变成的平行排列的、不能延伸的弹性纤维。

---

[2]围绕在身体的每一块肌肉周围的致密结缔组织鞘，肌外膜，这种鞘通过肌腱插入附着于骨，以这种方式连续存在。间质结缔组织隔膜由肌外膜延伸而来，包裹在肌纤维束周围形成肌束膜。最后，由基底膜和一薄的网状支持纤维网络构成的肌内膜，围绕着每一个肌纤维。

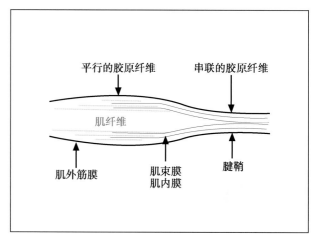

图 4　所有肌肉的结缔组织骨架

神经组织由两种类型的细胞组成：神经元（主要接收和传递神经冲动）和神经胶质或胶质细胞（为神经元提供重要的功能支持）。也存在一些结缔组织基质，是神经组织生存所必需的[3]。

图 5 中的组织标本切片中显示了穿过臂筋膜的一根神经横断面；筋膜形成了一个绝缘壳层保护神经以免变形受伤。但是，当神经末梢止于特定的受体时，筋膜的大量胶原纤维交织环绕游离神经末梢或神经囊，根据受体类型不同结合方式也不同。此结构保证了运动中受体可受到牵拉。

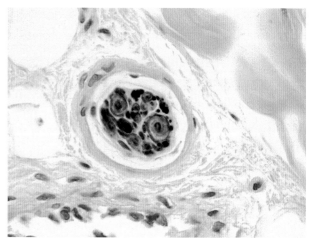

图 5　筋膜内的神经（250 倍，免疫组化 S100）

浅筋膜

现在，我们将向大家展现受多数解剖学家（包括 Fazzari，Testut，Gray）肯定的浅筋膜的特点。

---

[3]神经是一个包裹在致密结缔组织鞘（神经外膜）内的解剖结构，神经外膜的结缔组织向神经束膜分支延展，并将神经内部分成隔。薄层的网状结缔组织由神经束膜延伸包绕每根神经纤维（神经内膜）。

皮下层或皮下组织可分为三层(图6):表层、中间层或浅筋膜层、深层。在表层,大量胶原纤维也称为皮肤韧带,一直从真皮延伸到中间层。这些横膈形成腔隙包含脂肪小叶(脂膜)。这些韧带或横膈,共同形成了皮肤浅层支持带[4]。

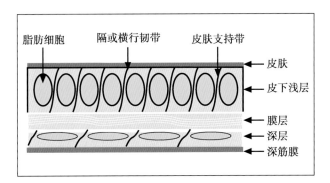

图6　皮下疏松结缔组织模式图,横断面

中间层或膜层(membranous layer)纤维是与皮肤平行排列的,从而形成了一个真正的层状筋膜,也就是浅筋膜。

皮下组织的深层是由非常薄的疏松结缔组织组成的。同时在深层,结缔组织膈连接着浅筋膜与深筋膜,组成了皮肤深层支持带。而此层与浅层支持带相比,分布稀疏,结构更薄,走行方向更加倾斜。

在身体的一些特定部位(如头部、颈部),横纹肌纤维发育过程中包裹于浅筋膜自身间隔层之间[浅表肌腱膜系统或脂膜(panniculus carnosus)],浅筋膜的双层或者分层样结构同样包裹着皮下血管和许多神经组织。

一些作者(Marquart C. , Varnaison E. 2001)认为皮下组织[5]和浅筋膜组成了皮肤的完整结构。这些作者认为,通过捏起皮肤,可显而易见地观察到皮下组织是真皮的连续,同时由于存在薄的深层结构,皮肤可以在肌筋膜层上滑动。

而又有其他的作者通过对面部其他部位的浅筋膜层(腮腺区,颞区[6]等)的研究提出了其他不同的看法。

解剖过程中,一旦去除皮肤后,我们就会发现富含脂肪细胞的皮下组织(图8);皮下疏松结缔组织[7]的组织学研究表明,其内含有神经纤维、大量的脂肪细胞(图7)、网状胶原纤维和弹性纤维。这一皮下组织在同一个体的不同部位其厚度是不一样的,在不同个体之间也存在个体差异。这一疏松结缔组织层只

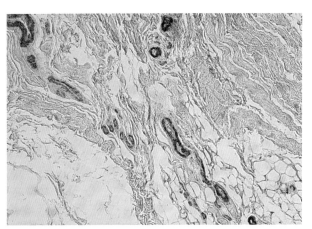

图7　前臂浅筋膜(50倍,免疫组化S100)

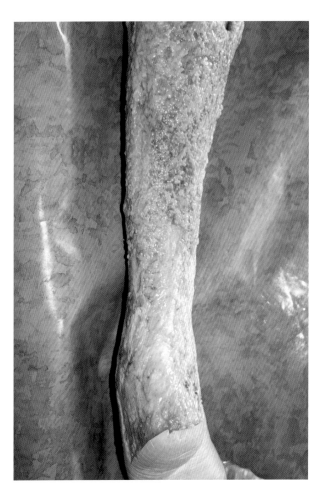

图8　小腿的后侧区域富含脂肪细胞的皮下组织

---

[4] 皮肤韧带(皮肤支持带)将皮肤与深筋膜锚接在一起。在面部、手掌、脚底及胸部组织中富含支持带。

[5] 皮肤包括表皮、真皮及皮下组织;不能把皮下组织看作独立的皮肤下的组织结构。在皮下组织的深层,明确存在一薄层区域,与小叶间隔连续,它很难与皮下组织分离。这个区域对应滑动平面,就像所有疏松结缔组织层所起的作用一样。这一薄层皮下组织起初命名为"浅筋膜",但是解剖学家现在却摒弃了这一专业名词。(Marquart-Elabz,2001)

[6] 基于我们对腮腺区的研究,发现似乎不存在腮筋膜,但是紧邻肌纤维的浅层存在一层厚的疏松结缔组织,可与颈阔肌一起定义为浅筋膜。这提示曾由Mitz定义命名的"浅表肌腱膜系统"(SMAS),实际应考虑对应为浅筋膜。(Zigiotti G. L. ,1991)

[7] 观察到皮下疏松结缔组织包含多个薄层的包含弹性纤维的胶原层。那些层列的胶原纤维层间由疏松组织作用,外层和内层分别由弹性纤维与皮肤和肌外膜相锚接。

在发育进化存在体温调节系统的生物（恒温动物）体内存在，此外，在体表毛发较多的动物（如兔子）此层尤其薄，体毛较少的动物则丰厚得多（如猪）。

人类身体上口唇、眼睑、阴茎和阴囊部位则缺乏这层脂肪层。

图9中移除了脂肪层后，可见浅筋膜。呈现出弹性极强的富含血管的膜层。

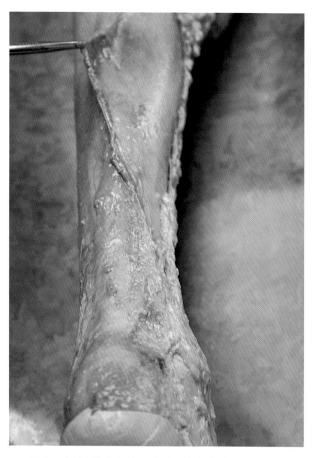

图9　小腿（脂肪细胞层去除）的浅筋膜，切开向外拉开，可见深层的深筋膜

在一定限度内，该膜层在深筋膜上滑动。同时有两个特定的因素保证了其滑动能力：一个因素是一薄层的交织排列的疏松结缔组织的存在；另一个因素是深层支持带纤维隔的斜向排列。

沿着白线、棘上韧带、腹股沟韧带，深层皮肤支持带将浅筋膜与深筋膜强有力地连接在一起。

在身体的不同部位，浅筋膜有不同的区域特点：

- 在腹部分为两层，一层命名为 Camper 浅筋膜（位于表层更松弛），另一层命名为 Scarpa 浅筋膜（位于更深层，呈膜状）；
- 在骨盆部形成了会阴部的浅筋膜也称为 Colles 筋膜，并附着到泌尿膈的边界；

- 在头部形成了帽状腱膜，位于额部、枕部的枕额肌及表浅肌肉腱膜系统（SMAS）之间，受到其牵拉；
- 在手掌和脚掌，有更多数量的胶原纤维将皮肤与深筋膜相连接，从而滑动性较少，保证了稳定的抓握及站立；

我们发现在躯干的内壁，镜像存在着相同排列的组织层[8]：浆膜层与内脏器官（壁层腹膜）相连续。在下一层中，我们找到浆膜下结缔组织，最后是横筋膜和肋间内肌。

在肋间内肌和壁层胸膜之间不存在浆膜层，而在腹膜后区域，浆膜层呈双层包裹肾、输尿管和膀胱。

深筋膜

深筋膜位于浅筋膜下方。其外层均匀地蔓布于全身，而其内层与下面的肌肉相连接。深筋膜和肌肉之间的紧密联系在躯干和四肢之间有很大的差异。

躯干深筋膜

比较解剖学描述了躯干的外在肌肉是如何从覆盖外延肌节的筋膜起源的（1997 肯特 G.）。出于这个原因，躯干大肌肉（背阔肌、胸大肌、臀大肌等）都被两层深筋膜包裹。因此，躯干的深筋膜薄层与肌外膜是不可分离的[9]。

Testut、Chiarugi 及 Gray 也描述了躯干的大肌肉是位于双层筋膜内的[10]。

因此，我们可以说，躯干的深筋膜可被细分成三薄层（图10），并且每个薄层都是双层的以包裹容纳各种肌肉：

- 浅表层：在颈部，浅表层包裹胸锁乳突肌与斜方肌；然后形成胸大肌、背阔肌及臀大肌筋膜；
- 中间层：颈筋膜的中间薄层包裹肩胛舌骨肌，然后形成锯筋膜和腹斜肌的筋膜；
- 深层：颈筋膜深层包裹椎前肌及椎旁肌，进而形成竖脊肌、腹直肌和髂腰肌的筋膜。

---

[8] 为了充分理解筋膜与内脏器官及与血管的关系，需要建立一个普遍的概图：在腹部，内层包括腹膜、腹筋膜下深层、腹筋膜下浅层及腹横筋膜。外层包括皮肤、皮下筋膜浅层、皮下筋膜深层及腹筋膜覆盖层
[9] 我们认为腹横筋膜就是内层腹横肌外膜，不存在可分离的其他深筋膜（Skandalakis P. N. ,2006）
深筋膜即相当于一些肌肉的肌外膜（Gray H. ,1993）
[10] 胸肌筋膜就是覆盖胸大肌的薄层结构，并与胸大肌肌束之间存在延展隔。在其下方，与肩、腋、胸筋膜相延续。覆盖于胸大肌的部分很薄，但是在胸大肌和背阔肌之间的部分增厚，并延续为腋筋膜跨越背阔肌；腋筋膜在背阔肌外侧缘变为两层以包括背阔肌。（Gray H. ,1993）

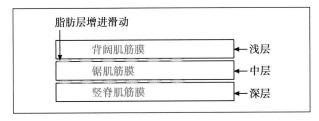

图 10　躯干深筋膜的分层结构

在人类，腹部深筋膜的浅表层内没有肌肉[11]，在进化过程中已经萎缩消失了[12]。

躯干深筋膜的各层之间由薄的连续的脂肪层将其分隔开，脂肪层的存在利于层间的正常滑动。有些作者不恰当地称这些薄脂肪层为"薄筋膜"[13]。躯干筋膜与下面的肌肉间通过很多的分隔纤维互相结合[14]。当这些肌肉收缩的同时牵拉了筋膜，激活了筋膜内的神经受体，这可能是本体感觉的基础。

躯干大肌肉的筋膜包绕着腱膜，其方式与腱外膜包绕四肢肌腱的方式相同[15]。

在解剖过程中，我们发现背阔肌的表面有一薄层结缔组织，并延续到腱膜表层上（图 11）。实际上，在这一层下方，背阔肌腱膜的胶原纤维清晰可见，它们与其他特定的传递力量的肌腱纤维组织一样，这些腱膜纤维走向平行、不能伸展，同向走行。组织学研究[16]也证实了胸腰筋膜呈现分层样结构；最浅层纤维或者背阔肌的表层，覆盖在同一肌肉的腱膜上。

所谓胸腰筋膜实际上是筋膜和腱膜组成的系统（图 12）。由多层起始于不同肌肉的腱膜和筋膜组成。背阔肌的肌外筋膜位于背阔肌外层，当肌纤

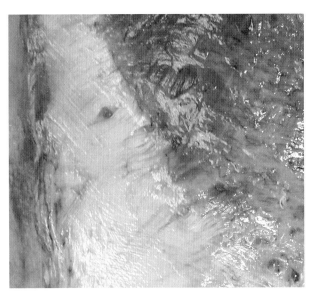

图 11　背阔肌上的胸腰筋膜细节，注意腱性纤维是按照牵拉方向分布的

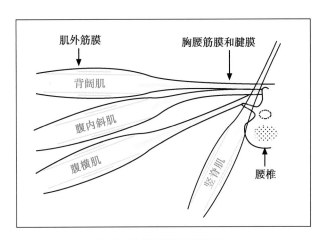

图 12　胸腰筋膜组成的模式

维终止时，肌外筋膜继续延伸覆盖于肌肉腱膜的胶原纤维上方。一方面，这些胶原纤维连接附着到腰椎棘突上，一方面，部分纤维越过中线连接到身体的另一侧，插入附着于大量的臀大肌肌纤维中。在下一层，我们发现腹内斜肌肌外膜及与其连续的腱膜，止于腹内斜肌在腰椎棘突的附着点。纵向上，竖脊肌肌群，位于两个筋膜-腱膜形成的空间腔隙中。竖脊肌通过其自身的筋膜-腱膜组织系统，仅在骶骨水平上与前述两块肌肉的筋膜-腱膜系统相融合。腹横肌的筋膜-腱膜系统附着到横突上，形成了竖脊肌腔的下缘。

实际上，背阔肌的部分胶原纤维不附着到棘突，这是非常重要的。如前所述，他们越过中线连接到身体的另一侧，交织附着于部分臀大肌肌纤维上。这些胶原纤维如"桥"的功能一样，连接了一侧

[11] Rizk 发现腹外斜肌是双层结构，包括外层和深层。深层以纤维束的形式与对侧腹内斜肌腱膜相延续，浅层以 S 型纤维插入附着到腹筋膜。（Gray H. ，1993）

[12] 在脊椎动物，胸部的外侧肌肉系统（斜肌-横肌）由于存在肋骨而变得复杂（而在两栖动物不存在），腹外斜肌将其分为浅层和深层两层，浅层延续为肋间内肌，而深层延续为肋间外肌。（Stefanelli A. ，1968）

[13] 腹外斜肌由皮下组织和薄层筋膜同时覆盖，或者被与插入附着的腱膜腱覆盖，或者薄层腱覆盖。腹外斜肌和腹内斜肌间是第二层结缔组织薄层。在腹内斜肌和腹横肌之间可见第三层结缔组织。所有这些筋膜都非常薄，并且无足轻重（Chiarugi G. ）

神经和血管在臀大肌下方的臀深筋膜内通过，位于肌间平面，富含脂肪组织结构上形成外层要较内层更僵硬。（Lang J,1998）

[14] 很少有人考虑腰方肌和其上筋膜之间的紧密关系。实际上，很多肌纤维本身的纤维插入附着到斜方肌深筋膜内层。（Hertling D. ，2005）

[15] 腱周包括弹性和胶原纤维，表层与包绕的结缔组织连续，而深层与占据腱束间空间的腱内膜相延续。（Gray H. 1993）

[16] 胸筋膜后层的表层与背阔肌、臀大肌和部分的腹外斜肌和斜方肌相延续。在腰 5 水平及骶骨水平，胸腰筋膜浅层和深层间存在紧密连接。腹横肌和腹内斜肌间接地通过从中层到深层筋膜融合形成的缝隙连接附着于胸腰筋膜。（Vleeming A. ，1995）

的背阔肌和身体另一侧的臀大肌，从而协调了一侧的上肢与对侧的下肢[17]。这些胶原纤维并不像大多数的肌腱一样将肌肉收缩力传递到骨骼上，它们的主要作用是协调同步所连接的两块肌肉。周围性运动协调的作用是筋膜的典型作用。

因此，所谓"肌筋膜"不仅仅包含这层薄的肌外筋膜层，还包含那些不插入附着于骨但连接结合了不同肌肉的腱膜部分[18]。

在躯干，胶原纤维将协同肌连接形成一个整体。一侧的腹外斜肌与对侧的腹内斜肌通过腱膜相连续便是一个很好的例子，同样在颈背部左右两侧的斜方肌也以此方式相连续。

四肢的深筋膜

与躯干深筋膜相比，四肢深筋膜不是通过自身的分层结构来包裹肌肉的，而是与肌肉相对分离，可在肌肉上滑动。实际上，四肢筋膜是躯干大肌群肌外筋膜的延续。

在躯干，胶原纤维将协同肌桥接为一体，而在四肢，深筋膜之间互相延展连续。

组织学分析显示（图13），四肢深筋膜看起来像是由那些用来传递肌肉收缩力的、一系列平行的、不可延伸的胶原纤维组成[19]，但其内部也有波状的、对牵拉敏感的、可激活嵌入其内受体的胶原纤维。只有这些可延伸的结构才能保证神经受体的激活。

例如，臀大肌、臀中肌以及阔筋膜张肌的两层深筋膜层肌外膜共同组成了阔筋膜。（图14）

此外，起源于上述肌肉腱膜的胶原纤维延伸附着于阔筋膜的两层筋膜层之间。例如，臀大肌的远端肌腱或者远端腱膜分为两部分，一部分插入附着到股骨，另一部分止于阔筋膜[20]（以腱膜与筋膜的连接附着方式为止点）。

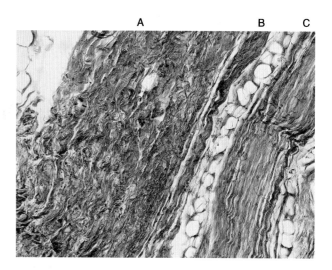

图13 前臂筋膜（100×，Azan-Mallory）。A. 波状胶原纤维；B. 用于滑动的脂肪层；C. 不可伸缩的胶原纤维

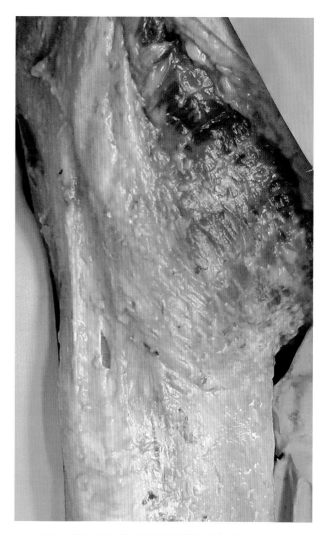

图14 臀中肌和臀大肌深筋膜与阔筋膜相连接延续。移去躯干浅筋膜后，可见臀大肌的肌外膜，而在下肢深筋膜（阔筋膜）清晰可见

---

[17] 胸腰筋膜后层的组织学研究表明，在脊椎不同水平，筋膜层数量是不同的：在腰1水平是两层，腰3-5水平是三层，而在骶骨水平是五层。背阔肌腱膜是该筋膜层的主要组成成分。浅层纤维越过中线，参与交织到对侧筋膜纤维中。在腰4-5水平，不存在棘上韧带。胸腰筋膜后层为矢状面的运动提供支持，而其中层则致力于保持冠状面和矢状面的稳定。（Tesh K. M. ，1986）

[18] 其他作者描述了腰背筋膜由两层筋膜覆盖。外层已经被命名为腰背筋膜的背层或腰背筋膜的浅层（Crouch）。猫的这层筋膜在骶骨水平与竖脊肌腱膜相融合，近髂嵴处，附着于缝匠肌纤维。竖脊肌腱膜在这层筋膜下方。Reighard 将这层命名为腰背筋膜的深层。即使这层结构的一部分，能像筋膜一样自由滑动，我们还是认为他是腱膜，由于实际上它插入附着于很多肌肉。（Bogduk N. 1998）

[19] 令人惊讶的是，大多关于阔筋膜两层结构的资料并没有显著地从分离的肌腱及骨骼准备期的相应作用或价值中区分开来。（Butler D. L. ，1984）

[20] 阔筋膜或股骨，外侧通过臀大肌筋膜和阔筋膜张肌大量的腱性延展得以强化。（Butler D. L. ，1984）

因此,大腿后侧区域由各不同肌肉共同作用组成了阔筋膜(图15)。起源于臀中肌和臀小肌的胶原纤维位于最浅层,并向中层投射,形成臀大肌悬挂支持带,像意大利文中的"cavezza"或缰绳样结构[21]。位于上述筋膜层下方的臀大肌腱膜侧向延伸,连接附着到阔筋膜的纵向腱膜上。这一筋膜内胶原纤维的网络结构可以将肌肉收缩的相关信息传递到更远端的协同肌群去。正如我们所知,躯干大肌群通过筋膜-腱膜网络系统协同对侧的肌肉活动。例如:如果一个人双侧上肢均提携物体时,其右侧胸大肌必须要形成和左侧胸大肌一样的肌力。胸大肌筋膜穿过胸骨(见图21)同步协调两侧肌肉,以同样的方式激活各自的肌梭。

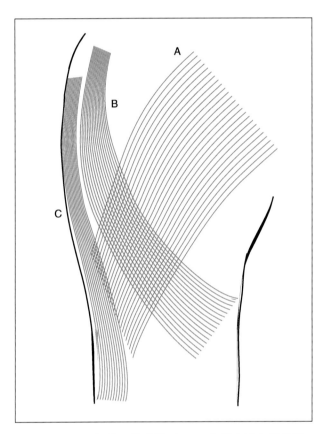

图15　大腿上部的深筋膜排列。**A.** 由臀大肌起始的胶原纤维。远端在臀中肌下方穿过;**B.** 由臀中肌起源的胶原纤维;**C.** 有阔筋膜张肌及臀小肌起源的胶原纤维

在四肢上,从腱膜到筋膜内胶原纤维的延展附着保证了信息的交换。例如,从臀大肌到髂胫束腱膜的延展附着(见图14)使得膝关节和髋关节的运动协调一致(图16)。

---

[21] 缰绳样系统:在远端,从坐骨结节到股骨大转子顶点连线,阔筋膜的横行束向皮肤及其下的骨骼肌发出投射纤维。感谢这些刚性支持带系统的存在,这些纤维束限制了皮下结缔组织,以缰绳样环绕臀大肌远端。(Lang J. 1988)

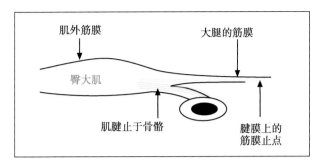

图16　阔筋膜的模式图提示四肢的深筋膜组成(纵切)

在解剖学上,对肌肉到骨骼上的附着点已经非常重视,但肌肉与筋膜的连接附着却被忽视了。例如,半腱肌被自身肌外膜包裹在阔筋膜下滑动(图17),在附着止于胫骨前,会发出腱性延展附着到小腿筋膜上;从而,在小腿筋膜,形成了对应半腱肌牵拉效应的胶原纤维排列(图18)。

半腱肌的这种腱性延展附着具有双重作用:

— 向近端牵拉小腿筋膜,从而使小腿肌肉获得大腿肌肉收缩的信息。

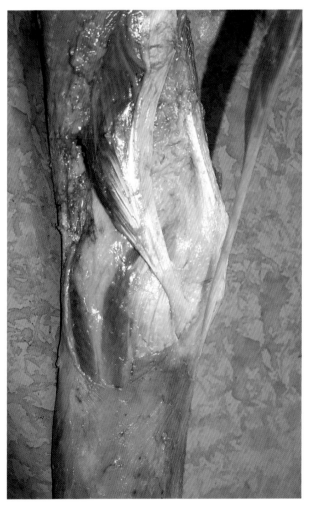

图17　(近段分离)半腱肌远端延展附着于小腿筋膜

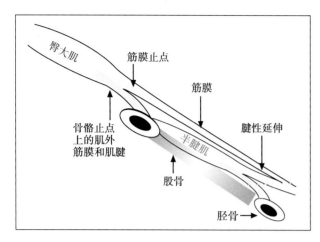

图 18　简图提示肌筋膜延展附着于股筋膜和小腿筋膜（纵切）

—— 从小腿肌肉接受其收缩信号,从而协调大腿和小腿两个节段的同步活动。

从近端到远端的牵拉,有助于协调和适应不同躯干姿势变化时,下肢肌肉的静态收缩(见图 18)。远端到近端方向的牵拉,有助于根据四肢运动的变化协调同步近端的肌肉张力。例如,当我们在外行走过程中突然足部碰到某一障碍物,甚至在我们还没来得及意识到有什么事情发生时,我们整个下肢和躯干已经快速适应。筋膜内胶原纤维网络,在这种快速复杂的姿势调整过程中,是向中枢神经系统传递信息的重要信息来源。

所有的环绕阔筋膜和小腿筋膜的肌肉均向其发出腱性延展附着其上[22],从而形成一种支持带(图19)。

上肢情况是相同的:背阔肌、胸大肌[23]、三角肌在止于肱骨之前,均向臂筋膜发出腱性延展附着到臂筋膜上。伴随着这种腱性延展的两层肌外膜共同延续形成臂筋膜。

在深筋膜细胞外基质中也同样存在弹性纤维,这些纤维使筋膜能够适应上述腱膜的任何牵拉,并且能够回到其生理长度。

如果肌内膜胶原纤维仅起加固筋膜的作用,那么就没有必要再在两层结缔组织层之间存在那层薄的疏松结缔组织了(图20)[24]。

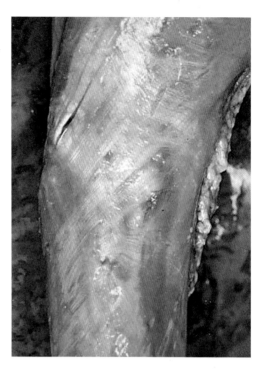

图 19　小腿深筋膜后部,胶原纤维形成似支持带样结构

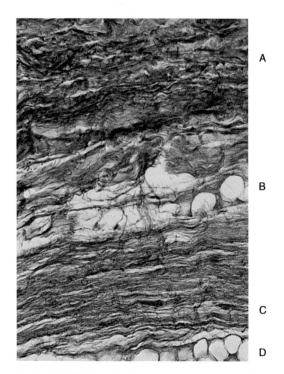

图 20　前臂筋膜(250 倍, van gieson)。**A.** 波状胶原纤维;**B.** 脂肪层,利于滑动;**C.** 平行的胶原纤维;**D.** 两层腱膜层间的脂肪层(利于滑动)

---

[22] 腘筋膜由两层胶原纤维结构组成,并彼此相互交织。表层纤维横向起源并与内侧肌间隔延续,深层纤维与外侧隔延续,并受所包绕的同一肌肉的牵拉。(Lang J. 1988)

[23] Sappy 曾很明确地提出背阔肌和胸大肌均向臂筋膜发出腱性延展。(Testut L. 1987)

[24] 对于这些不同步,胶原纤维束需要彼此间自由滑动,平衡组织结构从而抵抗外界任何的张力(Threlkeld AJ,1992)

肌外筋膜

躯干的深筋膜通常和肌外筋膜(肌外膜)融合

在一起[25]，所以，当去除了外层浅筋膜以后，我们会发现仅有一薄层连续的结缔组织层，同时作为深筋膜和肌外筋膜，包裹着整个躯干的大肌肉。

在躯干深筋膜中（见图1），在皮下组织的下面可见深筋膜表层的外膜，这些胶原纤维和肌外筋膜是不可分离的，而且通过很多隔膜连接在肌纤维上。由于是波状结构，它们可以适应肌肉长度变化，同时可以有效地牵拉肌肉间的感受器。

躯干大肌肉都止于腱膜（肌腱）。如前所述，腱膜通过肌肉的深层部分附着在骨上，而通过其表层的胶原纤维与来自身体对侧肌肉的腱膜相交织。我们已经观察到一侧背阔肌的腱膜与对侧的臀大肌腱膜相延续连接。同样地，一侧的胸大肌腱膜与对侧的胸大肌腱膜相连接（图21）；右侧的斜方肌腱膜与左侧的斜方肌腱膜相延续（图22）；一侧的腹外斜肌腱膜连接着对侧腹内斜肌的腱膜，等等。这些腱膜连接保证了肌肉由近端到远端的方向上起作用，也有由远端到近端方向上起作用的双向作用，使两块肌肉的活动同步化工作。这种反馈机制所起的作用、所扮演的角色与我们已经描述的大腿和小腿筋膜的胶原纤维相似。

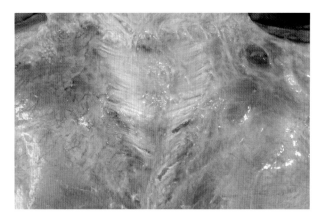

图22　在背部浅筋膜下很明显看到一侧斜方肌的腱膜连接对侧斜方肌的腱膜

——我们发现了肌外筋膜，它连接着肌肉的肌束膜和肌内膜

在小腿三头肌的图片中（图23），我们可以看见，肌外筋膜连接着两种腱性的结构；

——腓肠肌的近侧部分，类似于躯干肌肉宽扁的腱膜。

——腓肠肌的远端部分，类似于四肢肌肉梭形肌。

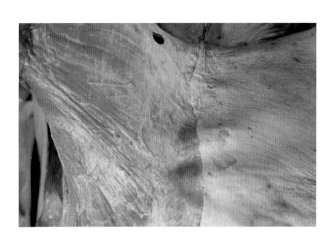

图21　一侧胸大肌的腱膜和筋膜的表层跨过胸骨连接对侧的胸大肌

肢体的深筋膜有以下结构（见图1）

——外层，直接在皮下就是深筋膜的波形胶原纤维

——在深筋膜的层次间，存在腱膜型的胶原纤维

——在深筋膜下面的是薄层的疏松结缔组织，使得筋膜之间可以滑动

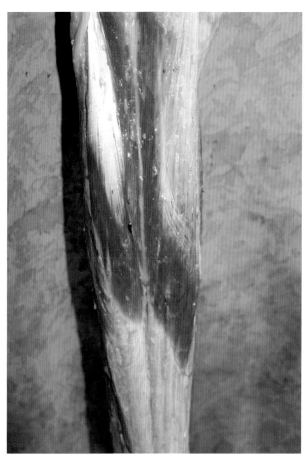

图23　小腿三头肌的肌外筋膜

[25]我们认为腹横筋膜是腹横肌的肌外膜内层；不存在独立的深筋膜（Skandalakis P. N. , 2006）

近端的腱膜延伸入胭窝筋膜,仅由少量肌纤维的肌束膜组成。相反,远端的肌腱是所有小腿三头肌肌纤维的肌束膜[26]的延续。

肌外膜的胶原纤维有精细、波状的、网状的结构,这些纤维不仅要应对肌肉的长短的变化,也同时需要应对肌内膜和肌梭牵拉的变化(图24)。

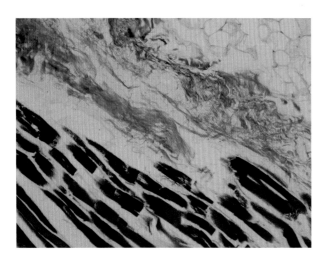

图24   肌肉纤维与肌内膜和肌外膜的连续性(200倍,Azan-Mallory)

除了那些肌肉嵌入附着于筋膜上的位点外,肌外膜通常都在深筋膜下面滑行[27]。

当肌肉遭受持续的张力时(如过度使用,被拉长的静态姿势),这些波状胶原纤维就逐渐适应,变成像肌腱纤维那样无弹性的结构。[28]这些结缔组织的转变使得运动不协调,并且造成非生理性的张力传导到关节上,引起关节的错位以及疼痛。

筋膜的生理功能

筋膜的生理功能几乎是不可理解的,除非与肌肉结合起来进行分析。

浅筋膜作用:

a)肌肉收缩时在皮肤下滑动。然而,如果瘢痕或烧伤引起皮肤与肌筋膜粘连,则肌肉滑动也受累;

b)区分开皮肤的感觉(浅感觉)与深层肌筋膜的感觉(本体感觉)。

深筋膜可使如下活动同步化:

c)平行排列运动单元同步活动以启动相同的运动(肌筋膜单元)

d)串联排列的不同肌肉的同步激活使一个节段向同一个方向运动(肌筋膜连接)。

位于不同节段肌肉的同步激活,是由肌肉嵌插附着到深筋膜的延伸结构调控的。[29]

两个基本方向的胶原纤维束形成了肌肉到筋膜的腱性延伸:

● 纵向看,纤维传递着沿矢状面运动轨迹的张力。这些轨迹与肌动链或序列相关。纵向的肌筋膜像"桥梁"一样协调着身体不同节段的肌肉,使其沿着特定的尤其是沿强烈牵张阻力的方向运动。事实上,通过测力计我们测量了其抗牵引的阻力,能达到抗几千克牵引力的水平。

● 斜向看,这些纤维传递由斜行肌纤维产生的张力,这些肌肉通常参与形成复杂动态螺旋的运动。

这些纵向和斜向的纤维束位于四肢的深筋膜内,而在躯干则位于骨骼肌的结缔组织内。

筋膜的两个基本功能:

—— 在三维空间中(肌筋膜连接)和运动组合过程中(肌筋膜螺旋)感知动作

—— (参与)静态姿势控制肌肉(肌筋膜连接)和动态姿势参与肌肉(肌筋膜螺旋)间的运动协调

运动感受是由神经受体引发决定的,如罗菲尼(Ruffini)小体,环层(Pacini)小体、高尔基体和游离神经末梢(图25)。

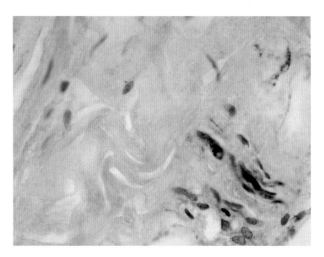

图25   小腿筋膜的横切面(400倍,S100)强调游离神经末梢(棕色)排布于波状胶原纤维内

---

[26] 肌外膜和肌束膜结合组成肌腱。这些数据表明,肌外膜的结合参与、与只有肌束膜结合形成(肌腱)相比,提高了其抗牵拉能力。

[27] 深筋膜是由致密胶原纤维束及弹性纤维组成的结构,其内层有透明质酸聚集,并与其下肌肉相接触。术后样本的研究表明,如果肌外膜保持完整,则保留了肌筋膜和肌肉的界面结构,包括透明质酸层。但是,如果肌外膜被切除,界面结构则不复存在。

[28] 当连续牵拉胸腰筋膜时,第一个现象,滞后和应力松弛,证明筋膜刚度增加。当持续牵拉筋膜时,其形变能力下降。

[29] 在手重建术中,掌长肌是肌腱重建最常用的供体部位之一。即使是副掌长肌腱也可观察到深入到深筋膜中的延展结构。

当这些神经受体通过牵伸被激活后,只有当它们是嵌于那些可被拉长的组织中时,它们的功能才能正确体现。不管它们位于身体的哪一个部分,它们都向大脑传递同一种类型的神经冲动。为了使这些信息具有方向性意义,这些受体必须位于一个精确、有位置方向的结构上。躯体的筋膜腔,与肌间隔一起,对应着三维空间维度,形成了满足如上要求的结构。

在肢体的前侧,筋膜腔包裹着使躯体节段向前或向上运动的肌肉。在肢体的后侧,另一连接的筋膜腔包裹着伸展肌群。在肢体的内外侧,我们发现被外展和内收肌群所牵拉的肌间隔。在躯干也可以找到这些相似的序列连接,但是有一些变化。脊柱旁的肌肉分布于两个筋膜腔内(右边和左边的竖脊肌)。腹直肌由被腹白线分开的两个筋膜腔包裹。两个同侧躯体的力(髂肋肌和腹斜肌)使得躯干侧屈。这些肌肉的收缩也牵伸了环绕它们周围的筋膜,继而激活受体。事实上,当我们向一侧侧屈时,我们更多的是从躯干壁的水平感知运动,而不是从椎体的关节周围感受器感知运动。

筋膜参与对运动的协调控制[30]。肌梭和高尔基腱器是调节肌肉收缩的神经末端。肌梭位于肌内膜内,和肌纤维平行。高尔基腱器嵌于肌腹与肌腱的结合处,与肌纤维呈现串联样结构。肌内膜与结缔组织架构的连续性确保了肌梭的收缩可传递至整个筋膜。很显然,连续性也可以反过来起作用,被动牵拉一块肌肉能激活等量的肌梭。事实上,肌梭可以通过 γ 纤维通道主动激活,也可以通过牵伸其所在的肌肉从而被动激活。然而,只有当筋膜保持它的生理弹性时,这些机制才能被正确地激活。如果筋膜太僵硬,不能适应肌梭的牵伸,将丧失环状螺旋纤维激活引起的肌梭中部的增大。高尔基腱器也有网状的胶原纤维环绕在它们的轴突上,这些纤维根据受牵伸的方向变紧或变松,从而抑制性神经冲动可能或者不可能被激活。

筋膜的神经支配根据筋膜本身的功能而有所不同:

- 在浅筋膜里,我们发现了温度感受器和压力感受器,比如环层(Pacini)小体(图26)。同心层状结构有利于这些受体的神经冲动的激活,因为它们是被压力激活的,而皮下疏松结缔组织又是它们最适合的组织环境;
- 在深筋膜,我们发现了不同的受体;
　　—在支持带,有不同类型的受体,解释了为何该结构具备多样的功能;
　　—在肌外膜和肌内膜,有肌梭;
　　—在肌腹移行为肌腱处有高尔基腱器;
　　—沿着筋膜腔有很多游离神经末梢,可在肌肉被牵伸时而激活。

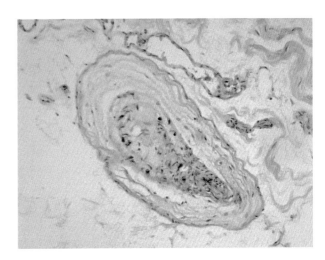

图26　神经受体,环层小体(Pacini capsule)(100倍,immunohis-to-chemicalS100)

正如前面所提到的,波状和平行胶原纤维均可见于筋膜内。当波状纤维被拉长时,它们可能牵拉到游离的神经末梢,而平行的胶原纤维从一块肌肉向邻近节段的其他肌肉传递张力。

因此,有张力的纤维对于运动感知非常重要,平行纤维对控制协调不同肌肉间的运动是非常重要的。如果筋膜只由波状的胶原纤维组成,那么只充当感知的角色;如果筋膜只由平行纤维组成,那么它只起到传递张力、协调的角色。

深筋膜的受体都是本体感受器,当受到超出正常的生理极限牵拉时,能够充当痛觉感受器的角色。

皮肤的受体都是外感受器。在帽状腱膜、手掌和脚底,许多胶原纤维将皮肤与深筋膜相连,因此,这些部位的受体既起着本体感受器的作用,也担当着外感受器的角色。

---

[30] 直肠阴道隔是由网状的胶原纤维和弹性纤维,及平滑肌细胞(由起源于腹下神经丛的神经支配)共同构成。随着直肠内的压力变化,此隔膜对调节盆底肌肉张力起到一个积极作用。

第一部分

协 调 中 心

第1章
筋膜手法治疗

本书所介绍的基本方法是基于筋膜的两个基本方面:

— 近期的研究表明,筋膜在协调及本体感觉上扮演着重要的角色(Huijing P,2001),因而在控制姿势及复合运动方面也发挥着重要作用。

— 筋膜组织的可塑性[1](过度刺激时可改变质地)以及延展性[2](手法可以恢复其生理条件下的弹性)。

在本章节里,我们将分析在单节段运动控制中(A)以及在姿势控制中(B)筋膜的作用。在随后的章节中,我们将学习如何利用筋膜的延展性来用手法治疗肌筋膜疼痛。

A 节段性运动的筋膜控制

神经系统如何做到准确无误地控制特定动作中同时出现的无数独立的变量,是现今的神经科学所面对的一个关键问题。这些不同的变量包括:

— 运动学变量:关节活动范围、速度、加速度;

— 动力学变量:肌肉的作用力、力矩和功率;

— 神经元变量:在募集单个运动单元时的时间、空间参数(Rulli M. 2005)。

Sherrington 曾经尝试用外周神经元机制(反射)来解释肌肉募集的协同效应。

根据 Bernstein(1967)的说法,反射的效应并不能完全解决整个协调性的问题。于是就有了纽带(Bonds)假说,认为运动的协调控制可能是在学习过程中形成的。

反射加上习得纽带理论可以解释不变的或者标准化的运动模式,但是不足以解释为何我们能够迅速调整姿势来适应突发的、不可预知的特殊情况。

Schmied(1993)展示过当有视觉和听觉反馈时运动单元的同步效应会有所调整。

Bennett(1994)也展示了当人完成精细的抓握任务时,位于大脑皮层运动区附近,支配手部肌肉的神经元易化性也随之在不断变化,以此来调控肌肉适应特定的任务。

我们认为筋膜在外周机制上主动地控制肌肉的协同效应。我们假设肌筋膜单元、肌筋膜序列和肌筋膜螺旋掌管着任务依赖性的募集活动。

而本书的目的是提供临床实操指导,虽然需要更深入的研究去证明筋膜手法治疗疗效的具体生理机制。但是实践结果证明,筋膜参与外周运动协调控制的假设是值得考虑的。

肌筋膜单元

近期的研究结果(Smeulders M 2005)表明,肌肉作用力的37%不仅传递到了肌腱附着点,还传递给了邻近的结构。虽然可以假设肌肉传递到附着于肌间隔及筋膜位点的力与传递到骨性附着点的力相比,微不足道,但问题是为什么身体"毫无必要地"浪费如此明显数量的能量呢?事实上筋膜结构是有些弹性的,因此可以适应肌肉的收缩。

肌筋膜单元的分析研究可为这个显著的矛盾逻辑提供答案:筋膜将所有作用于同一个关节的平行排列的运动单元链接在一起[3]。在我们的解剖实践中,我们所看到的解剖实相和一些解剖图谱大相径庭。上图的标本(图1-1)可见,位于筋膜与周围肌肉的胶原纤维间的所有连接或者"桥接"均得以完整保留。

从深筋膜内层起源的大量肌间隔与肌外膜相

---

[1] 异常状态的筋膜(炎症、粘连、体态紧张)会使胶原蛋白分子之间形成横序列,引起粘连及活动度下降。细胞外基质变密变稠,干扰了正常的异化作用与同化作用。(Hertling D. ,2005)
[2] 结缔组织是一种胶样物质,其基本成分在能量的作用下(热量或者机械压力)其聚合状态会从较为致密的"胶质"状态变成更具滑动性的"溶质"状态(触变性 thixotropy)(Schleip R. ,2003)

[3] 被疏松和致密的结缔组织包裹的横纹肌,组成一个不可分离的单元称作肌筋膜。(Hertling D. , 2005)

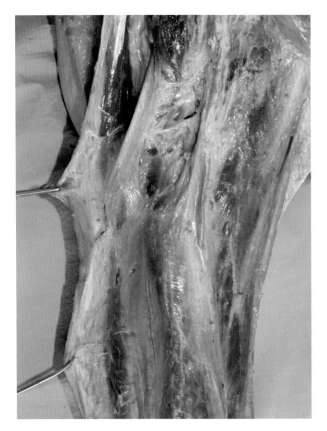

图 1-1　大腿前部的阔筋膜切开提起,可见其内大量纤维嵌入附着于肌外膜,从而形成了延伸连续结构

延续连接。而肌外膜又与肌束膜相延续,而肌束膜反过来又与肌内膜相延续。Huijng(2001)也认同"肌外结缔组织和肌间结缔组织有紧密的联系,以利于力的传递。

筋膜不仅仅是被动地与这些肌肉纤维连接在一起。它还直接参与了肌梭的活动。事实上,当肌肉变长时,其内的肌梭则受到被动的牵拉,因为肌梭是附着在所在肌的肌内膜上的。只要 γ 神经纤维的激活引起梭内肌纤维的收缩,则肌梭就会主动地牵拉肌内膜(Baldissera F,1996)。

这类适应性需要一个有弹性的筋膜系统,能够通过自身短缩及切断 α-通路以对应肌梭的牵拉。

肌筋膜单元的生理

每当一个神经冲动激活了一个运动单元,那么在这个运动单元里的所有肌肉纤维都会收缩。然而,这些纤维不都是同时收缩的(折刀效应)。它们所作用的关节的确切位置决定了哪些纤维收缩。已经有人证实[4](Ninos J.,1997;Sheehy P.,1998),

---

[4] 体表肌电图和运动分析同时记录从而膝关节于 10°～60°的屈曲运动。肌电图显示在膝关节屈曲度数变化的过程中股外侧肌和股内侧肌的收缩活动有显著的改变,而股二头肌则未发现变化。(Ninos,. 1997)

伸膝动作的过程中,并非同时激活(收缩)成千上万的伸膝纤维。它们的激活是对应着膝关节的不同角度(而变化)。这提示在每个肌筋膜单元中可能有一个持续的反馈和(或)前馈机制。随着关节运动角度的变化,筋膜赋予了不同的张力。这决定了筋膜适应肌梭牵拉所产生的(张力)变化,同时决定了相应肌纤维的募集变化。

为了能够协调所有的肌肉纤维把某个关节往一个方向上运动,逻辑上需要一个最基本的参照点。因为所有的肌梭与一个特定部位的筋膜相连接,这个相对位点则被称为矢量中心或者协调中心(CC)。例如,背阔肌、大圆肌、冈下肌及三角肌的肩胛区部分的收缩会产生肱骨的后向运动。解剖学书中常把这些肌肉描述为彼此独立的结构,但实际上肌肉间有着一系列的筋膜"桥接"结构把它们连接在一起(图 1-2),把它们收缩的作用力汇聚到某个矢量中心,或者协调中心,从而实现肱骨的后向运动。

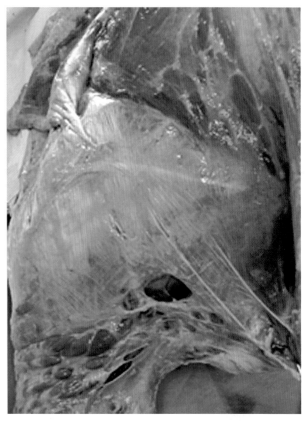

图 1-2　解剖肩胛骨区显示从背阔肌延伸到冈下肌筋膜的胶原纤维,及其下的三角肌筋膜

总而言之,那些参与将身体的一个节段向某个特定方向运动的运动单元,连同相关的筋膜一起,构成了一个肌筋膜单元(mf)。

表面覆盖着的筋膜总是和每个肌筋膜单元的

肌纤维相延伸连续,在其内我们可以确定一个特定的协调中心(CC点)。我们也可以在跨越运动关节的筋膜内识别出所谓的感知中心(CP点)。

每一个协调中心(CC点)在筋膜内都有明确解剖定位。这些点位于特定运动中运动单元激活时(肌肉)牵伸(力)汇聚的部位。

感知中心(CP点)位于关节部,相关的肌筋膜单元使之运动。

筋膜组成的协调中心发生任何致密化(或纤维化)都会导致不协调的运动,继而刺激关节的疼痛感受器(感知中心或者牵涉痛区域)。在这种情况下,变化的协调中心(CC点)成为疼痛的原因,关节(感知中心/CP点)成为疼痛发生的部位。即使是一个不明显的筋膜紧张,感知中心(CP点)也能成为疼痛的所在。这种情况下,疼痛可能放散到更多部位:可能涉及整个关节,或拮抗的肌筋膜单元,有时还会沿着整个肌筋膜序列蔓延。

肌筋膜单元解剖

单关节和双关节的肌纤维形成各自的肌筋膜单元(Stecco L,2002):

— 单关节纤维包含于一个肌筋膜单元,只参与由此肌筋膜单元驱动的动作;

— 双关节纤维既可以在一个单独的肌筋膜单元内发挥作用,也可以参与到其近端或远端的肌筋膜单元。例如,单关节纤维(比目鱼肌)和双关节肌纤维(腓肠肌)构成后向-踝节段的肌筋膜单元。比目鱼肌只在踝关节跖屈时起作用,而腓肠肌既参与了屈膝又参与了踝关节的跖屈。

因此,跨越双关节的肌纤维使筋膜具备了有序的连续性。这就解释了为什么有时治疗一个节段的协调中心(CC点)对整个肌筋膜序列有效,而不仅仅是被治疗的特定的肌筋膜单元的相关感知中心(CP点)获益。当按压一个协调中心(CC点)疼痛向近端或远端放散时,治疗的有效性是确切的。

跨越双关节的肌纤维根据选定或程序化动作带动近端或远端节段:例如,许多肌肉参与骨盆的运动,也参与大腿的运动。肌肉选择性的募集参与取决于:

— 对骨盆而言,是否要求进行闭链运动(即在负重的时候)。

— 对髋关节而言,是否要求进行开链运动(即大腿自由活动时,如走路时的摆动相、踢腿等)。

躯体节段

每个肌筋膜单元由关节、对应的筋膜、骨骼和运动该关节的各种肌纤维组成。因此,一个肌筋膜单元的延伸范围远远超过通常所界定的骨或关节。例如,术语肩关节必然包括肩胛胸壁关节、盂肱关节和肩锁关节,术语"盂肱关节"指关节本身而不考虑运动关节的肌肉。意大利语中,"肱"指肱骨,而在拉丁语和西班牙语中,"肱"是"肩"的意思。因此,当谈及肌筋膜单元时,我们决定采用一个新的术语以表示躯体节段(图1-3),它源自拉丁语且国际通用(表1-1)。

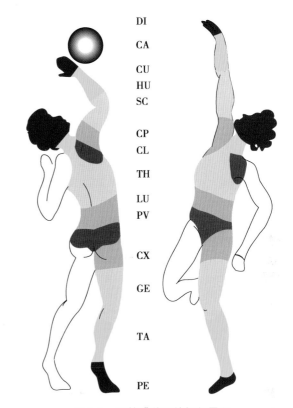

图1-3　肌筋膜单元的解剖界限

表1-1　表示身体节段的术语及缩写

缩写	拉丁	英语	中文
di	Digiti	fingers	手指
ca	Carpus	wrist	腕
cu	Cubitus	elbow	肘
hu	Humeru	shoulder	肱
sc	Scapula	scapula	肩
cp	Caput	head	头
cl	Collum	neck	颈
th	Thorax	thorax	胸部
lu	Lumbi	lumbar	腰部
pv	Pelvi	pelvis	骨盆
cx	Coxa	thigh	髋
ge	Genu	knee	膝
ta	Talus	ankle	踝
pe	Pes	foot	足

原始鱼只有一个躯体节段,因此仅有一个肌筋膜单元进行运动,而人类有很多身体节段,彼此之间独立运动。

例如,当胸椎保持稳定时颈椎才能侧屈,同样地,腰椎转向一侧时骨盆向相反的方向旋转。

除了躯干,四足动物还拥有由四大主要关节构成的四肢:

— 髋股关节(髋关节)和盂肱关节
— 肘关节和膝关节
— 胫跗关节(踝关节)和桡腕关节(腕关节)
— 手的关节和足的关节。实际上,只有灵长类动物具有独立运动的手指和足趾。

特定的肌肉被筋膜精确地连接在一起,驱动四肢和躯干的关节。

肌筋膜单元(图 1-3)解剖边界简单界定如下:

手指节段(DI)由远端腕骨、所有掌骨和所有的手指骨组成。手的单个手指用罗马数字表示(Ⅰ°为拇指,Ⅱ°为食指,Ⅲ°为中指等)

腕节段(CA)由近排腕骨和前臂远端 2/3 组成。

肘节段(CU)由前臂近端 1/3 和上臂远端 2/3 组成。这种划分符合运动肘关节的肌纤维(肱二头肌、肱桡肌和肱三头肌)的分布(特点)。

肱节段(HU)包括盂肱关节和参与肩关节运动的三角肌、肱二头肌和肱三头肌的肌纤维。

肩节段(SC)由除了上述提及的肱节段外的肩胛带骨骼和肌肉构成。

头节段(CP)指头颅,包括三个亚单元:眼睛、下颌和耳。缩写 CP1 代表眼睛亚单元,CP2 代表下颌亚单元,CP3 代表耳亚单元。

颈节段(CL)从第 1 颈椎延伸到第 7 颈椎。

胸节段(TH)包含 12 节胸椎的胸廓。

腰节段(LU)由 5 节腰椎和肚脐以上的腹部组成。

骨盆节段(PV)由部分坐骨、髂嵴、骶骨和前方的耻骨联合组成。

髋节段(CX)由髋关节(髋臼,股骨头、颈)、大腿上 1/2、骶结节韧带和骶棘韧带组成。

膝节段(GE)由大腿的下 1/2,在前方延伸到胫骨粗隆,在后方到小腿三头肌上 1/3。

踝节段(TA)由小腿下部使踝关节在三个维度上运动的肌纤维组成。

足节段(PE)由部分跟骨、部分跗骨和全部跖、趾骨。每个脚趾同手指一样被编号。(Ⅰ°为踇趾,Ⅱ°为第 2 足趾等)

这些界限并非绝对的。例如,运动足踝的肌肉同样运动足趾。同样的情况也适用于手腕和手指。应用这种方法对记住节段的融合是有用的。

然而,一般而言,上述概述对理解肌筋膜单元功能及对精确定位疼痛部位都是有帮助的。

身体运动

鱼在额状面运动占主导地位,因为它们在水中使用自己整个身体的横向运动前进。(图 1-4)

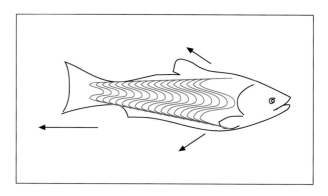

图 1-4　在水生动物,外向动作产生向前的运动

在陆地环境中,躯干可以向左或向右屈曲(外向运动),向前或向后弯曲(前向或后向运动),而且可向外或向内旋转(外旋和内旋)

外向运动发生在额状面,前向或后向运动发生在矢状面,而旋转发生在水平面。(表 1-2)

表 1-2　描述三个平面运动的新旧术语和缩略语

额状面	
外向运动	内向运动
外(LA)	**内(ME)**
外展	内收
矢状面	
前向运动	后向运动
前(AN)	**后(RE)**
屈曲	伸展
水平面	
内旋	外旋
内旋(IR)	**外旋(ER)**
旋前	旋后

我们选择方位术语描述身体节段运动，而不用一般通用名词。因为一般通用名词有时是矛盾的，例如，髋前向的运动叫屈曲，然而膝后向的运动也叫屈曲。屈曲这一术语指关节闭合而非考虑准确的运动方向。我们宁愿用外向-内向，前向-后向，内旋-外旋（图1-5）这样的术语，因为运动皮质实际是根据空间方向规划运动而不是关节开合。（kandel Er，1994）。

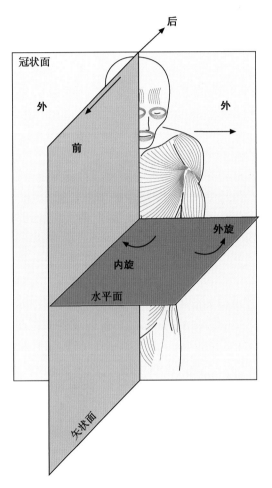

图1-5 运动的方向和平面

假定每个节段都是在三个平面上运动，那么对每个节段都有六个肌筋膜单元，例如，在髋节段，我们发现：

— 前-髋的肌筋膜单元（an-cx）使髋关节向前运动；
— 后-髋的肌筋膜单元（re-cx）使髋关节向后运动；
— 外-髋的肌筋膜单元（la-cx）使髋关节向体侧（外展）运动；
— 内-髋的肌筋膜单元（me-cx）使髋关节向中线（内收）运动；
— 内旋-髋的肌筋膜单元（ir-cx）使髋关节向内旋转；

— 外旋-髋的肌筋膜单元（er-cx）使髋关节向外旋转。

后面的三个肌筋膜单元（后向、外向、外旋）是前面的三个肌筋膜单元（前向、内向、内旋）的拮抗单元。因此我们考虑主动和拮抗单元而不仅仅是主动肌和拮抗肌。

牵涉痛和感知中心

数千年来，众所周知，压迫身体上的某个精确的位点可以引起特殊的牵涉性疼痛模式[5]。这些点在所有个体都有精确定位[6]；然而牵涉痛在个体之间都不同[7]；它不是沿神经通路（Hwang M，2005）或单一肌肉结构走行。

对扳机点的研究领域，尽管延伸研究的范围已经考虑到肌纤维[8]、皮肤、血管和神经反射[9]，但在某种程度上却忽略了筋膜本身的作用。

根据Travell的观点，扳机点涉及肌筋膜的疼痛是有特定分布特点的，每块肌肉有其典型特征。直接压迫、急性应激、慢性劳损、外伤、寒冷还有内脏疾病、情绪障碍都可激活扳机点（TP）。

为了解释扳机点和牵涉痛模式之间的关系（图1-6），Travell参考了脊反射弧；即扳机点的疼痛传入和从反射疼痛区域的反馈结合，止于同一终点。

这将导致一种恒定的牵涉痛模式，但实际上牵涉痛模式是多变的（Hwang M，2005）：有时疼痛可延伸至邻近关节，有时沿着整个肢体。例如，按压一个腰痛病人的椎旁肌肉引起延伸向腰骶关节的疼痛（图1-7）。

但是压在有坐骨神经痛患者的同一肌肉上时，疼痛沿着整个下肢放射。压力作用在后方、朝向椎体或肋骨的腱性止点时，疼痛向前方、朝向腹部或腹股沟韧带放射。

---

[5] 肌筋膜扳机点诊断标准是：1. 骨骼肌紧绷带的一个敏感点；2. 刺激扳机点可引起某些肌肉纤维的局部抽搐反应；3. 对扳机点的机械刺激引起可预测的牵涉痛模式。（Travell e Simons）
[6] 扳机点引起一种典型的肌电电流描记信号，而邻近肌肉是静止的。可能是肌梭在肌筋膜扳机点病理生理学上具有重要作用。（Hubbard e Berkoff，1993）
[7] 在同一个体上的特定扳机点上的多种刺激较（其他）不同个体的同一扳机点刺激引起同样区域的牵涉痛更精确。牵涉痛不是来源于肌肉的疼痛，可能由其他组织器官诱发，如皮肤、关节面、内脏器官（Grobli C.，2003）。
[8] 直到今天，仍没有有力的证据支持人类扳机点组织学改变的假说。1951年Glogowsky和Wallraff证实肌硬结中存在肌纤维的破坏。近20年后，Fassbender在用电子显微镜分析肌硬结时发现I类纤维带的退化。最终，Pongratz和Spath观察到在水肿反应中存在肌纤维的退化。（Grobli C.，2003）myogelosis
[9] 也许观察到的涉及脊髓后角的中间神经元的现象可考虑为扳机点牵涉痛的起源。（Grobli C.，2003）

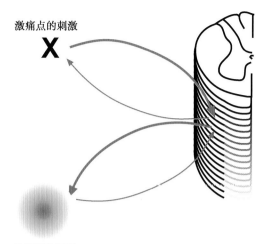

激痛点的刺激

X

放射痛的区域

图1-6 扳机点和牵涉痛模式之间的关系,依据 Travell

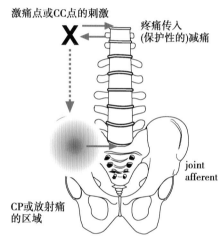

激痛点或CC点的刺激

X

疼痛传入 (保护性的)减痛

joint afferent

CP或放射痛 的区域

图1-7 CC 的压迫引起疼痛并导致(保护性的)减痛挛缩,同时因为过度牵伸激活关节神经末梢(传入神经)

我们已经确定,这三种模式的牵涉痛对应一定的筋膜,即肌筋膜单元、肌筋膜序列和肌筋膜螺旋。

肌筋膜单元的牵涉痛模式可解释如下:压力作用于被激活的扳机点或协调中心,引起疼痛信号,导致协调中心相关的特定肌肉链的收缩(见图1-7)。被激活的协调中心提示筋膜已经发生改变,因此,反射性收缩的协调反应不能有效地进行,引起患者关节活动的不协调。关节周围受体受到非生理性牵张而产生另一种致痛信号。传入神经将疼痛传至与异常运动的关节相对应的脊髓节段,而非传入协调中心或扳机点相关的节段。事实上,如果协调中心点所在的筋膜处于正常的弹性状态,那么作用于该点的压力会产生一个局部的触感,而不会

导致疼痛和疼痛躲避性收缩。

现在,我们将探讨这一镇痛机制的实际应用。当一个关节疼痛时,需要治疗的不是疼痛的关节(牵涉痛区域),而是运动来源(协调中心周围的肌筋膜)。更精确地说,如果关节前部疼痛(an),(原因)可能是前向运动的肌筋膜单元不能协调运动。因此,从疼痛的部位,我们可以推断出存在功能异常的协调中心(CC)。在后向区域(re)的关节疼痛,提示功能障碍的区域是后向运动的肌筋膜单元。如果关节疼痛是在外侧区域(LA),我们可以假设是外向的肌筋膜单元的功能异常。同样,内侧部位的疼痛(me)提示内向运动的肌筋膜单元的异常。在本文中,我们将针对每个肌筋膜单元,描述其产生疼痛的解剖部位,并精确定位对应的协调中心。

肌筋膜疼痛是运动系统中发生最频繁的病痛之一。尽管如此,在医疗领域却往往被忽视,患者常常需要承受一系列仪器检查带来的痛苦,但仪器检查的结果可能证明,这些检查不是必需的。

例如,一个肩痛的患者常要求进行 X 线检查,以排除微骨折;然后进行超声检查以排除滑囊炎,随后的 MRI 检查可能用于排除肩袖损伤。排除了以上任何的阳性结果,将首先考虑骨密度检查来排除可能存在的骨质疏松,同时,通常进行血液检查以排除感染或恶性进展性疾病等,但患者仍继续承受着疼痛。相反,如果筋膜的手法治疗能立即减轻疼痛,将证实肌筋膜疼痛的诊断。但是很显然,如果两三个疗程后症状依然没有缓解,治疗师应该推荐患者到其他专家那里作进一步检查。

B 姿势的筋膜控制

筋膜延伸至全身,并将身体各个节段连成一个整体。在某些方面,这反映了 Guidetti 给予姿势的定义:"我们可以定义姿势为躯体假定的定位,强调多个节段间的特定关系"(GUIDETTI G.,1997)

筋膜的基础张力刺激分布于其内在受体,产生传入冲动,传至中枢神经系统,对姿势控制产生作用。这些传入冲动与所有躯体其他部位的冲动一样有效;如果精确地定位筋膜结构范围内的位点的话,他们只获取与方向和位置相关的信号,

事实上,筋膜被分成了很多特定的间室以满足肌肉运动序列(的活动):

— 向前和向后移动身体的肌筋膜序列(矢状面);

— 外向和内向移动身体的肌筋膜序列(冠状面);

— 使身体各个节段内旋和外旋的肌筋膜序列(水平面)。

筋膜不仅为传入神经冲动提供方向性的信息。通过筋膜末端的胶原纤维,它也参与运动的主动控制。

肌筋膜序列

在一个平面上,使躯体向相同方向运动的肌筋膜单元形成了各个肌筋膜序列。肌肉延伸附着于覆盖在其上的筋膜上,使得这些肌筋膜单元同步激活。

例如,在上肢的前部区域,我们发现围绕上臂前向-肘节段及前臂的前向-腕节段的肌筋膜单元的筋膜间室。腱膜纤维的筋膜"桥接"将两者联合起来。(图 1-8)

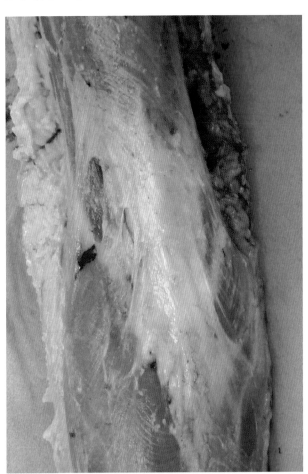

图 1-8　肱二头肌的腱膜纤维起着前向-肘及前向-腕节段的肌筋膜单元之间的桥接作用

当肱二头肌和肱肌收缩,(前向-肘 an-cu),其腱膜性纤维(二头肌腱)将前臂筋膜向近端方向牵拉。当桡侧腕屈肌收缩时,二头肌腱膜附着于前臂筋膜上的位点将受到向远端的牵拉。此种牵拉是可能的,因为桡侧腕屈肌一些纤维起源于覆于其上的前臂筋膜(图 1-9)。因此,筋膜胶原纤维的连续性使得上臂前向运动时前向运动的肌筋膜单元或屈肌同步活动。

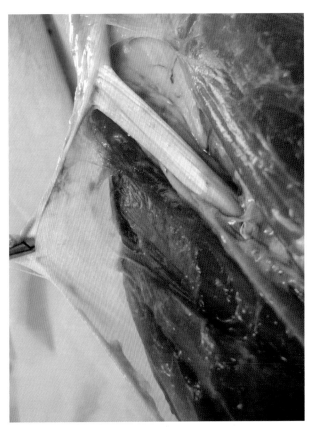

图 1-9　前臂筋膜被切开并向后牵拉,突出桡侧腕屈肌纤维的起源

肌筋膜序列的生理学

肌筋膜序列的命名与肌筋膜单元同样,应用方向性术语:前向、后向、外向等。肌筋膜序列代表着屈曲、伸展、内收、外展、内旋及外旋的肌肉运动序列,但是他们也提出筋膜在不同的肌筋膜单元间的协调性。这种在不同肌筋膜单元间的协调,可能通过筋膜和肌梭间的反馈得到激活。肌梭以如下两种方式被激活:直接通过中枢神经系统的刺激或者通过被动牵张。

- γ 传出纤维对肌梭的直接刺激使得梭内肌纤维收缩。肌梭附着于肌内膜-肌束膜,因而,其收缩必然能够牵拉到这些相连的纤维。大量肌梭的收缩,将张力以不同的角度传递到深部肌外筋膜上,产生了汇聚至各个肌筋膜单元的协调中心的矢量。如果这个协调中心是有弹性的,肌梭可以缩短长度,产生正确的 Ia 传入冲动扩布,进而激活 a 传出纤维冲动。而这些 a 纤维冲动使得梭外肌收缩。

- 收缩产生的力大部分传递到肌腱或骨性附着点来产生动作,然而,也有一小部分力传导至附着于筋膜的许多微小腱肌中。肌梭的被动拉伸是经由腱肌附着点完成的,即许多肌肉延伸附着到筋膜的部分。这一类型的肌梭激活可以同步激活两个邻近的、单向走形的肌筋膜单元。事实上,在每一个肌筋膜单元都可以找到这种由腱性延伸而来的结构,它附着于邻近肌筋膜单元的筋膜上。如果肌肉形状是纺锤形的,我们就可以找到同样是纺锤形的腱膜。当肌肉是方形时,腱肌附着点充分延展,这里的腱膜就菲薄而宽大。

肌筋膜序列的解剖结构

现在所述的是沿着前向运动序列的肌筋膜附着点。前向-肱节段肌筋膜单元(an-hu)由双关节肌(三角肌和胸大肌的锁骨部分)和单关节肌(喙肱肌)构成。胸大肌以腱性延展的形式延伸附着至臂筋膜前部,喙肱肌部分附着于内侧肌间隔。

这些肌肉收缩时,臂筋膜将略微收紧(图 1-10 中指向近侧端的箭头)。这种臂筋膜轻微的牵拉足以激活、甚至更好地带动肱肌肌梭作同步化的运动。肱肌的许多肌纤维始于内外侧肌间隔:其收缩将臂筋膜向远端拉伸(图 1-10 中四个斜箭头)。这保证了前向-肱节段和前向-肘节段的肌筋膜单元之间的连续性反馈。在屈肘时,被激活的除了肱肌,还有肱二头肌。肱二头肌的收缩通过二头肌腱膜拉伸前臂筋膜的前面区域,由此引发了前向-腕节段肌筋膜单元肌梭的被动拉伸。这些控制着腕部的前向运动(桡侧腕屈肌和掌长肌)的肌肉收缩,牵拉了起始于掌长肌的大鱼际和小鱼际的筋膜。这种解剖学上的连续性清楚地提示了维持筋膜的基础弹性,使其保持完美形状的重要性。如果因创伤或过度使用改变了其细胞外基质,这种受牵拉后的精细调节能力将减低,并导致不能精确激活肌梭,进而影响关节周围痛觉感受器激活的精确性。

已发生致密改变的协调中心的张力代偿,通常是沿着肌筋膜链延伸的。在询问病史时,必须深入仔细地询问既往和伴随的疼痛,可以帮助明确某一特定的序列是否受累。

为便于理解这一连续性的概念,本文将按顺序

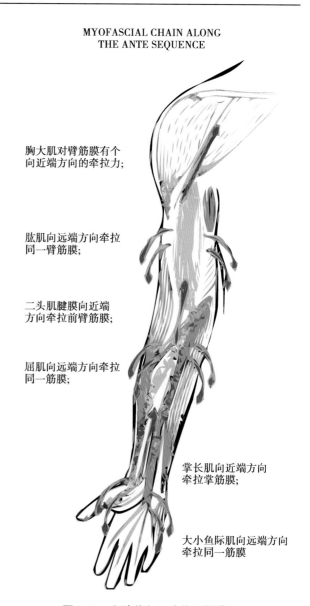

MYOFASCIAL CHAIN ALONG
THE ANTE SEQUENCE

胸大肌对臂筋膜有个向近端方向的牵拉力;

肱肌向远端方向牵拉同一臂筋膜;

二头肌腱膜向近端方向牵拉前臂筋膜;

屈肌向远端方向牵拉同一筋膜;

掌长肌向近端方向牵拉掌筋膜;

大小鱼际肌向远端方向牵拉同一筋膜

图 1-10　上肢前向运动的肌筋膜链

进行描述上下肢和躯干的单向肌筋膜序列(链)。

后向运动的筋膜序列位于躯干和肢体的后部,与前向运动的筋膜序列相互拮抗(图 1-13)。这一关联有助于我们将注意力集中在这一空间层面。这两个筋膜序列通过肌筋膜形成一种相互拮抗的力,在矢状面共同进行姿势控制。

前向肌筋膜序列受到过度的张力后会在后向肌筋膜序列上产生一个反向张力,该中位力可能使身体节段对位异常。

组成后向肌筋膜序列的肌肉也以腱性延展的形式附着到覆盖于其表面的筋膜。解剖学文献描述了这种现象却未提及其生理学意义。

例如,背阔肌以腱性延展附着的形式延伸到臂筋膜后部(图 1-11);这一腱性延展向近端方向牵拉肌间隔,肱三头肌的内侧和外侧头均起源于这些肌间隔。

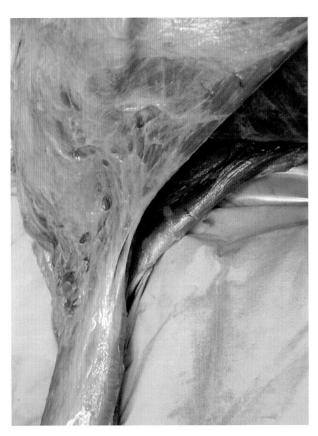

图 1-11　背阔肌的腱性延展附着到臂筋膜的后部

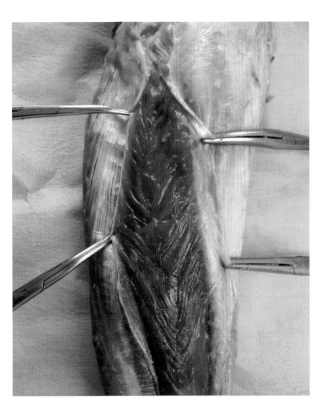

图 1-12　前臂筋膜。图中绘成切开并向后牵开的状态,以突出起始于同一筋膜的尺侧腕伸肌的起始部位

MYOFASCIAL CHAIN ALONG
THE RETRO SEQUENCE

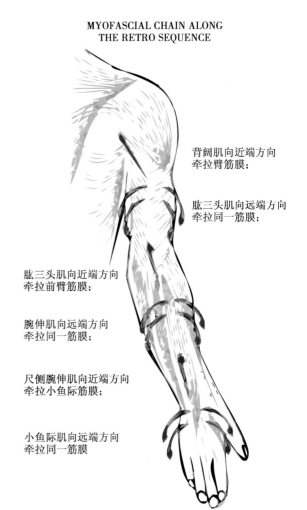

背阔肌向近端方向牵拉臂筋膜;

肱三头肌向远端方向牵拉同一筋膜;

肱三头肌向近端方向牵拉前臂筋膜;

腕伸肌向远端方向牵拉同一筋膜;

尺侧腕伸肌向近端方向牵拉小鱼际筋膜;

小鱼际肌向远端方向牵拉同一筋膜

图 1-13　上肢后向运动的肌筋膜序列

肱三头肌的收缩,通过止于鹰嘴的肌腱,同时引起肘关节伸展,并且通过延伸附着到前臂筋膜的腱性延展,牵拉前臂筋膜的后部。

尺侧腕伸肌的许多肌纤维起源于前臂筋膜的后侧(图 1-12),肌梭的被动牵伸可以激活这些纤维。单向肌筋膜单元间张力性相互作用可以证明肌梭的存在。事实上,软骨鱼类根本没有肌梭,然而它们的肌肉仍然可以收缩,这些鱼各体节的肌肉插入附着到肌间隔(筋膜),通过将各体节肌肉联合成外向运动的单个肌筋膜单元,确保它们的同步运动。

四肢的外向和内向运动的肌筋膜序列也有延展附着到筋膜的肌肉纤维。类似于矢状面,这些纤维可以在近端和远端方向上拉紧筋膜。各个方向的肢体运动创造了一个深筋膜内纵横交错的胶原纤维网络。

—— 水平方向纤维,其形成是为了应对节段性的肌肉纤维(肌筋膜单元)产生的牵拉;

— 纵向纤维,其形成是为了应对不同肌筋膜单元间(肌筋膜序列)的牵拉;

— 斜向纤维,其形成是为了应对复杂的或全身的运动(即肌筋膜螺旋)产生的牵拉。

躯干的深筋膜呈双层包裹围绕在不同的肌筋膜序列的肌肉周围。

— 两个纵向筋膜,包含前向筋膜序列(腹直肌)和后向筋膜序列(椎旁肌);

— 一侧的外向运动筋膜序列与对侧的筋膜序列相拮抗;内向运动筋膜序列仅起感知作用;

— 旋转序列通过前锯肌和腹斜肌的纤维结合,螺旋序列则通过大而表浅的肌肉相连。

第 2 章
协调中心的治疗

筋膜手法治疗的每个治疗疗程均应根据精确的治疗计划实施。最开始的步骤是数据收集:病人的疼痛部位(SiPa)和任何与疼痛相关的运动(PaMo)是第一个方面。询问病史时,患者常常引用"诊断",通常指的是关节损伤,而不是描述他们实际存在的疼痛。筋膜手法治疗不能改变解剖损伤,但它可以作用于引起关节疼痛的功能障碍。出于这个原因,一旦先前的医学诊断被确定,就应该对该问题进行功能评价(假设和验证)。我们的目标是在开始治疗之前即制定好精确的治疗计划。

为方便理解这种方法,我们将首先针对单个身体节段的问题进行检查,并填写评估表(节段性)(A),之后再填写针对整体功能障碍的评估表(B),或多于一个节段的疼痛。

A 节段性治疗的评估表的编制

为了准确识别出需要治疗的位点,为每一个病人编制评估表是非常有用的(图 2-1)。事实上,对于筋膜治疗的新手而言,有必要理解,我们所治疗的并非是疼痛的直接对应的部位,而是参照痛点来追溯到需要治疗的协调中心点。评估表中,除了疼痛的部位,我们还记录其他数据,可以帮助我们解决问题。

评估表的第一部分是采集病人的个人数据,包括职业和运动。这两项活动往往是病人疼痛的原因之一(例如由于重复性压力或损伤)。

在医疗诊断的部分,目前常应用医疗术语来描述患者的病理改变,这些诊断通常提示关节功能障碍,例如,关节周围炎、椎间盘突出、膝关节骨性关节炎等。

数据

在"疼痛部位"部分,新入门的筋膜治疗师可能

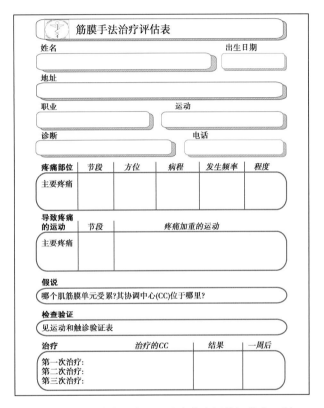

图 2-1 节段性协调中心手法治疗病例的评估表示例

最初只记录了来自单一节段的疼痛。

病人叙述的痛点,对应的是肌筋膜单元的感知中心(CP),或发生运动冲突或神经末梢受激惹的部位。针对这个痛点,我们需要明确来源于哪个筋膜单元的哪个协调中心(CC 点)是需要治疗的。

随着实践的增多,我们会逐渐明晰,大部分看起来是节段性的功能障碍,并不是起源于单个 CC 点,而往往需要整体的调节使之恢复平衡。

描述疼痛的部位也和描述身体节段一样使用缩略语(肱节段缩写为 hu,肘节段缩写为 cu,腕节段缩写为 ca 等),肌筋膜单元的缩略语也同样(如 an-hu、re-ca 等)。我们建议使用这些缩略语,因为它们能帮助识别需要治疗的肌筋膜单元。

关节痛的精确定位(loc)定义为:侧面为 la、前面为 an、后面为 re、中间为 me 等。也即意味着疼痛在肢体或躯干的右边为 rt,左边为 lt,两侧均有为 bi,对疼痛的定位(外、前、后等)常常也对应出现引起疼痛的动作(PaMo)。

随后我们应记录疼痛的持续时间(chron),或者病程的长度。疼痛的时间若是几天、2～3 周、或小于 3 个月考虑为急性疼痛。超过 3 个月或者持续几年的为慢性疼痛。慢性疼痛常常有复发的模式(rec),存在缓解期与加重期。对于反复发作的疼痛,适用的记录是疼痛的发作频次,1 周 1 次(1xw),1 月 2 次(2xm),1 年 3 次(3xy)。这些数据是有用的,因为频次的减少表示疼痛的减轻。例如,治疗后,病人的头痛,原先是 1 周 2 次(2xw),现在是 1 月才发作 1 次(1xm),这表明治疗的部位是正确而有效的。

最后一部分数据,有关疼痛的程度(int),用星号量化,* 一个星号表示轻微疼痛,来自繁重工作中的劳损或者运动伤,** 两个星号表示强烈的疼痛,但不影响日常活动;*** 三个星号表示非常强烈的疼痛,不能进行正常的日常活动。(图 2-2)

完成这部分主观检查问诊后,也要记录任何使

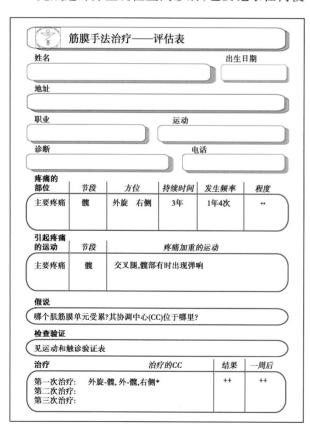

图 2-2 单独的髋关节疼痛(节段性紊乱)评估表编写示例

疼痛加剧的运动(PaMo)。病人很少报告单方向的运动作为他们主要的痛苦来源,通常主诉是复杂的动作或姿势,后续的动作检查将明确患者个体化的、使疼痛加重的动作。即使病人主诉是一个复杂的动作,当与其他记录数据关联后,对识别出功能障碍的肌筋膜单元仍然是有用的。

有时,没有引起疼痛的动作,或相反,所有的动作都引起疼痛。在这些情况下,我们可以不记录加重疼痛的动作(PaMo),而是记录任何明显的、由病人主诉或由治疗师观察到的症状改变。例如:

1. 炎症 这一般来说位于疼痛区域,也就是说,关节的附近。

2. 水肿 可以通过测量关节周径来量化。

3. 囊肿 常常长在特定的肌腱旁边,以代偿肌肉的不协调运动。

4. 张力增高 张力增高和肌肉增生肥大的出现可能是为了代偿肌筋膜改变。

5. 张力降低 通常肌肉张力降低和肌肉萎缩是神经刺激的结果。

6. 弹响 例如在颞下颌关节或膝关节运动时出现的弹响,表明张力不平衡。

7. 部分脱位 在运动期间出现小的半脱位提示存在肌筋膜单元的改变。

8. 感觉异常 一个皮肤区域的异常感觉是由于神经-筋膜的受压造成的。

9. 姿势 身体的对位异常,可以表明为应对紊乱的肌筋膜单元而出现了代偿。

10. 变形 慢性的姿势异常引起骨骼变形,提示骨骼在长期牵拉中出现适应性改变。

这些信息对于结果的量化十分必要,结果有时不会立竿见影,但通常 1 周后会十分明确。

提出假设

在开始之前,我们需要建立一个基于病史和主观检查的治疗计划。

记录的数据可以表明两种可能的假设:

— 节段性:在这种情况下,疼痛是局限在一个节段的,因此,我们从疼痛的位置与引发疼痛的动作,可以推断出潜在的功能失调的肌筋膜单元。然后通过触诊来准确识别出发生改变的 CC 点。

— 全身性:在这种情况下,疼痛位于多个节段,因此,我们可以假设一个受累的空间平面,在该平面上出现了不同的代偿。

在这两种情况下,开始治疗前我们需要通过动作检查(MoVe)和触诊检查(PaVe)来证实我们的假设。

检查验证

需要对每一个肌筋膜单元进行动作检查或测试,这些检查不同于单一的肌肉检查。我们所有的肌肉参与各种各样的运动,而一个肌筋膜单元负责或执行单关节在一个特定方向上的一个单一动作。肌筋膜单元不是由某一单块肌肉组成,而是利用了位于不同肌肉上的单关节或者双关节肌肉纤维。

每个关节的运动控制都是由六个节段性肌筋膜单元、四个融合的肌筋膜单元控制的:

— 六个节段性肌筋膜单元:两个矢状面(前向,后向),两个冠状面(内向,外向),两个水平面(内旋,外旋)。

— 四个融合的肌筋膜单元,参与中间区域的运动:前向-外向,前向-内向,后向-外向,和后向-内向(这些肌筋膜单元的融合将在本文的第二部分讨论)。

动作检查旨在突出受累的肌筋膜单元,因此有必要检查患病关节在三个空间平面的运动。

动作检查验证的实施方式:

— 被动地:治疗师在三个平面被动活动关节,发现关节活动最受限的动作(可用量角器测出治疗前后的关节活动范围)。

— 主动地:病人在三个平面活动受累的一个或多个节段,指出哪个方向的运动使疼痛加剧(疼痛测量可以使用痛觉测验或 VAS 疼痛评分法)。

— 抗阻:筋膜治疗师在病人执行上述动作时施加阻力。在可能的情况下,在两侧肢体同时施加阻力来比较有无差异。(力的大小可以使用测力计在治疗前后测量)。

最初,最好使用表格来记录运动(表 2-1),帮助我们对比受累的动作,随着经验的积累,这一步可以在心中完成。

表 2-1　一个节段的运动检查表

额状面	矢状面	水平面
内-髋	前-髋	内旋-髋 *
外-髋	后-髋	外旋-髋 ***

节段性动作的检查,需要检查一个节段在所有的三个平面中的动作。依据疼痛的程度、动作受限

或者力量不足,使用 1 ~ 3 个星号在疼痛的方向上加以标记。不受累、无痛的方向可以不添加任何星号标注或者不加关注,提示这些方向已被检查过但没有明确意义。例如,髋部的运动检查可以明确疼痛在水平面运动时加剧(外旋-髋 *** ,内旋-髋 *),在接下来的表里,可以推断在触诊检查中需要留心的 CC 位于髋外旋序列。

在动作检查中发现的需要关注的肌筋膜单元中的 CC,应该用比较的方式进行触诊检查。在上述例子中,提示需要触诊的 CC 为外旋-髋,内旋-髋。通常两点中只有一点可能最终发现存在筋膜组织的明确变化(表 2-2)。

表 2-2　节段性触诊验证表

额状面	矢状面	水平面
内-髋	前-髋	内旋-髋
外-髋	后-髋	外旋-髋 **

触诊的位点是与症状起源相关的每个肌筋膜单元的协调中心(CC)。这个点本身通常不会表现出自发疼痛。只有当按压该点时才会出现疼痛。因此,为了能够验证组织的任何改变,了解不同的 CC 的准确位置十分重要。当治疗师选择的触诊位点距离患者感觉疼痛处相当远时,患者经常觉得很不可思议。有时候,如果能够量化治疗前后局部敏感度的任何改变,触诊感知中心也可能会有帮助。

触诊有症状的协调中心通常会出现如下两种类型的组织改变:

— 结缔组织(筋膜)中的粗糙感;

— 出现紧绷或收缩的肌肉纤维。

筋膜的改变或粗糙感是由于创伤、过劳(职业或体位导致)、过度伸展、拉伤造成的;肌肉收缩形式的改变是由于 α-γ 通路的改变导致的。在急性期,如急性腰痛发作,肌肉的收缩会更明显,然而,在慢性期,筋膜的改变更为明显。每当协调中心出现肌肉收缩和筋膜改变时,治疗的目标往往是筋膜的松解,而不是松弛收缩的肌肉。一旦筋膜的传入正常,就是说,不再有疼痛感,肌肉的张力将自行恢复正常。

在触诊检查期间,我们认为,治疗师的感知作为一个客观因素,而涉及患者有三个主观因素。首先,治疗师会在组织中寻找改变的区域。这种表现为颗粒状的组织,可能产生"喀拉喀拉"响的感觉,像紧绷的绳索一样抵抗组织的活动。(Hmmer WI,

2005）。患者会被要求指出：

1. 何时触诊到了最敏感的中心点

在实践中，事实上这是确定治疗点的最简单的方法。（疼痛引起）跳跃的现象并不总是存在，所以我们依靠患者的感受来引导我们。

2. 何时触诊触发了针刺样感觉，这种感觉比只有疼痛和重压感要更好。

3. 何时触诊引发牵涉痛；通常牵涉痛并不是马上显现，而是在操作后数分钟出现。

治疗

治疗总是针对筋膜上精确的位点。在一个有限范围内操作，将摩擦转换成热能，会改变筋膜的细胞外基质的黏稠度，因为黏稠度是热敏感的。事实上，当操作范围（面积）减少，任何一个施加的特定压力会作用得更深、更强烈。操作的方向也很重要。可以根据需要调整，尽量在最短的时间里，把对筋膜产生的最大摩擦力转换成最大的热能。在2~10分钟的操作时间里，需要产生足够多的热能。时间的长短取决于筋膜的慢性纤维化程度以及筋膜的平滑度。

筋膜手法治疗对不同组织的作用

— 疏通真皮或皮下疏松结缔组织

— 改变深筋膜细胞外基质的黏稠度

— 恢复筋膜内胶原纤维的滑动性

— 破坏躯干内深筋膜层间的粘连

— 重塑结缔组织骨架的弹性（肌外膜，肌内膜）

在这本书中，所有描述治疗的照片中演示了我们对于治疗师和患者推荐的治疗体位。

在这些图片中，往往显示为用指间关节来完成治疗，这是为了突出在每一点的精确定位。为了完成冗长的治疗操作而不至于使自己过于疲劳，我们建议在可能的情况下尽可能使用肘部来进行治疗。

必要时，根据病人的情况采取合适的体位（孕妇或任何可能的体位摆放的困难）。筋膜治疗师应尽可能地采取最舒适的工作姿势，可以用不参与治疗的手臂来分担部分体重，从而在手法治疗中可以精确地控制施加在治疗点上的压力。

结果

每次治疗后，记录治疗的协调中心及治疗结果。例如，如果右侧外旋-髋的协调中心在此次治疗中呈现出即刻的、症状缓解的正面结果，则在评估图表中，记录如下：外旋-髋 右侧++，如果在同一的治疗过程中，针对外-髋位点的治疗没有任何效果，也要记录下这一结果，避免在后续的治疗中重复对这一点的操作。举例来说，如果针对外-髋位点的治疗后加重了患者的症状，就用星号标示出来，但如果治疗没有产生任何的变化，就单独记录下此CC（如图2-2所示）。

这种治疗后即刻进行的评估和1周后的评估，将会影响后续治疗位点的选择。

在第2次治疗前休息1周总是很明智的，可使组织有足够的时间对操作产生的刺激做出反应和调整。

病人复诊时，我们询问病人治疗后的反应并将结果用表2-3所示的符号记录在评估表中，在第一部分，在"1周后结果"这一项中如果治疗是有效的，我们用一个、两个或三个加号记录。如果治疗后即刻有效，但仅仅持续1天，疼痛又复发，我们用（+*）来记录。治疗有效的病例，提示（我们的治疗）找到了疼痛的发病机制（根源）。治疗持续时间短说明，治疗仅针对了疼痛性收缩，而不是针对其病因，即筋膜的改变。

表 2-3　用于量化结果的符号

符号	含义	提示
++	即刻好转，并持续数天	继续在相同平面治疗协调中心
*++	即刻有加重，然后好转	治疗后炎症过度反应
+	轻微好转，不到50%	节段性治疗，而非全身性
+*	即刻好转，后疼痛复发	仅仅松弛了收缩痉挛的肌肉
??	疼痛部位改变了	治疗建立了代偿，而不是平衡
**	症状较治疗前加重	可能只是对症治疗，而非针对病因

治疗后可能出现的问题

治疗后，患者应会即刻感觉好转。如果没有好转，要么是治疗位点选错了，要么是引起功能障碍的"责任"位点没有得到充分的治疗。在治疗后的几分钟里，治疗位点及其周围会发生炎症反应，这对于所治疗组织的代谢和筋膜的最佳修复来说是必要的反应。有时候,在症状得到持久的改善和巩固的前两天,这种炎症反应可能会加重症状(*++)。

如果患者主诉他们的症状没有任何改变(+*),那么我们需要怀疑我们的治疗方案,需要更加仔细地再次进行病史采集及查体。

对于某些毛细血管格外脆弱的患者,治疗后可能会在治疗的特定区域产生小血肿,这些血肿在几天内会趋向于自发吸收。

如果在治疗过程中有小的表皮擦伤,说明筋膜治疗师的操作是在皮肤上滑动的,而没有按照正确的方法紧贴皮肤作用在更深层的筋膜上。

B 整体治疗评估表的编制

经过一段时间的节段性治疗,经验丰富的筋膜治疗师会发现疼痛在多个区域同时存在,其分布并不完全随意。通常沿着精确的肌筋膜序列延伸或分布在同一平面。

资料

用简洁的语言,按时间先后顺序,将患者在病史报告中的不同病理损害和骨骼肌肉功能障碍记录在病历里。这对于把一些起初看起来毫无关联的事件建立起联系是十分有帮助的。这也是建立一个成功的治疗计划的基本要素。

首先,我们需要明确伴随的疼痛(PaConc)和最严重的疼痛(PaMax)是否分布在同一平面。

仔细分析患者不同的功能障碍出现的时间先后顺序,我们能分析出多种代偿性张力可能随时间发展的过程。

最后,我们要考虑任何存在于手、足或头的感觉异常,是因为筋膜的滑动性受限,其最终的代偿部位常位于肢体末端。

疼痛部位(SIPA)

在疼痛部位这一栏,我们记录患者寻求治疗的现有原因,换句话说,就是最明显的疼痛。填写过程是与编辑节段性评估表的填写过程是一样的(图2-3)。

伴随性疼痛

大部分患者仅关注其目前存在的、最严重的疼痛,而没考虑到这种疼痛可能仅仅是整体(异常)状态的突出表现症状而已。我们有必要使用一些有针对性的问题,来发现患者可能忽略的伴随性疼

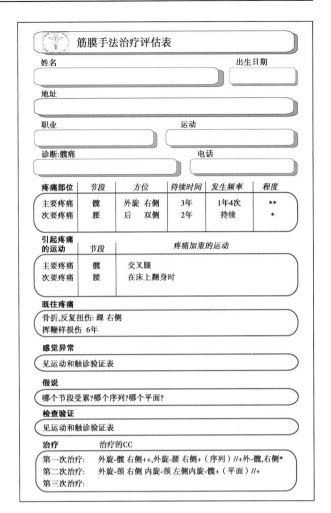

图 2-3 整体功能障碍评估表示例

痛。这些"微小的疼痛"能够帮助我们推断出无症状却导致了目前问题的 CC 点。

应记录任何存在的伴随性疼痛,包括疼痛的部位、持续时间及疼痛程度。

伴随性疼痛通常沿肌筋膜序列分布,或分布在特定平面内。

引发疼痛的运动

下一步是寻找患者是否存在任何可能加重症状的动作。在上述髋部疼痛的例子中,患者表示"交叉腿"时疼痛会加重。这个运动包含了内旋动作,因此,提示内旋序列以及水平面存在问题。

之后我们将问及是否存在任何可能加重伴随症状的动作。例如,存在背部伴随性疼痛的患者,可询问患者在床上翻身时疼痛是否加重。

既往疼痛

在这部分中,任何已知的既往运动系统功能障碍,包括已经自行缓解的问题,都应该记录下来。疼痛可由于代偿性张力变化而缓慢消失;但这个

"沉默"的病变会为将来形成的失衡埋下隐患。

当患者存在髋部和背部疼痛时,例如,患者6年前曾有挥鞭性损伤病史(cl 6y),2个月后自行好转。这个时序性顺序提示,沿外旋序列下行出现了代偿性张力,可能导致髋部和背部疼痛。

感觉异常

当疼痛的分布区域和相关加重疼痛的动作没有指向性时,可以观察是否存在任何感觉异常的区域。在表格中"感觉异常"一栏,应记录任何针刺感、老茧形成以及明显的肢体变形。所有肌筋膜序列都止于手、足或头部。

特别是:

— 后向序列止于小指、第5足趾以及项背部;前向序列止于拇指、踇趾以及面部前区;

— 外向序列止于示指、第2足趾以及面部外侧;

— 外旋序列止于无名指、第4足趾以及额部外侧。

假设

在问题示例中,在检查时,旋转运动将加重三个节段的疼痛(髋、腰及颈),因此,可以自然而然地假设将手法治疗的重点放在外旋序列上。虽然如此,患者通常不会意识到有哪些特定的动作会加重他们疼痛区域的症状,而这些动作却有利于我们考虑到疼痛的准确定位。许多时候,疼痛位于多个节段的不同平面中。这就排除了疼痛来自单一筋膜序列的假设。另外,疼痛可能位于单一关节,但其源头却来自于不同肌筋膜单元。例如,腰骶部的疼痛可由作用在该区域中六个肌筋膜单元中的任何一个造成(外向-腰、后向-腰、外旋-腰、内旋-腰、前向-腰及内向-腰)。

在这样的病例中,考虑到的感觉异常的情况可能对我们有非常有意义的提示作用;例如,无名指的感觉异常提示我们外旋序列可能存在张力异常;这种代偿性张力可能导致这个手指神经末梢的激惹症状。

事实上,假设的形成是整个验证过程的基本步骤

验证

在表2-4中,外旋序列发生明显筋膜改变。通过比较多个节段性运动,完成整体运动验证或评估,将单个节段运动的评估结果分别记录在表格中。

表2-4   多个节段的对比验证表提示代偿性张力沿一个序列分布

冠状面	矢状面	水平面
外-髋	前-髋	外旋-髋 *
外-颈	后-髋	外旋-颈 *
外-腰 左侧(右侧) *	后-腰	外旋-腰 右侧 **

在第1行中,记录髋节段的验证结果;冠状面和矢状面的运动无痛,只有水平面上的外旋出现疼痛。

在第2行中,记录颈段(颈)的验证结果;在三个平面的六个运动中,仅有外旋出现疼痛。

在第3行中,记录腰段(lu)的验证结果;在向左侧屈的(外)运动中,右侧出现疼痛(右)。这可能是由于(腹)斜肌的筋膜变化导致的。在腰部旋转向右侧时,疼痛加剧(**)。

若正确进行了运动验证,随后需用触诊来验证这些结果。当运动验证未发现导致疼痛的动作或三个平面内的运动均会产生疼痛时,触诊尤其有用。

肌筋膜序列的治疗

在运动及触诊验证后,计划进行躯体右侧外旋-髋、外旋-颈和外旋-腰的治疗。患者取左侧卧位外旋-髋治疗约持续1分钟后休息;随后进行外旋-腰的协调中心CC治疗约1分钟,之后再反过来进行外旋-髋的协调中心CC手法治疗约2分钟。在不同点间交替治疗的方式可能更容易被患者接受,并可让各点有足够的时间发生炎症反应。继续这种方式治疗直至牵涉痛以及敏感性降低至少50%。

重复之前的运动验证来检查腰部外旋和髋部外旋是否无痛。非常重要的一点是,在进行下一步处理前,每一个有问题的协调中心CC要治疗到完全解决为止。

之后让患者取仰卧位,对右侧的外旋-颈的协调中心CC进行手法治疗,治疗中可进行短暂休息以提高患者的耐受性。

单一平面内协调中心CC的治疗

在前面所讨论的病例中,当运动验证时,变化的肌筋膜单元分布在水平面(内旋和外旋),如表2-

5 所示,我们可用不同方式来处理。

表 2-5　运动验证表提示代偿性张力分布于水平面

冠状面	矢状面	水平面
外-髋	前-髋	外旋-髋　右侧*
外-颈	后-颈	外旋-颈　双侧*
外-腰　左侧(右侧)*	后-腰	外旋-腰　右侧**
		内旋-腰　左侧*

运动验证表明当髋内旋(内旋-髋)和颈部外旋时,在向左和向右方向上均会引起疼痛加重。

运动验证表明当髋内旋(内旋-髋)和颈部外旋时,在向左和向右方向上均会引起疼痛加重,同时伴有腰痛,这可能是使腰椎向左外旋的诸多力量间的不协调导致的。

在所有平面内,主动肌与拮抗肌之间的张力平衡是十分必要的。举例来看,腹直肌(前-腰)不仅与椎旁肌(后-腰)相互拮抗,而且和股直肌(前-膝)拮抗。而股直肌反过来又与腘绳肌(后-踝)相拮抗。股直肌的过度收缩会使骨盆在矢状位上前倾,这将导致脊柱过度前凸及椎旁肌的收缩(后-腰)。

筋膜手法治疗:适应证与禁忌证

医生与病人都会经常询问关于肌筋膜手法治疗在整个多样化的疾病当中的适应证与禁忌证。

事实上,该方法的适应证的范围,可以从运动系统功能障碍到内脏功能障碍。之所以强调"功能障碍",是因为尽管筋膜介入到随意肌和不随意肌的运动中(Schleip R, 2006),但对于结构性改变或永久性损伤,筋膜治疗是无效的。这并不意味着筋膜手法治疗是缓解性的治疗。相反,它对于许多此前只能通过止痛药控制的疼痛症状都是有效的。疼痛是身体在表达自己的某一部分不能正常发挥功能,如果我们不在早期阶段介入筋膜手法,那么,关节与器官的误用就会发展成关节炎或组织纤维化及损伤,以至于到最后只能接受外科手术治疗。

筋膜手法治疗的首要禁忌证是筋膜治疗者的准备不充足。如果治疗师懂得解剖,那么他们就会知道治疗的位置,以及如何以更恰当的力度去治疗,从而避免损伤神经和血管。当一个缺乏经验的治疗师第一次接触这种类型的治疗时,正如刚接触其他手法治疗一样,他们的触感尚未建立,会趋向于施加更大的压力,超过实际所需。随着经验的积累,他们会明确过度施压并不会减少治疗时间。一旦治疗点确定,有效的方式是在能够触及深筋膜的前提下施加最小的力道,耐心地处理这些突然改变的筋膜组织。

第 3 章
前向运动的肌筋膜序列

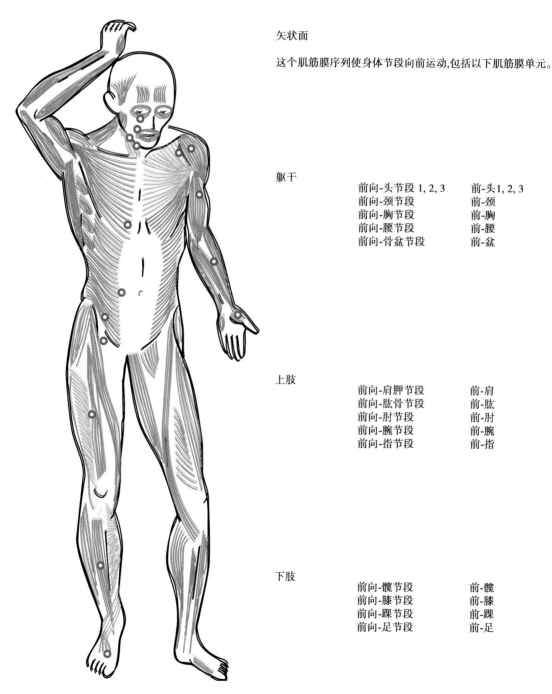

矢状面

这个肌筋膜序列使身体节段向前运动，包括以下肌筋膜单元。

躯干

前向-头节段 1, 2, 3	前-头1, 2, 3
前向-颈节段	前-颈
前向-胸节段	前-胸
前向-腰节段	前-腰
前向-骨盆节段	前-盆

上肢

前向-肩胛节段	前-肩
前向-肱骨节段	前-肱
前向-肘节段	前-肘
前向-腕节段	前-腕
前向-指节段	前-指

下肢

前向-髋节段	前-髋
前向-膝节段	前-膝
前向-踝节段	前-踝
前向-足节段	前-足

图 3-1 前向运动序列的协调中心（CC）

头部前向运动的 CC

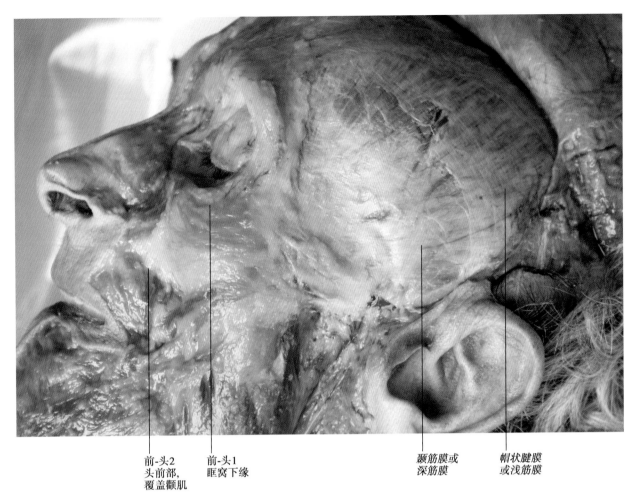

前-头2
头前部,
覆盖颞肌　　前-头1
眶窝下缘　　颞筋膜或
深筋膜　　帽状腱膜
或浅筋膜

图 3-2　头部侧面观,去除皮肤及皮下浅表组织

在头部不同区域,结缔组织结构也不同:在脸颊和腮腺区域,浅表腱膜系统(SMAS 或浅筋膜)被包含在两层脂肪组织之间。在嘴唇及眼睛周围,浅筋膜与深层肌筋膜紧密相连。在颞部区域,浅筋膜(帽状腱膜)包含于两层脂肪组织之间(无名筋膜组织),将浅筋膜与覆盖其上的头皮以及下面的颞筋膜分开。

躯干前向运动的协调中心

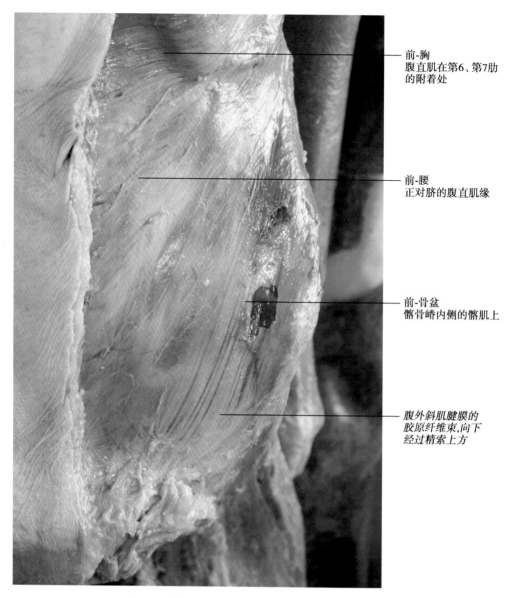

前-胸
腹直肌在第6、第7肋
的附着处

前-腰
正对脐的腹直肌缘

前-骨盆
髂骨嵴内侧的髂肌上

腹外斜肌腱膜的
胶原纤维束,向下
经过精索上方

图 3-3   腹部深筋膜与腹外斜肌的腱膜结合

腹外斜肌表现为一块均匀一致的肌肉,其纤维束沿不同方向走行,并由筋膜间隔与腹内斜肌和腹横肌相分离。基于形态学的差异,我们有理由假设他们的功能是不同的。

注意:本书所有的解剖图谱均是未经防腐处理或冰冻处理的尸体照片。

头和躯干的前向运动序列的疼痛部位及感知中心（CP）

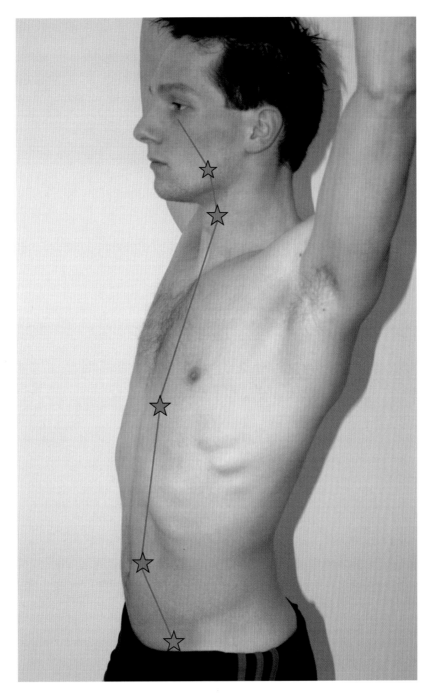

图 3-4　前向运动牵涉痛的分布

　　红星为感知中心位点，是指一旦一个肌筋膜单元功能异常，会引起相应节段（头、颈、胸、腰、骨盆）产生疼痛的部位。躯干的感知中心与协调中心相邻近。红线是牵涉痛分布线。有时，当治疗颈节段时，患者可能感到下颌、眼部的牵涉痛，而当治疗前-盆点时，患者有时感到像有一根勒紧的绳勒向颈部。

　　在以后的各个章节中会针对各个独立节段有详细的相关病理介绍。

前向-头节段的肌筋膜单元 1　　　　　　　　　　　　前-头 1

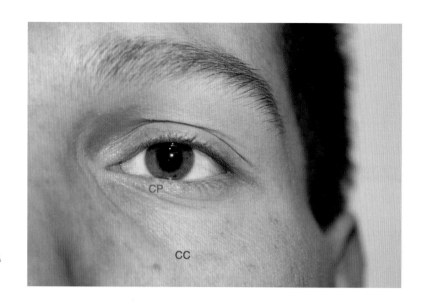

图 3-5　疼痛部位及起源

疼痛部位或 CP：
眼裂下缘功能异常，不能下视。

起源或 CC：
由于球筋膜或 Tenon 囊的变异，使得
眼轮匝肌与下直肌协同性缺失。

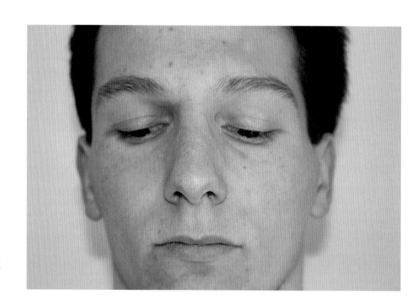

图 3-6　运动测试

嘱患者下视但不能屈颈，注意双眼运
动是否同步。

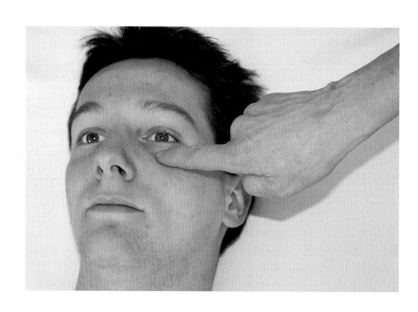

图 3-7　治疗

用示指、中指指腹对向眼轮下缘，进
行轻摩擦，确定是否存在组织改变，
并注意牵涉痛。

前向-头节段的肌筋膜单元 2

前-头 2

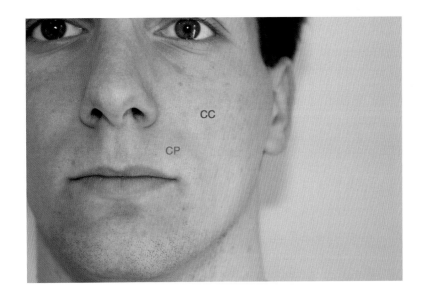

图 3-8　疼痛部位及起源

疼痛部位或 CP：
上唇麻木，流涎过量。

起源或 CC：
由于筋膜改变而产生了眼轮匝肌和
颧肌的协同异常。

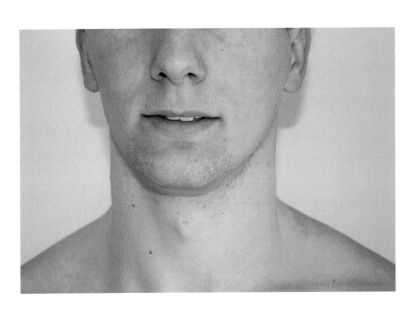

图 3-9　运动测试

嘱患者微笑，观察是否存在双侧嘴唇
不对称。

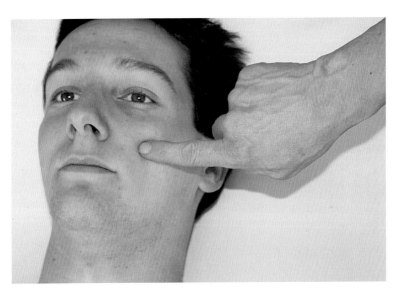

图 3-10　治疗

应用示指对向颧肌的纤维横向治疗，
进行摩擦，持续治疗至疼痛消失。

前向-头节段的肌筋膜单元 3   前-头 3

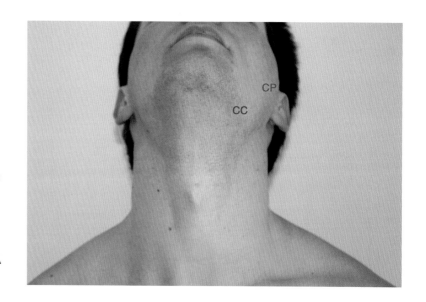

图 3-11   疼痛部位及其起源

疼痛部位或 CP：
颞下颌关节,张口时可疼痛或发出
"咔哒声"。

功能障碍起源或 CC：
筋膜改变或僵硬导致咬肌和二腹肌
之间的协调性丧失。

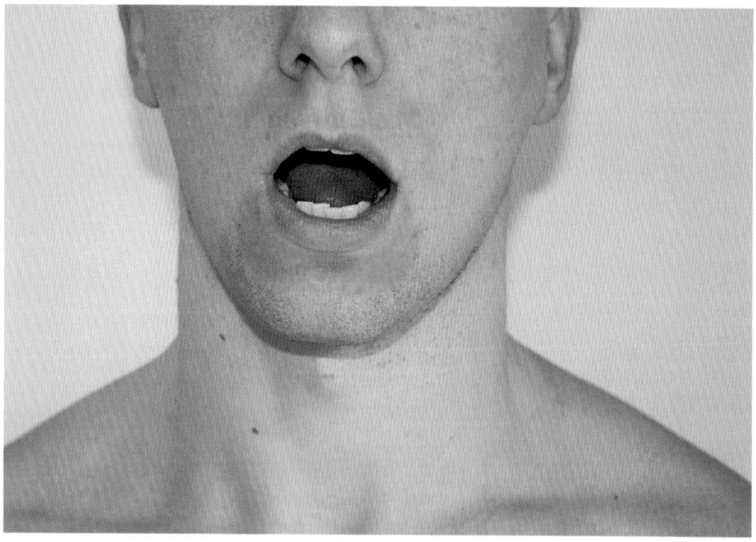

图 3-12   运动测试

嘱患者张口,注意下颌骨的任何运动
偏移。咬肌僵硬或二腹肌力量变弱
等都可能限制下颌张开。

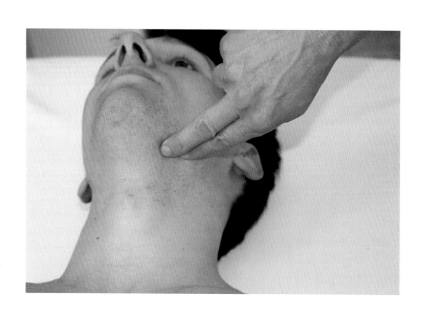

图 3-13   治疗

患者取仰卧位;治疗师用示指和中指
的指尖放在二腹肌前部,位于下颌骨
体部下方。

前向-颈节段的肌筋膜单元　　　　　　　　　前-颈

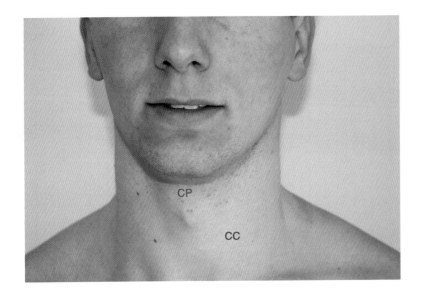

图 3-14　疼痛部位及其起源

疼痛部位或 CP：
病人疼痛主诉位于前颈部（主动肌）
或颈后部（拮抗肌）。

功能障碍起源或 CC：
由于脊椎是颈部所有肌肉的唯一骨
性支撑，因此颈前部筋膜的改变可能
引起后颈部的疼痛。

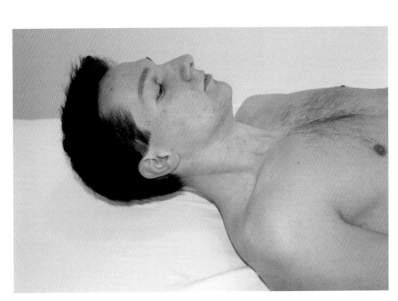

图 3-15　运动测试

病人仰卧位抬头时疼痛明显。病人
站立时向下看或屈颈困难，例如下巴
触碰胸骨困难。

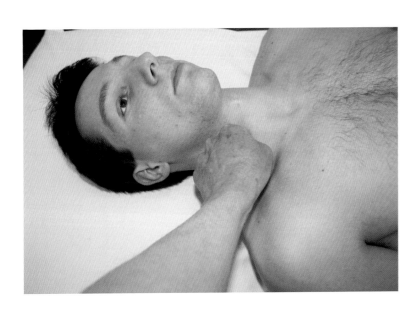

图 3-16　治疗

患者取仰卧位；治疗师于甲状软骨水
平触诊胸锁乳突肌前缘肌筋膜，确定
致密化区域后，用指间关节或指尖进
行治疗。

前向-胸节段的肌筋膜单元   前-胸

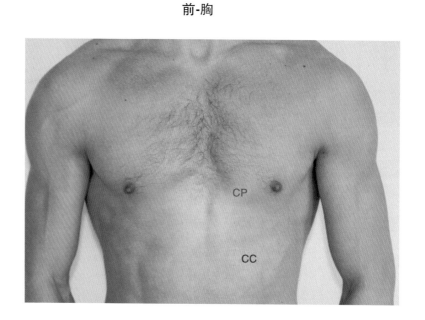

图3-17   疼痛部位及其起源

疼痛部位或CP：
患者感到前胸部有压迫感,存在呼吸
系统问题、焦虑。

功能障碍起源或CC：
位于胸筋膜,此处胸大肌部分纤维与
腹直肌鞘相连。

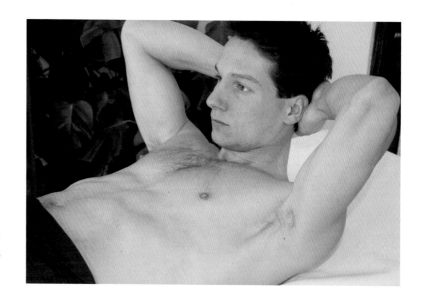

图3-18   运动测试

患者取仰卧位;双手置于头后,把肩
部从床面抬离,检查腹直肌的胸廓附
着点。

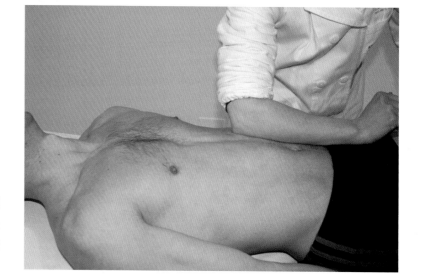

图3-19   治疗

治疗师用示指和中指的指间关节,抵
住腹直肌外侧面的肋骨下缘。对强
壮的病人,可用肘关节对这个CC进
行治疗。

前向-腰节段的肌筋膜单元

前-腰

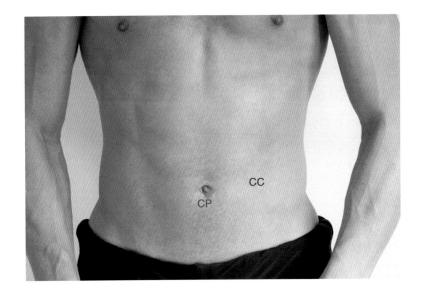

图 3-20　疼痛部位及其起源

疼痛部位或 CP：
前腹壁上沿腹直肌鞘；疼痛与肌张力过高相关。腹前部的变化可能累及脊柱，导致后部的疼痛。

起源或 CC：
如果腹部筋膜受到强化训练，则可能使其弹性降低，反过来影响肌纤维。

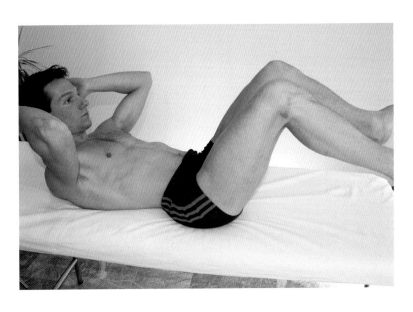

图 3-21　运动测试

患者仰卧位，同时抬起头、胸和双腿；在站立位很难进行该肌筋膜单元的测试。

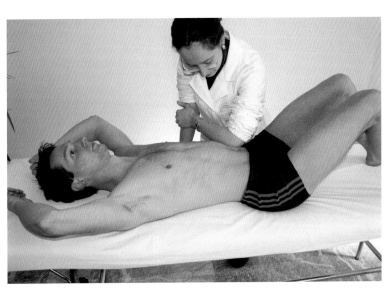

图 3-22　治疗

根据患者体格，治疗师使用指间关节或肘关节在平脐水平抵住腹直肌鞘，牵涉痛可能延伸到耻骨联合或剑突。

前向-骨盆节段的肌筋膜单元   前-盆

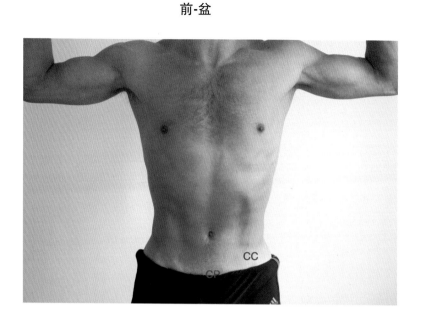

图 3-23　疼痛部位及起源

疼痛部位或 CP：
双侧或单侧髂窝的沉重感；疼痛可能
向大腿前部或者骶部放射。

功能障碍的起源或 CC：
单关节纤维（髂肌）及双关节纤维（腰
大肌）在髂窝处结合。

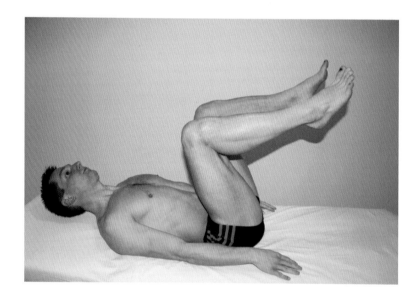

图 3-24　运动测试

患者仰卧位，下肢屈曲，一次抬只起
一个下肢。如果没有疼痛，则双下肢
同时抬起，使膝关节贴近胸部。疼痛
可能出现于腹股沟区或骶部。

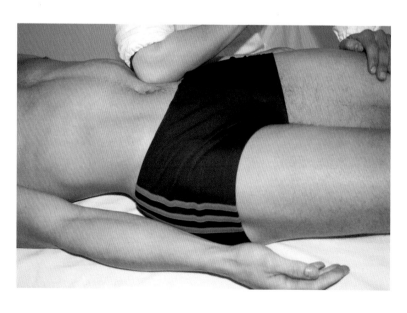

图 3-25　治疗

治疗师将肘关节或者指间关节置于
髂肌中部，在开始进行深部手法治疗
前先等待腹壁放松。

下肢前向运动的协调中心（CC）

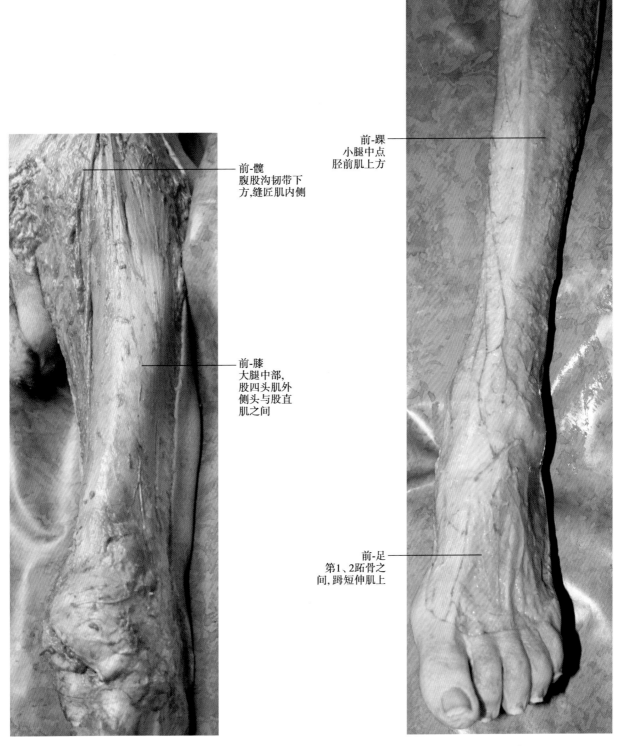

前-髋
腹股沟韧带下
方,缝匠肌内侧

前-膝
大腿中部,
股四头肌外
侧头与股直
肌之间

前-踝
小腿中点
胫前肌上方

前-足
第1、2跖骨之
间,踇短伸肌上

图 3-26　位于股四头肌及其他大腿肌肉上的大腿深筋膜（阔肌膜）

图 3-27　小腿及足的浅筋膜（深筋膜在其下可见）

下肢前向运动序列的疼痛部位及 CP

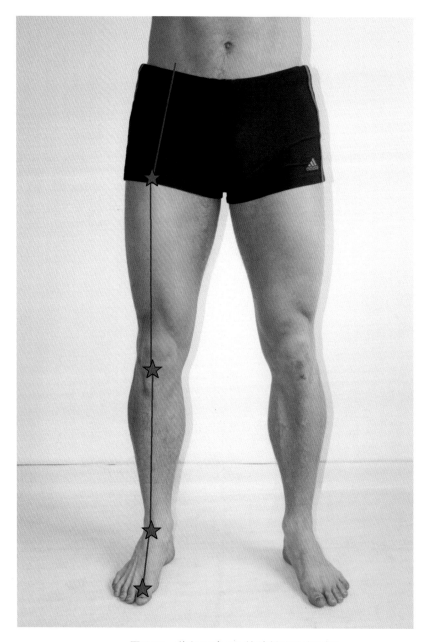

图 3-28　前向运动 CC 的放射痛分布区域

　　虽然这一前向运动序列的异常能够表现为各种不同的功能障碍,但是在本文中仅考虑髂腰肌、股四头肌、趾短伸肌及姆短伸肌的肌腱炎。这些炎症的症状在关键的"杠杆"区域得以显现,例如在腹股沟区、髌骨区域或在支持带部位(红色星为感知中心或 CP。在每个节段的论述部分,我们将讲解如何从这些感觉疼痛的区域(CP),反过来去追踪产生紊乱的起源(CC)。

前向-髋节段的肌筋膜单元　　　　　　　　　　　　前-髋

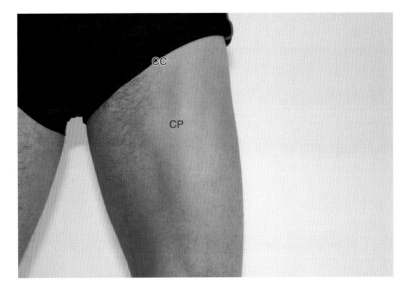

图 3-29　疼痛部位及起源

疼痛部位或 CP：
大腿前部疼痛，向上抬腿时疼痛加剧，例如上台阶。

起源或 CC：
在髂耻筋膜上，它结合了单关节纤维（耻骨肌）及双关节纤维（髂腰肌，缝匠肌）。

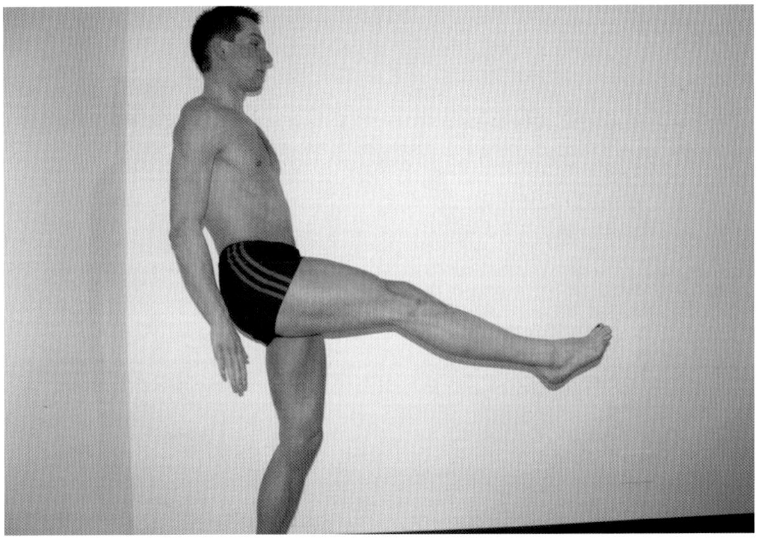

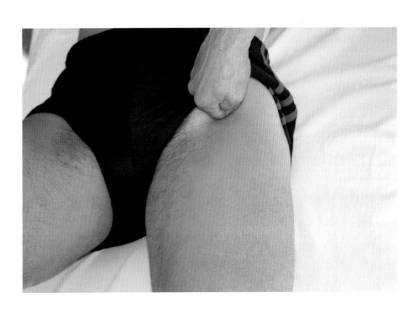

图 3-30　运动测试

患者站立，向前及向后主动用力摆动，肌纤维受牵拉（向后运动）或短缩（向前运动）均可能加重疼痛。

图 3-31　治疗

患者仰卧，下肢伸展，治疗师将指间关节置于缝匠肌鞘的内侧，在腹股沟韧带下方，对着髂腰筋膜的方向施加摩擦力。注意：该区域有淋巴结及静脉走行，要避免用力过大。

前向-膝节段的肌筋膜单元

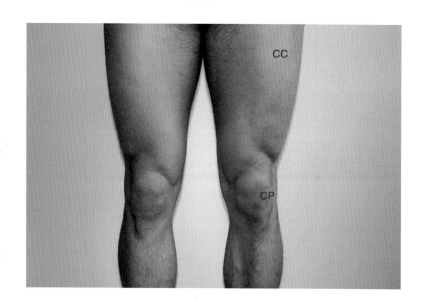

图 3-32 疼痛部位及起源

疼痛部位或 CP：
膝关节前部的疼痛（肌腱炎、滑囊炎、髌骨软骨软化症）会在下楼或下山时加重；疼痛可于骨折或关节手术后出现。

协调中心或 CC：
尽管疼痛定位于膝关节，但是我们需要注意使膝关节前向运动的肌肉。

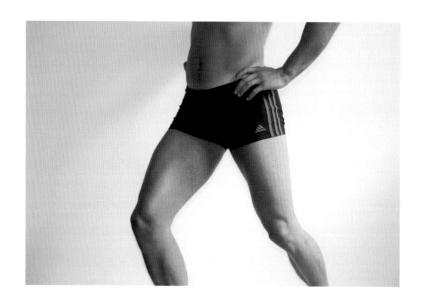

图 3-33 运动测试

患者将全部重心放于一条腿，并通过屈膝（马步）使膝关节前侧肌肉收缩，此时髌韧带处疼痛最明显，但是疼痛的根源在股四头肌筋膜。

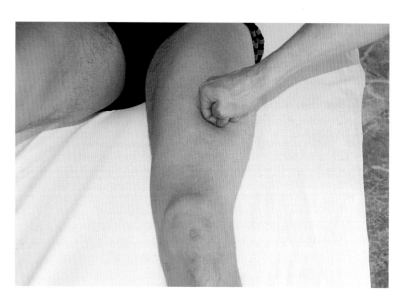

图 3-34 治疗

治疗师将指间关节或肘关节置于髌骨和腹股沟韧带连线中点的水平，股直肌外侧的阔筋膜上，触诊筋膜的变化及引起膝部牵涉痛的点。

前向-踝节段的肌筋膜单元

前-踝

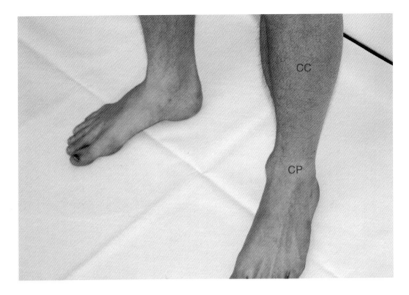

图 3-35 疼痛部位及起源

疼痛部位或 CP：
在踝关节的前方（胫前肌肌腱炎或趾伸肌肌腱炎），扭伤或踝关节的骨折。

起源或 CC：
当变异或重叠的肌筋膜单元在非生理模式下工作时，伸肌就会发生炎症。

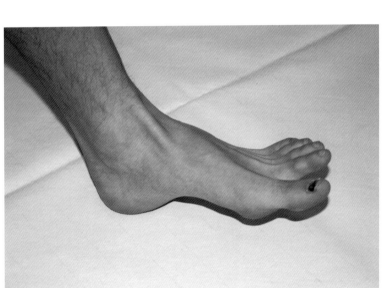

图 3-36 运动测试

让患者先后使用脚尖和足跟行走，以确定肌筋膜单元在收缩（短缩）及牵伸时疼痛是否会加重。

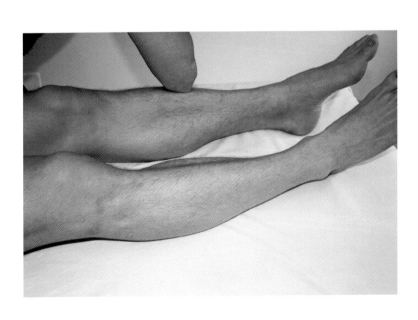

图 3-37 治疗

患者仰卧位，下肢伸展，治疗师将指间关节或肘关节置于伸肌的最高点，即小腿中点处，通常疼痛会立即传导至有症状的区域（前踝处）。

前向-足节段的肌筋膜单元

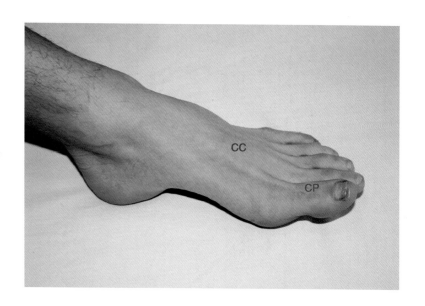

图 3-38　疼痛部位及起源

疼痛部位或 CP：
在第 1 足趾（姆趾）的跖趾关节及趾间关节处；可能有姆长伸肌腱炎或姆短伸肌腱炎。

起源或 CC：
在足背的筋膜处，该处为单关节肌（趾短伸肌）和双关节肌（姆长伸肌）的肌纤维连接处。

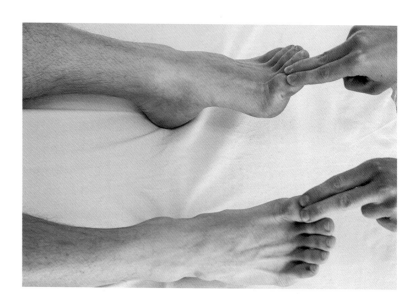

图 3-39　运动测试

同时测定两个姆趾的抗阻背伸张力，有时会是疼痛，有时是无力，活动范围受限或感觉异常。

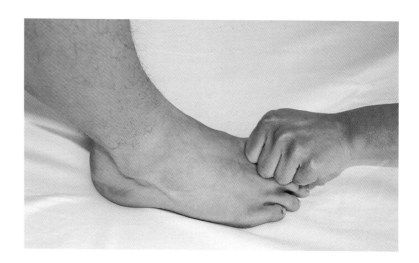

图 3-40　治疗

如存在姆趾无力，则治疗可能延伸至腰部，如只有局部疼痛，则应用指间关节治疗姆短伸肌筋膜就够了。

上肢前向运动的 CC

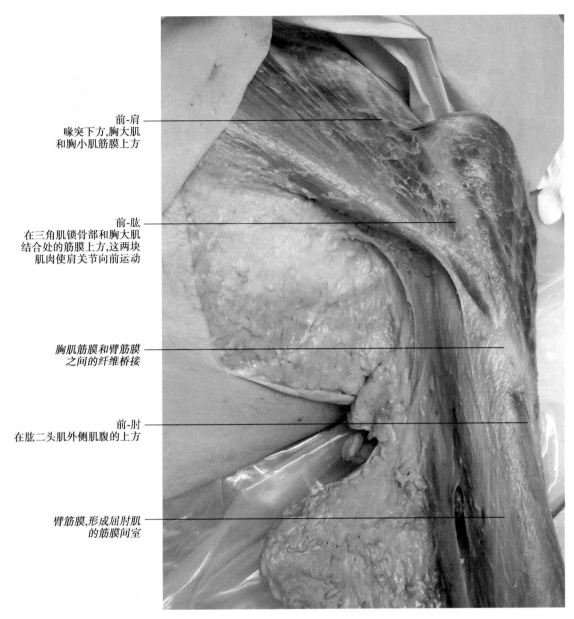

前-肩
喙突下方,胸大肌
和胸小肌筋膜上方

前-肱
在三角肌锁骨部和胸大肌
结合处的筋膜上方,这两块
肌肉使肩关节向前运动

胸肌筋膜和臂筋膜
之间的纤维桥接

前-肘
在肱二头肌外侧肌腹的上方

臂筋膜,形成屈肘肌
的筋膜间室

图 3-41　臂筋膜前部通过胶原纤维的桥接联合了三角肌筋膜,正好位于胸大肌筋膜在臂筋膜的附着点

上肢前向运动的 CC

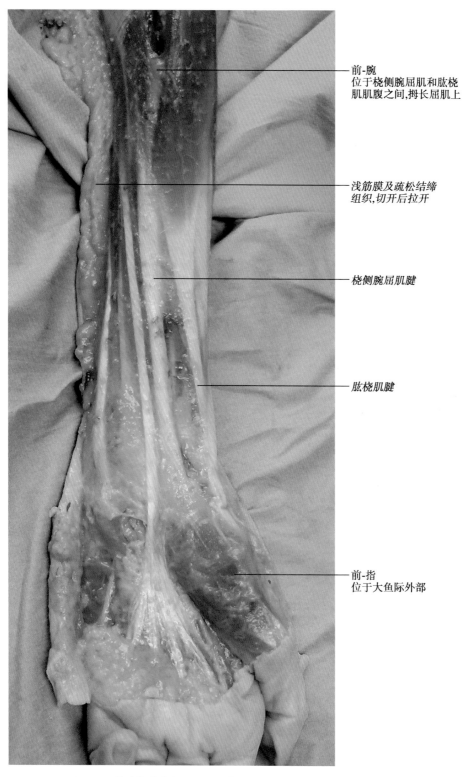

前-腕
位于桡侧腕屈肌和肱桡
肌肌腹之间,拇长屈肌上

浅筋膜及疏松结缔
组织,切开后拉开

桡侧腕屈肌腱

肱桡肌腱

前-指
位于大鱼际外部

图 3-42　前臂筋膜前部:由于筋膜的透明性,其下所有肌肉清晰可见

上肢前向运动序列的疼痛部位和 **CP**

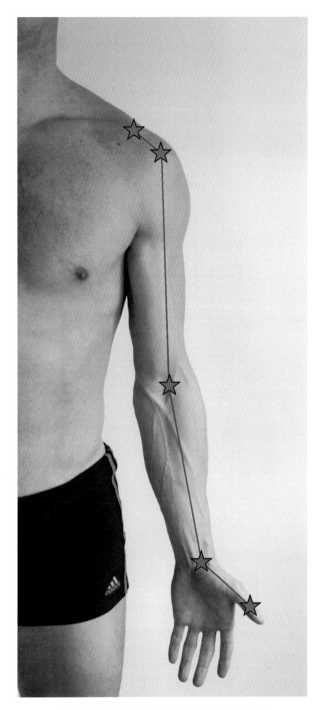

图 3-43　前向运动 CC 的牵涉痛分布区域

　　每位患者都可能表现为不同的疼痛定位表现：有的可能表现为肩前部痛，有的可能表现为肩和拇指痛，而有的则表现为沿整个屈肌链（红线）的一种类似神经牵拉痛的异常感觉。

前向-肩节段的肌筋膜单元　　　　　　　　　　　　前-肩

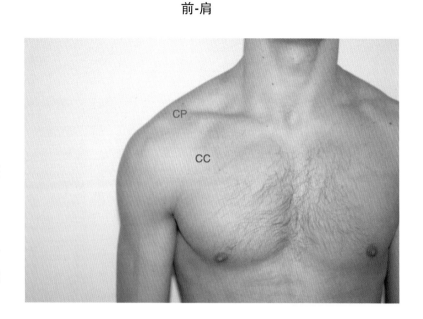

图 3-44　疼痛部位及起源

疼痛部位或 CP：
肩锁关节外伤或扭伤；胸小肌综合征伴有臂丛放射。

起源或 CC：
在锁骨-喙突-腋筋膜处，此处结合了单关节纤维（胸小肌）及双关节纤维（胸大肌）。

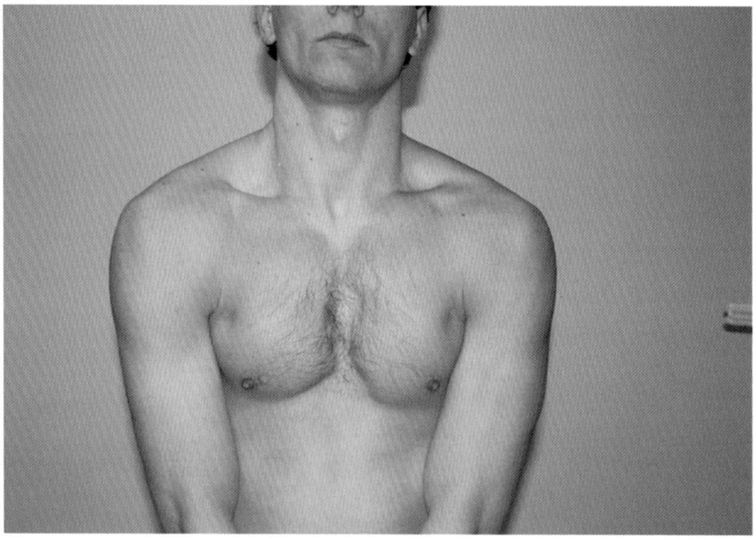

图 3-45　运动测试

患者双肩向前抬起，观察是否存在双侧不对称性；或者，要求患者同时用双臂向前推桌子（肩屈肌等长收缩）

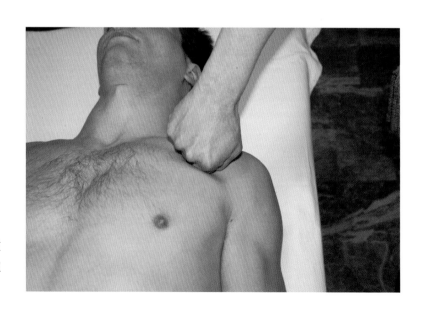

图 3-46　治疗

治疗师将肘关节或者指间关节穿过喙突下沟，针对引发疼痛的筋膜部位进行手法治疗。

前-肩

前向-肱骨节段的肌筋膜单元

前-肱

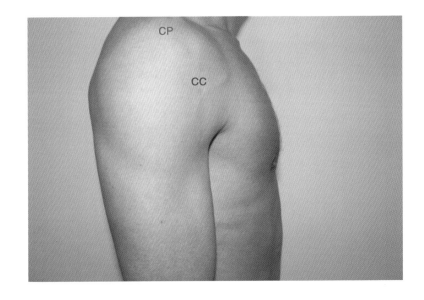

图 3-47 疼痛部位及起源

疼痛部位或 CP：
肩前部疼痛，尤其当进行前向运动时疼痛加剧。这些病例中很多被诊断为滑囊炎。

起源或 CC：
由于肌筋膜单元缺乏协调性，肱骨和肩胛骨的运动不同步。

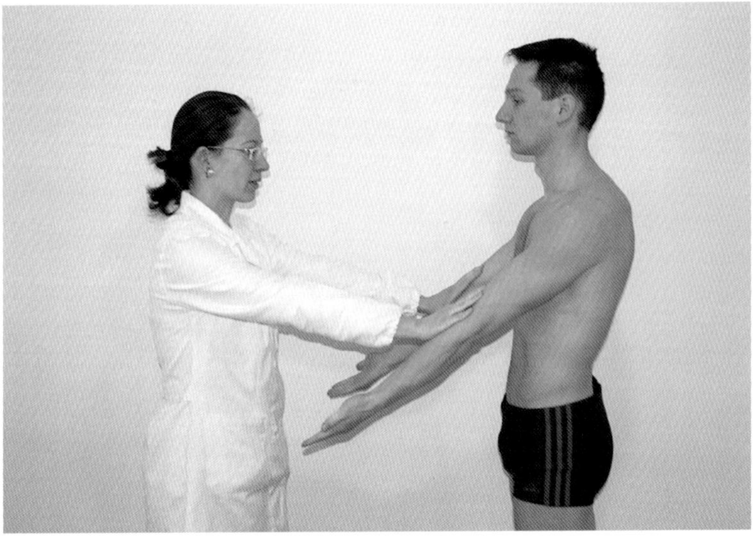

图 3-48 运动测试

嘱患者像握手一样向前抬起上臂，有时这个动作引发的疼痛如此剧烈，以至于需要另一只手帮助来完成活动。

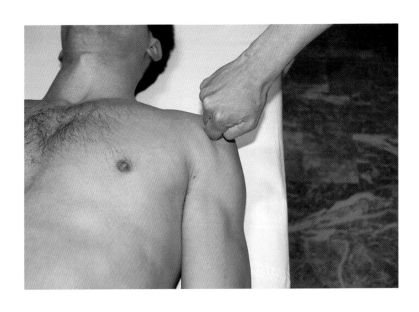

图 3-49 治疗

患者仰卧位，双臂位于体侧，治疗师将指间关节置于三角肌前上部，寻找引发疼痛的筋膜改变最严重的部位，然后进行治疗。

前向-肘节段的肌筋膜单元   前-肘

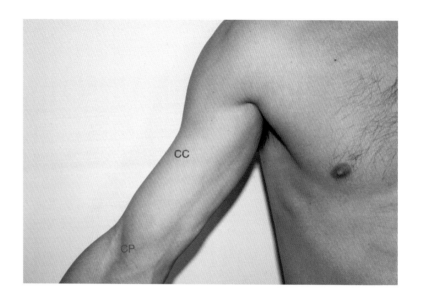

图3-50　疼痛部位及起源

疼痛部位或CP：
肘关节活动受限,常为无痛,可继发
于骨折或桡骨头脱位。

功能障碍起源或CC：
在致密化的臂筋膜内,使得单关节肌
(肱肌)和双关节肌(肱二头肌和肱桡
肌)肌纤维不能同步收缩。

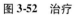

图3-51　运动测试

通过要求患者触碰双肩,对比屈肘抵
抗张力的力量或屈肘的活动度;很实
用的一个方法是,在治疗前后测量对
比中指指尖到肩峰的距离。

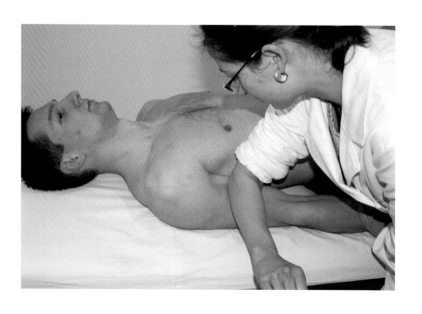

图3-52　治疗

治疗师首先用指间关节在三角肌远
端肌腱止点水平探查肱二头肌上的
臂筋膜,之后改用肘关节操作。常常
只有当他们感到疼痛牵涉到肘部时,
病人才会理解为何手法治疗施加于
远离症状的区域。

前向-腕节段的肌筋膜单元

前-腕

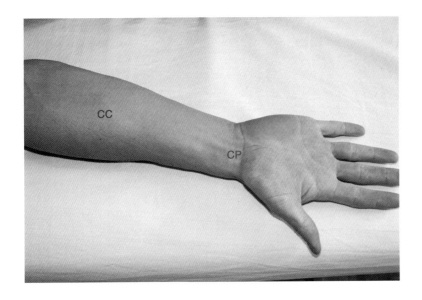

图 3-53　疼痛部位及其起源

疼痛部位或 CP：
由于肌张力的异常，沿桡侧腕屈肌肌腱可形成代偿性囊肿；与"写作手"相似，有时病人抱怨大拇指痛。

功能障碍起源或 CC：
在前臂肌筋膜内，位于单关节肌（桡侧腕屈肌）和双关节肌（拇长屈肌）肌纤维结合处。

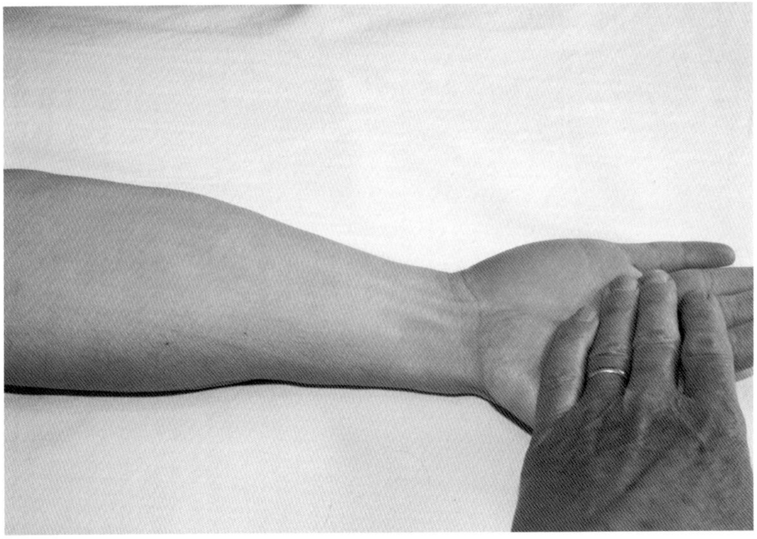

图 3-54　运动测试

抗阻检查桡侧腕屈肌的力量。或者要求病人双手掌朝下置于桌面并用力向下推，随后要求病人指出最痛区域（桡侧腕屈肌肌腱）。

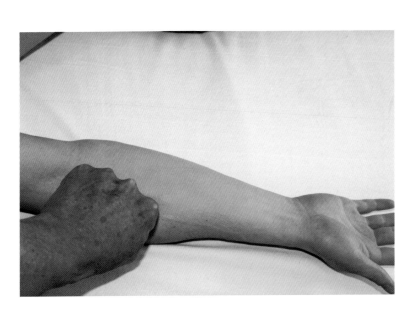

图 3-55　治疗

病人仰卧位，治疗师将指间关节或肘关节置于桡侧腕屈肌肌腹上，治疗前臂筋膜。这里的筋膜改变常显示为慢性表现，需要更长时间解决问题。因此，建议用肘关节进行治疗。

前向-指节段的肌筋膜单元   前-指

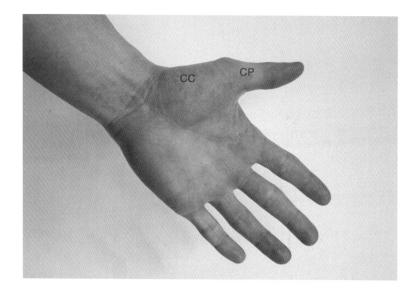

图 3-56   疼痛部位及其起源

疼痛部位或 CP：
大鱼际的功能异常最常表现于第一
掌指关节处，但是由于筋膜具备连续
性，也可能牵涉导致其他掌指关节异
常。

功能障碍起源或 CC：
在致密化的筋膜区域，位于单关节肌
（拇短屈肌）和双关节肌（拇长屈肌）
肌纤维结合处。

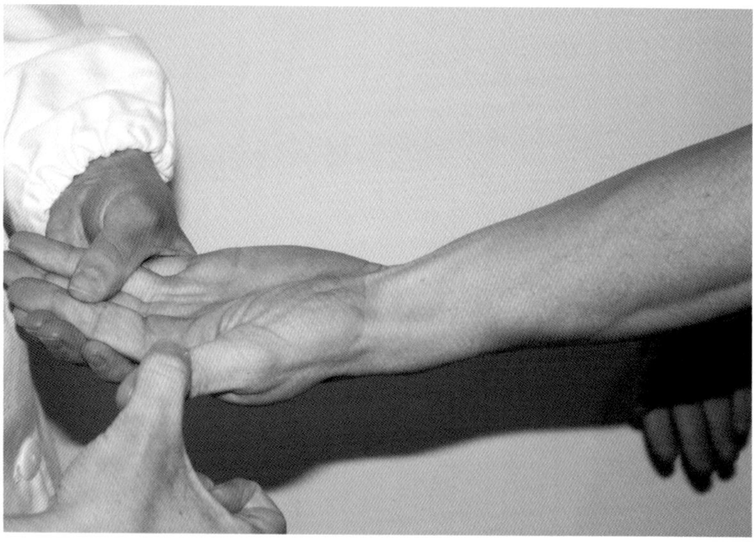

图 3-57   运动测试

被动牵张大鱼际导致疼痛——于日
常生活活动中，病人常常不经意地避
免做此动作。

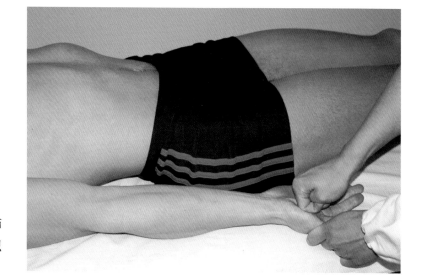

图 3-58   治疗

首先确认鱼际最致密化位点，治疗师
以指间关节按摩此点，直到恢复组织
流动性。

前向运动序列失衡的治疗示例

病人常以当前病症寻求治疗。举个例子,一位病人可能主诉只有膝前部痛(右膝前)。

在病史采集过程中,我们需要问询伴随痛或之前发生过的任何疼痛,甚至现已不存在的疼痛。病人也许就会回忆起桡侧腕屈肌腱(前-腕)上的腱囊肿,如今仅导致轻微疼痛,并且颈部也常常会痛。一个筋膜治疗新手遇到的第一个难题就是如何问问题,以促进病人回忆并将资料联系在一起。实际上,所有以上提及的主诉,均位于矢状面的前部。

人们趋向于留心关注病人最显著的疼痛,如右前膝痛。但是实际上在治疗策略上需要发生较大的改变,即由单纯的髌骨检查追溯到改变的肌筋膜单元 CC 点,在此例,位于股四头肌上。髌骨或感知中心的触诊检查,只能给我们提供关于它的敏感度的信息。然而,一旦完成了既往史的采集,我们需要首先实施的是运动检查测试。在这个病例,我们将评估是否主动肌(股四头肌)与拮抗肌(腘绳肌)间的失衡对膝关节造成影响。

解决单一问题的能力(如前膝痛)可以提供一定程度的满意效果。但如果我们不沿前向运动序列建立一种整体的平衡,那么这种疗效将会是昙花一现。

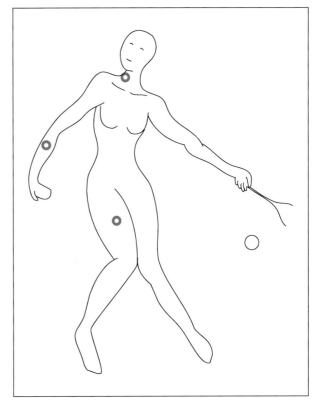

图 3-59　躯干和四肢的前向运动序列的张力失衡

因此,从一开始,我们就应该考虑从整体性治疗入手。这就涉及将独立的一个症状与病人提到的其他症状进行关联。在此个案中,我们将选择分布在身体前部的痛点(前向运动序列,图 3-59)。如果其他平面仍呈现疼痛,我们可将在下一次治疗中处理。

病人采取仰卧位,我们可以交替治疗前-颈、前-腕及前-膝位点,每个 CC 点操作 1 分钟后即换到下一个 CC 点。这样可使每个 CC 点的炎症反应让病人可以接受,也使致密化的消散变得更容易。

在治疗前-腕点后,先不要在评估表中记录(+),因为腱鞘囊肿不会被立刻吸收,治疗效果的验证需要 1 个月的时间。

我们可以如下简略方式记录之前的数据:

如何记录治疗要点	如何记录治疗要点
右 膝 前**,右 腕 前*,双侧 颈 前*	前-膝 后 ++,前-腰 后,前-颈 双侧 +

第4章
后向运动的肌筋膜序列

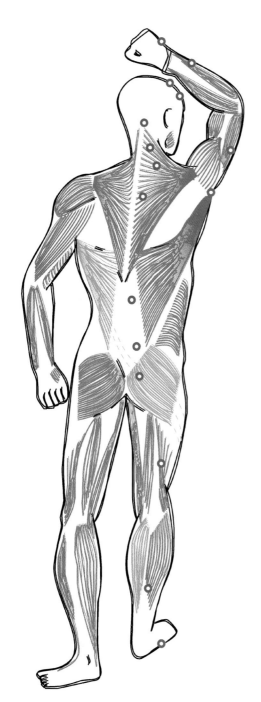

矢状面

这一肌筋膜序列使身体节段向后运动,包含以下肌筋膜单元。

躯干

后向-头节段1,2,3	后-头1,2,3
后向-颈节段	后-颈及其背侧
后向-胸节段	后-胸及其背侧
后向-腰节段	后-腰及其背侧
后向-骨盆节段	后-盆及其背侧

上肢

后向-肩胛节段	后-肩
后向-肱骨节段	后-肱
后向-肘节段	后-肘
后向-腕节段	后-腕
后向-指节段	后-指

下肢

后向-髋节段	后-髋
后向-膝节段	后-膝
后向-踝节段	后-踝
后向-足节段	后-足

图 4-1 后向序列的协调中心

头颈部后向运动的 CC(协调中心)

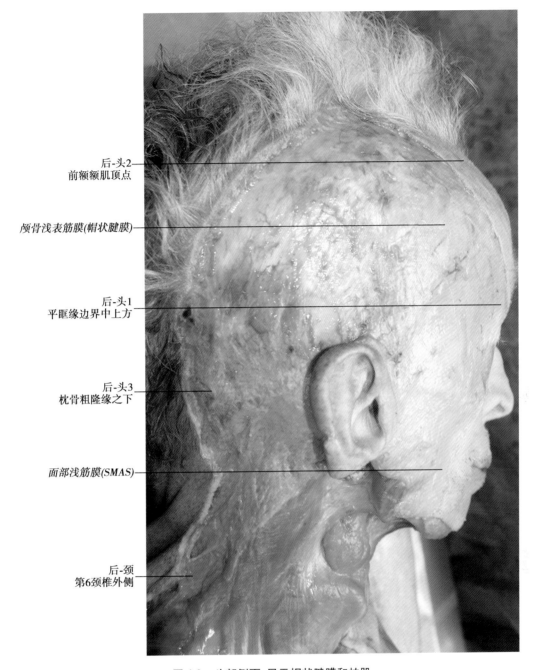

后-头2
前额额肌顶点

颅骨浅表筋膜(帽状腱膜)

后-头1
平眶缘边界中上方

后-头3
枕骨粗隆缘之下

面部浅筋膜(SMAS)

后-颈
第6颈椎外侧

图 4-2　头部侧面,显示帽状腱膜和枕肌

　　有一层脂肪层位于头颈部皮肤下。脂肪层使皮肤与浅筋膜间的滑动容易。在这张照片中,脂肪层和头皮都被去掉了。包含于浅筋膜中的枕肌在枕部清晰可见。

躯干后向运动的协调中心

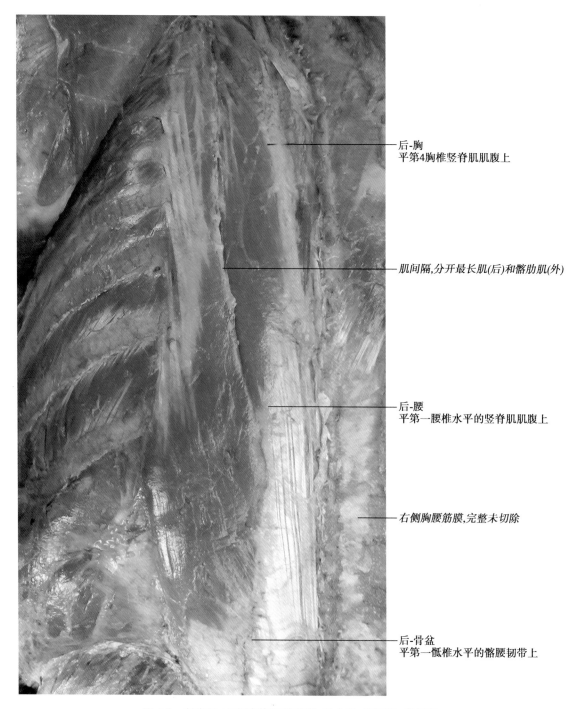

后-胸
平第4胸椎竖脊肌肌腹上

肌间隔,分开最长肌(后)和髂肋肌(外)

后-腰
平第一腰椎水平的竖脊肌肌腹上

右侧胸腰筋膜,完整未切除

后-骨盆
平第一骶椎水平的髂腰韧带上

图 4-3　竖脊肌,左侧去掉胸腰筋膜,斜方肌,菱形肌,背阔肌

头部及胸部后向运动序列的疼痛部位及感知中心（CP）

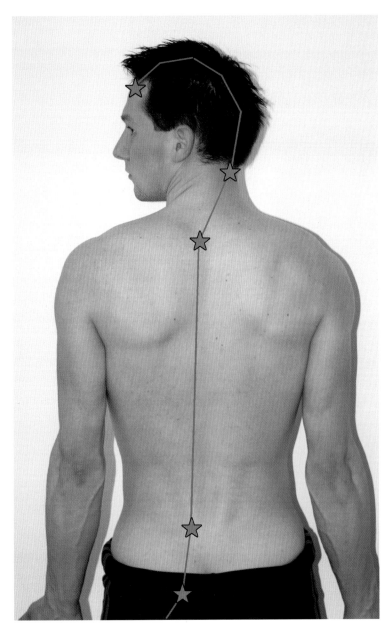

图 4-4 后向 CC 的牵涉痛分布

　　红星指明疼痛沿后向运动序列的频发区域。甚至可能出现整个背部区域沿红线所示的牵涉痛，最痛的区域常位于颈背部和腰骶结合处。

后向-头节段的肌筋膜单元 1

后-头 1

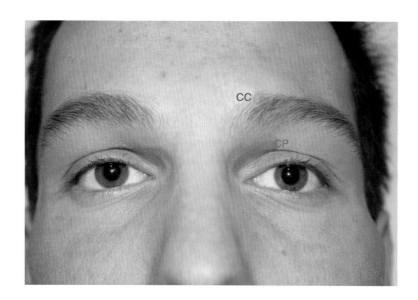

图 4-5   疼痛部位及其起源

疼痛部位或 CP：
在上眼睑和眼上直肌

功能障碍的起源或 CC：
在眼球或 Tenon 囊的筋膜处，眼上直肌纤维与眼睑上部及眼轮匝肌纤维相结合。

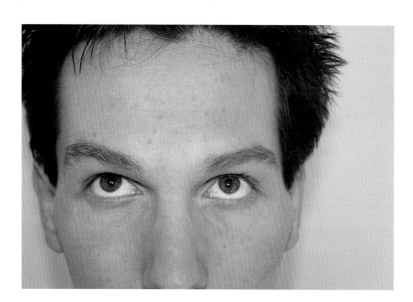

图 4-6   运动测试

让患者向上凝视，观察明确是否存在双眼对称性问题或某只眼睛问题突出。

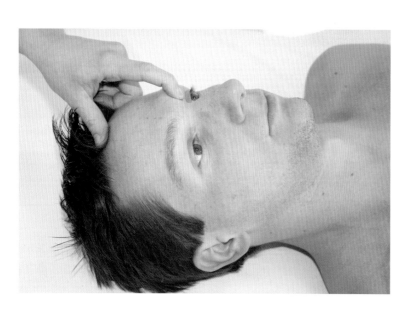

图 4-7   治疗

让患者仰卧，治疗师把两个示指的指尖放在眉毛的内侧缘，以方便对这两个协调中心进行比较性的触诊，而只针对有牵涉痛的致密化的协调中心进行治疗。

后向-头节段的肌筋膜单元 2

后-头 2

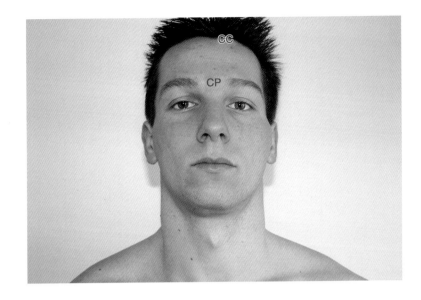

图 4-8 疼痛部位及其起源

疼痛部位或 CP：

疼痛在额窦或患者经常有鼻塞感。

功能障碍的起源或 CC：
在额头筋膜处，通过大量胶原纤维向下连到鼻子，向上连接到颅骨骨膜。

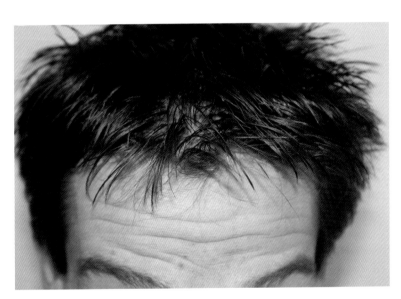

图 4-9 运动验证

让患者皱起额头测试额肌的张力，注意双侧是否存在差异。

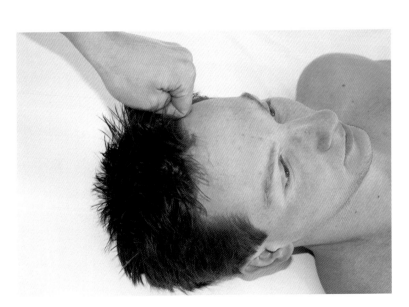

图 4-10 治疗

让患者仰卧位，治疗师治疗后-头 2 的肌筋膜位点，治疗更致密化及更疼痛侧的位点，直到症状减轻。

后向-头节段的肌筋膜单元 3

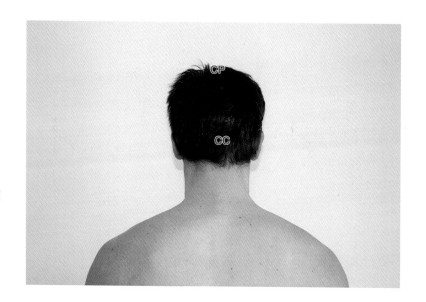

图 4-11   疼痛部位及其起源

疼痛部位或 CP：
疼痛发生在头顶,头皮会非常敏感,
并且有沉重感。当向上看时,头痛和
头晕还会加重。

功能障碍的起源或 CC：
枕骨粗隆水平的颅骨筋膜。

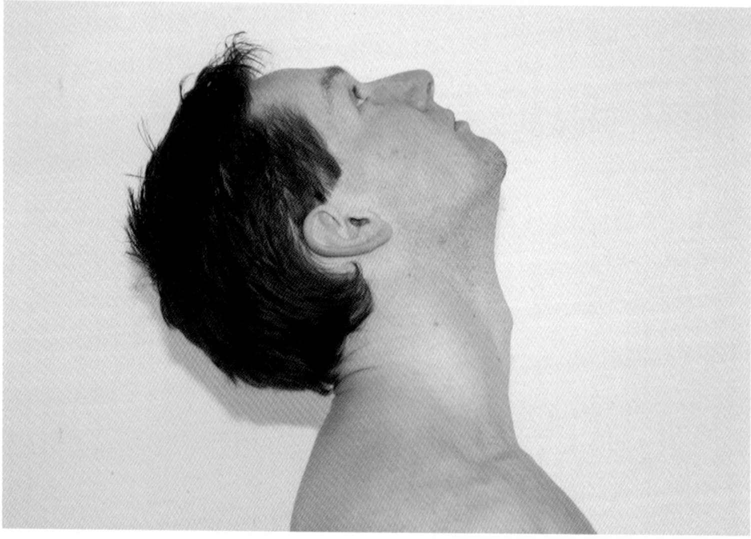

图 4-12   运动测试

让病人仰头向上凝视,注意是否会产
生头晕目眩或是否有颈部关节活动
范围受限。

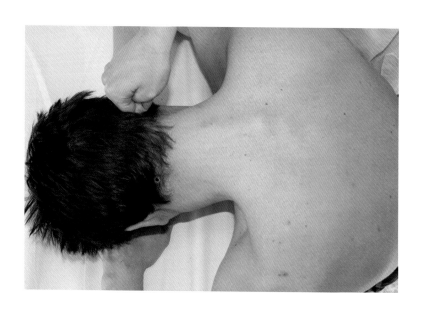

图 4-13   治疗

让患者坐着,头搭在手上。治疗师用
指间关节从枕骨粗隆外侧治疗颅骨
筋膜,双侧交替进行。

后向-颈节段的肌筋膜单元

后颈

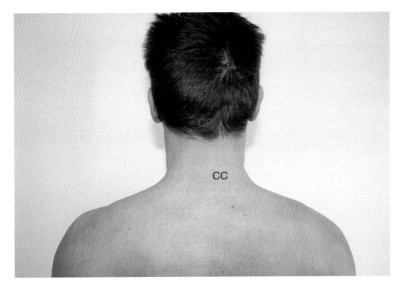

图 4-14　疼痛部位及其起源

疼痛部位或 CP：
在后颈部区域的疼痛或感觉异常，向肩膀和手臂放射。

功能障碍的起源或 CC：
如果项筋膜不能协调止于枕骨的颈部各肌肉的话，上颈椎之间可能产生活动异常。

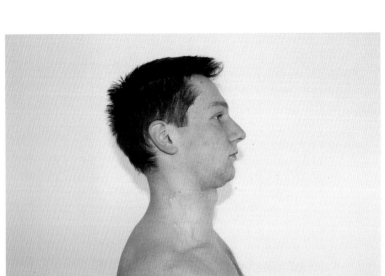

图 4-15　运动测试

让患者颈部后伸，观察是否存在代偿性差异。有时，增加被动牵张，对于克服疼痛躲避而引起的活动受限可能是非常有效的。

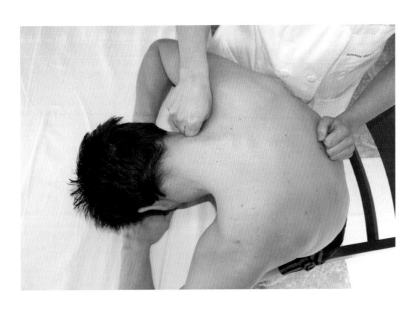

图 4-16　治疗

让患者坐着，头放在治疗桌上。治疗师用示指的指间关节由外侧穿过第 5、第 6 颈椎，针对肌纤维（竖脊肌）进行从外侧到内侧或横向的治疗。

后向-胸节段的肌筋膜单元   后-胸

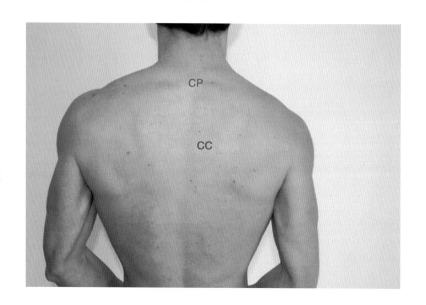

图 4-17   疼痛部位及其起源

疼痛部位或 CP：
患者自称肩部疼痛,但当被要求指出
具体的疼痛部位时,实际指向上胸椎
处。

功能障碍的起源或 CC：
第 4 胸椎水平的胸部筋膜改变,常导
致上胸椎的活动异常。

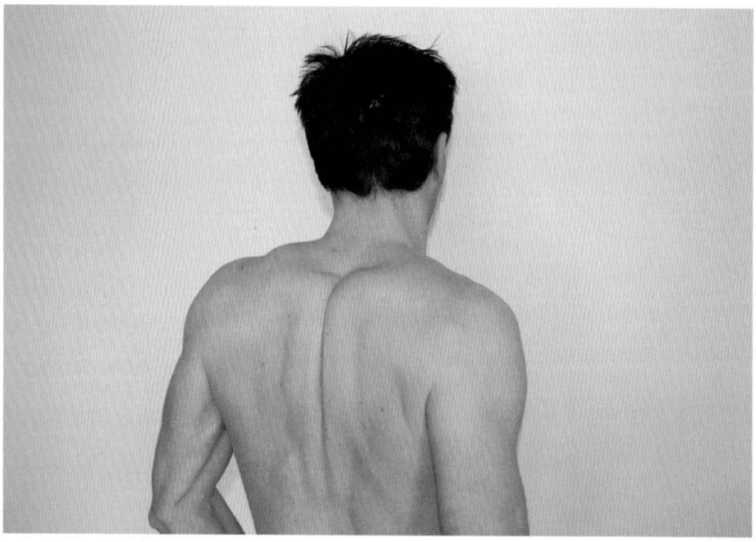

图 4-18   动作验证

要求患者尽力伸展背部;胸椎僵硬的
病人常只能做肩胛骨双侧内收的动
作,而胸椎后凸不变。

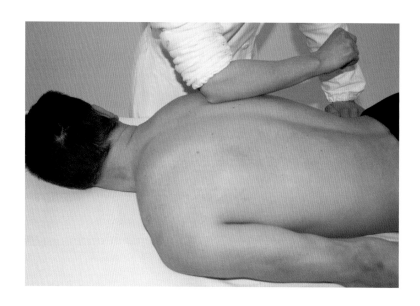

图 4-19   治疗

患者俯卧位;治疗师用肘关节抵在第
4 胸椎水平的竖脊肌肌腹处,缓慢转
换压力(方向),明确向腰部及颈背部
牵涉痛的位点。

后向-腰节段的肌筋膜单元

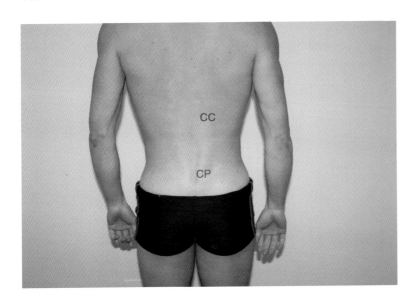

图 4-20　疼痛部位及起源

疼痛部位或 CP：
急性或慢性腰痛，痛点分布于腰骶部，原因主要是在此部位表现为筋膜失衡。

功能障碍的起源或 CC：
于第 1 腰椎水平，竖脊肌群明显增大。

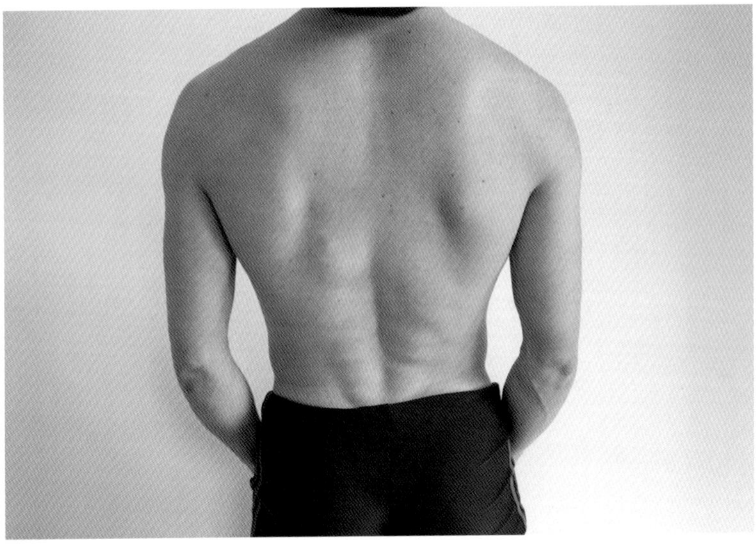

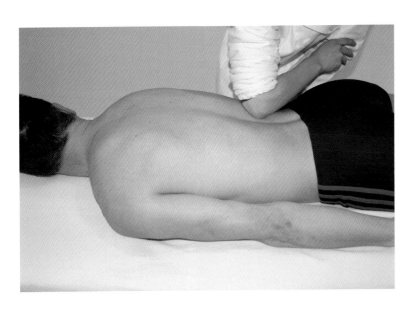

图 4-21　动作验证

要求患者通过向后拱背或向前屈身来收缩竖脊肌。关节-肌肉-筋膜的失衡可于向心性收缩时表现，也可于离心性收缩时显现。

图 4-22　治疗

患者俯卧，治疗师应用肘关节抵第 1 腰椎水平的竖脊肌肌腹，改变压力方向，寻找向骶骨部牵涉的痛点。触诊对侧，对比疼痛特点、形态的改变。如果是单侧的筋膜改变，则只进行单侧治疗。

后向-骨盆节段的肌筋膜单元　　　　　　　　　　　后-盆

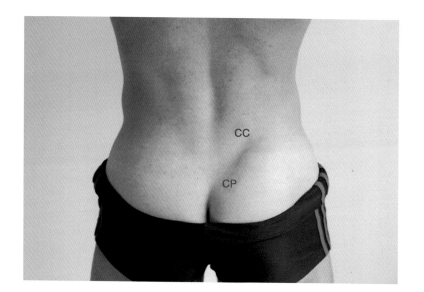

图 4-23　疼痛部位及其起源

疼痛部位或 CP：
如果遭受不平衡性扭伤,骶髂部位可能在单侧或双侧发生炎症,伴随局部疼痛或牵涉性疼痛。

功能障碍的起源或 CC：
该类型失衡大部分由髂腰韧带(CC)纤维化导致的,位于第 5 腰椎和髂后上棘之间。

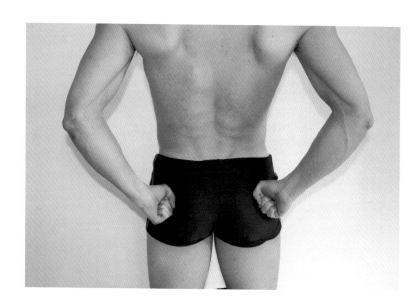

图 4-24　动作测试

该测试类似于腰部的测试,但是要求患者用双手将盆骨向前推,着重强调骶髂的活动性。

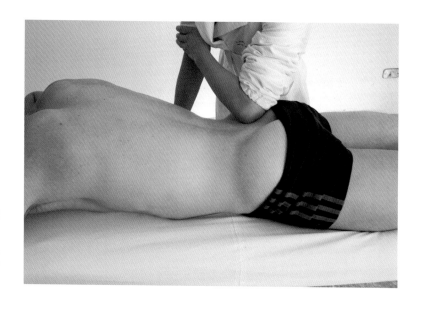

图 4-25　治疗

治疗师将肘关节抵在第 5 腰椎和髂后上棘之间的沟部,等待患者放松,然后缓慢开始横向治疗深层的胶原纤维结构。

下肢后向运动的协调中心

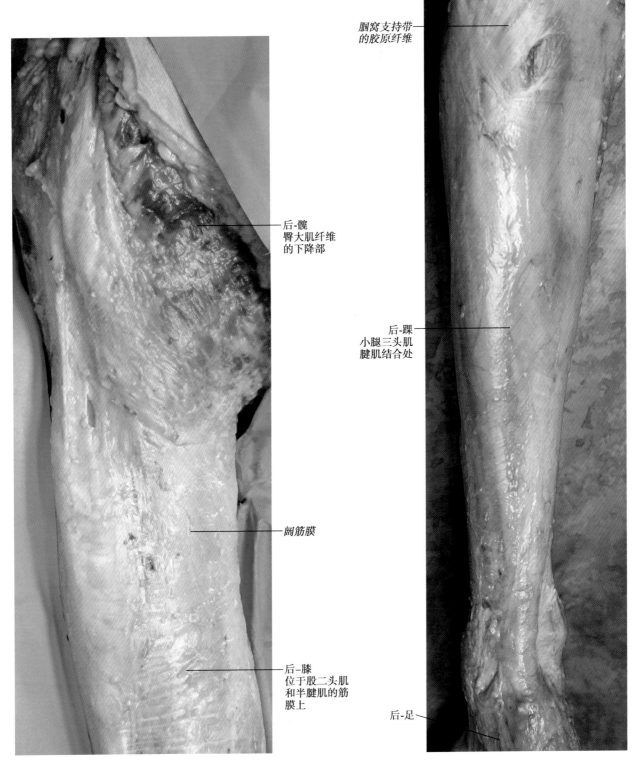

后-髋
臀大肌纤维
的下降部

阔筋膜

后−膝
位于股二头肌
和半腱肌的筋
膜上

腘窝支持带
的胶原纤维

后-踝
小腿三头肌
腱肌结合处

后-足

图 4-26　大腿和膝部(阔筋膜)后部的深筋膜　　　　图 4-27　小腿后部的深筋膜

下肢后向运动序列的疼痛部位及其 CP

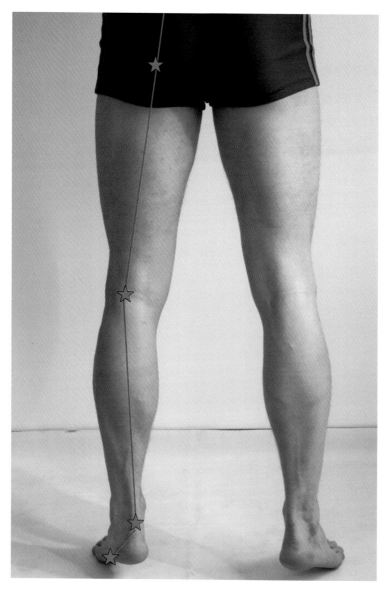

图 4-28　后向运动协调中心的牵涉痛的分布图

　　红星位于关节,因为运动发生于关节,因而不协调也于关节显现。膝和踝节段的后向协调中心分别位于大腿及小腿正中,而髋节段和足节段的后向 CC 和 CP 几乎相互重叠。

后向-髋节段的肌筋膜单元

后-髋

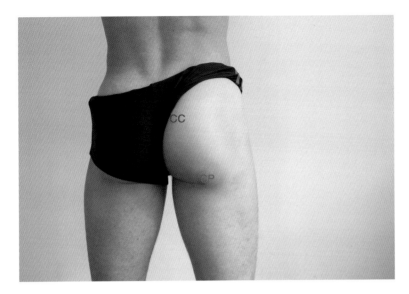

图 4-29　疼痛部位及其起源

疼痛部位或 CP：
疼痛沿腘绳肌延伸或仅局限于臀部。

功能障碍的起源或 CC：
臀大肌和腘绳肌均起源于骶结节韧带，因而，其纤维化均能诱发这两块肌肉的功能障碍。

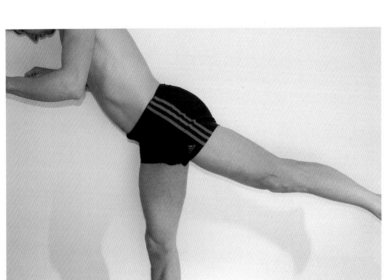

图 4-30　运动测试

相关后向髋节段肌筋膜单元的收缩（髋关节主动伸展）或牵张（髋关节的主动屈曲）均可验证其张力失衡。

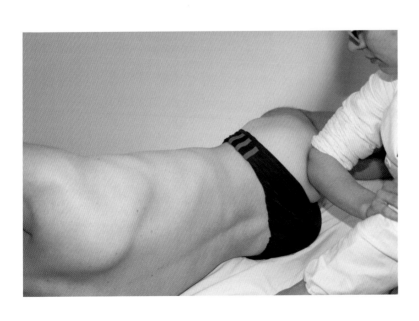

图 4-31　治疗

患者侧卧位，痛侧髋关节朝上，呈半屈曲位。治疗师将肘关节置于骶结节韧带近端，横向治疗，直至疼痛消失。

后向-膝节段的肌筋膜单元

后-膝

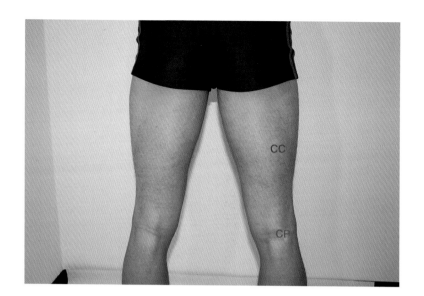

图4-32 疼痛部位及其起源

疼痛部位或 CP：
腘窝及其周围肌腱疼痛；可能伴见囊肿（贝克囊肿）。

功能障碍的起源或 CC：
当覆于腘窝上的肌肉收缩牵拉腘窝筋膜方向错误时，最初表现为疼痛，继而产生囊肿以纠正其异常牵拉。

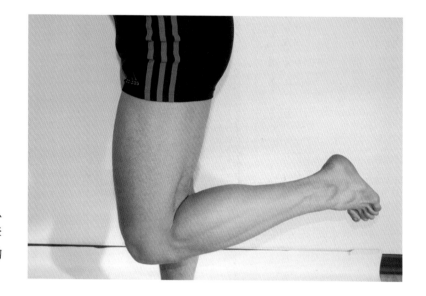

图4-33 运动测试

嘱患者屈膝收缩腘绳肌（主动运动）、下蹲（被动运动）或者膝过伸（牵张）。主动收缩时，常会诱发改变的腘绳肌发生肌痉挛。

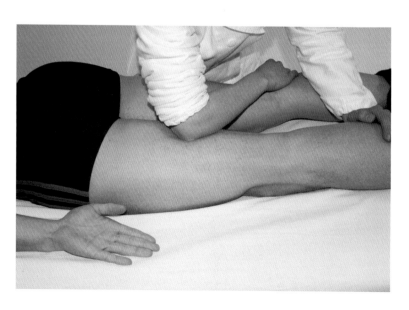

图4-34 治疗

患者俯卧位，治疗师将肘关节置于臀横纹和腘横纹连线正中水平，股二头肌筋膜上进行摩擦治疗。

后向-踝节段的肌筋膜单元

后-踝

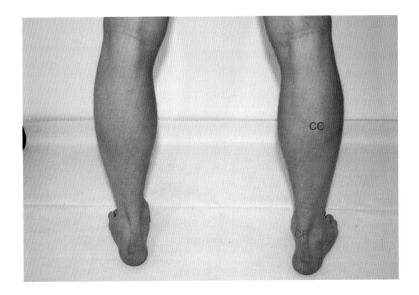

图4-35　疼痛部位及其起源

疼痛部位或 CP：
跟腱炎、足跟痛、足底筋膜炎等都是
该肌筋膜单元功能障碍的典型表现
之一。

功能障碍的起源或 CC：
如果跟腱腱鞘对位异常，可使其发
炎；而相关肌纤维的非同步收缩，可
引发腱鞘对位异常。

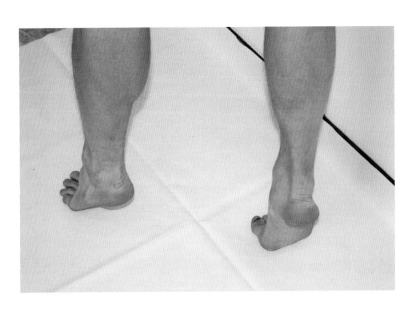

图4-36　运动测试

嘱病人用脚尖着地行走（适用于腱鞘
炎）或者用脚跟着地行走（适用于足
跟骨刺或骨膜疼痛）。

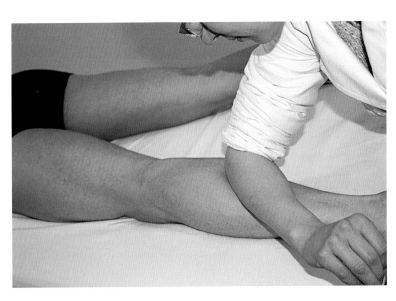

图4-37　治疗

患者俯卧位，治疗师应用肘关节置于
腓肠肌内、外侧肌头中间的小腿三头
肌肌腱结合处，强调更指向腓肠肌外
侧头方向。

后向-足节段的肌筋膜单元

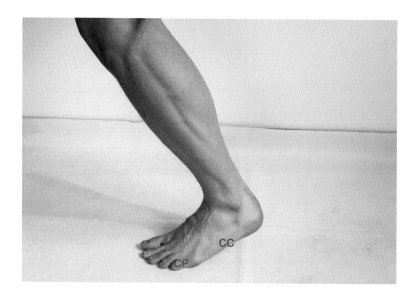

图 4-38   疼痛的部位及其起源

疼痛的部位或 CP：
疼痛位于足的外侧缘，此处不能负重，患者只能用脚跟行走。慢性患者第 5 足趾可见胼胝体样改变。

功能障碍的起源或 CC：
足外侧部的纤维化可导致小趾外展肌的痉挛，伴随外侧趾骨位置偏移。

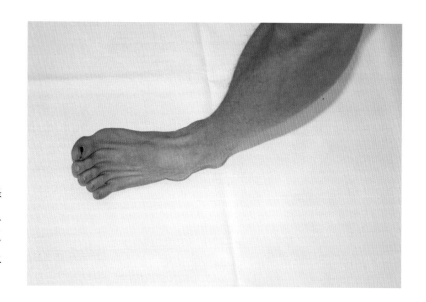

图 4-39   动作测试

患者的步态可提示病变，但没有选择性。让患者足部负重，依次是足跟、前足、内侧和外侧边缘着地负重，以判断最疼痛的部位，这对于治疗后止痛效果的验证是很实用的。

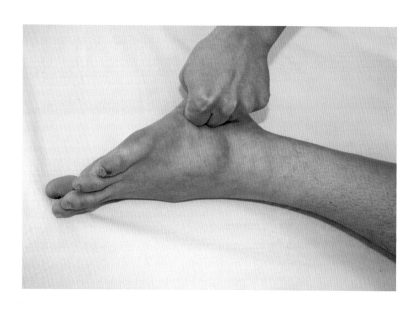

图 4-40   治疗

患者侧卧，足部外侧缘朝上，治疗师应用指间关节触诊第 5 趾骨头基底部来感受筋膜的变化。

上肢后向运动的协调中心

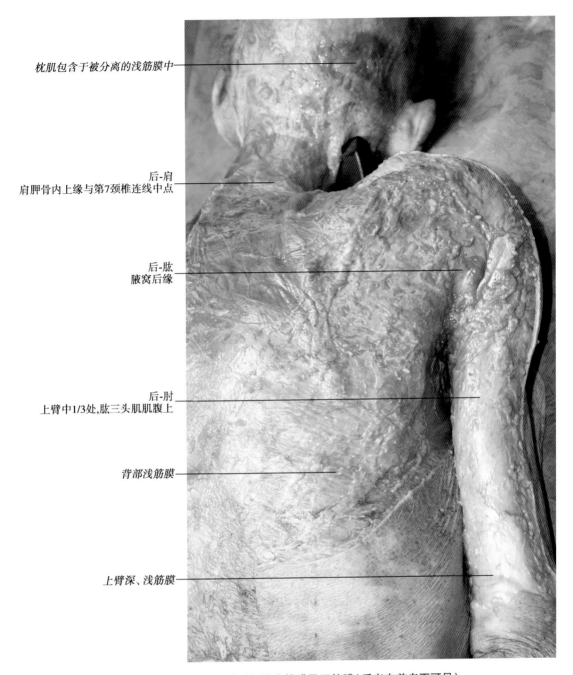

枕肌包含于被分离的浅筋膜中

后-肩
肩胛骨内上缘与第7颈椎连线中点

后-肱
腋窝后缘

后-肘
上臂中1/3处,肱三头肌肌腹上

背部浅筋膜

上臂深、浅筋膜

图 4-41　肩胛区和上臂后部的浅筋膜及深筋膜(后者在前者下可见)

　　筋膜手法操作要穿过皮下脂肪组织作用于深筋膜,由于深筋膜附着在骨上不能改变位置,因而可受到治疗师的肘或指间关节产生的摩擦力。

上肢的后向运动的协调中心

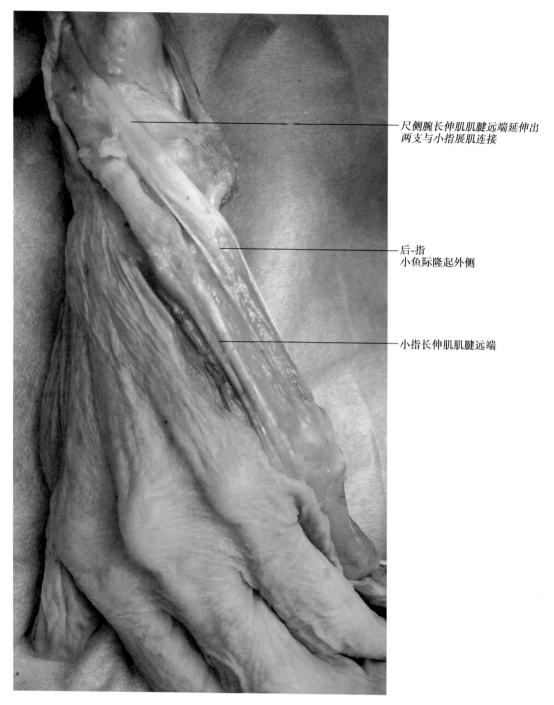

尺侧腕长伸肌肌腱远端延伸出
两支与小指展肌连接

后-指
小鱼际隆起外侧

小指长伸肌肌腱远端

图 4-42　手后部的深筋膜

　　小指展肌包括浅部和深部,浅部是尺侧腕屈肌延续而来,深部是尺侧腕伸肌延续而来。尺侧腕长伸肌肌腱的一部分附着在第 5 掌骨的基底部,一部分延伸入小指展肌的深部纤维。小指展肌的收缩可牵伸尺侧腕伸肌的肌腱和筋膜。这提供了后向运动肌筋膜序列的远端张力连接。

上肢后向运动序列的疼痛部位及 **CP**

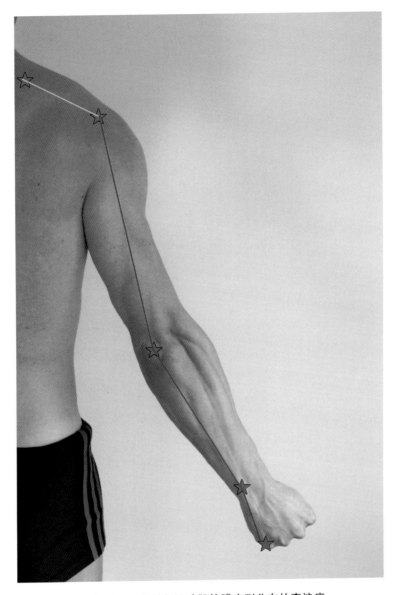

图 4-43　沿着后向运动肌筋膜序列分布的牵涉痛

　　不同患者可呈现出与痛点相关的不同的疼痛方式,疼痛可局限于红星标记的一个或多个节段上,也可沿着整个上肢的伸肌链分布。这种疼痛分布方式与颈椎病引起的上肢放射性神经痛相似。另外,痛点可局限在后向运动的肌筋膜单元的一个节段中,或在下一个节段存在于前向运动的肌筋膜单元中(在同一平面代偿)。

后向-肩胛节段的肌筋膜单元　　　　　　　　　　　　　后-肩

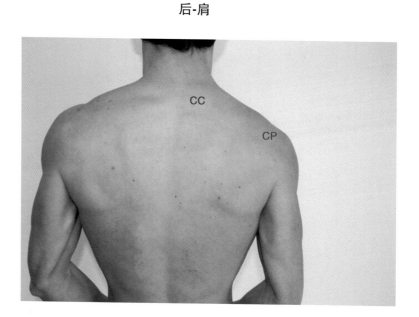

图 4-44　疼痛部位及其起源

疼痛部位或 CP：
肩部的沉重感，颈部的疼痛，牵涉到
上肢引起无力和感觉异常。

功能障碍的起源或 CC：
斜方肌和菱形肌的筋膜纤维化常常
引起沿着整个后向运动序列的筋膜
功能异常。

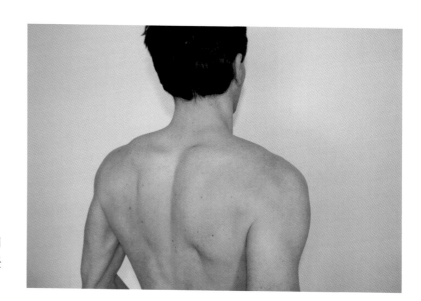

图 4-45　运动测试

让病人抬高两侧肩胛骨，并使他们向
后方移动（耸肩），然后观察出现的任
何不对称性或症状的加重。

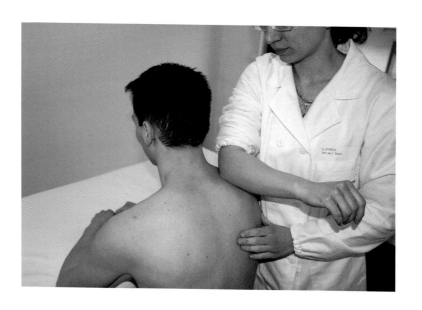

图 4-46　治疗方法

病人坐位，治疗师用肘关节，置于肩
胛骨的内上缘和第 7 颈椎中间，明确
引发疼痛的位点，进行手法治疗，直
到局部疼痛消失及牵涉痛减轻。

后向-肱骨节段的肌筋膜单元

后-肱

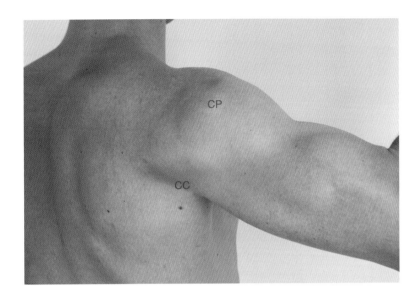

图 4-47 疼痛的部位和疼痛起源

疼痛的部位或 CP：
痛点局限于三角肌参与后伸的肌纤维延伸插入的筋膜处。

功能障碍起源或 CC：
在肱骨向上的运动中，肱三头肌长头、背阔肌和大小圆肌都参与其中，在这些肌肉的结合点上出现了筋膜的改变。

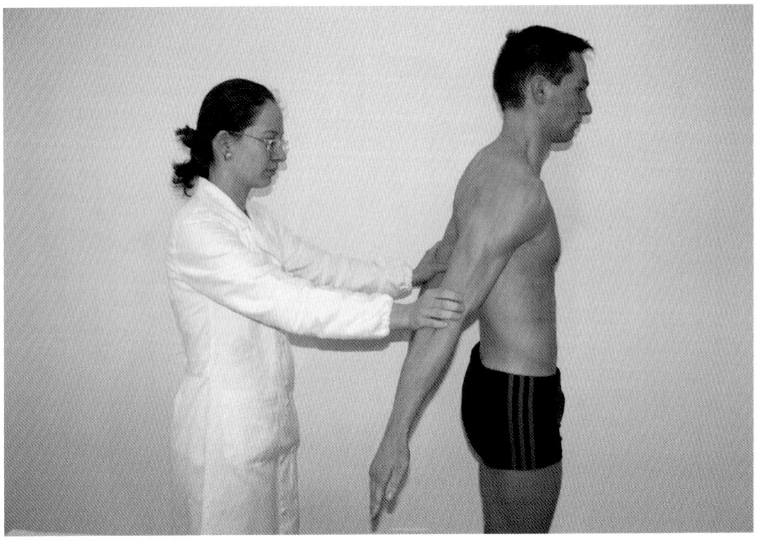

图 4-48 运动测试

让病人将双臂向后推动，治疗师可在他的肘关节上部做抗阻，注意双臂力量的差异。

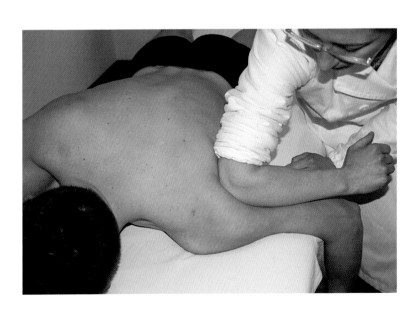

图 4-49 治疗

病人俯卧位，上臂外展，治疗师把肘关节置于病人的肱三头肌的长头腱和三角肌的肩胛骨附着部分之间的间隙上，通过肘关节向不同方向的手法治疗致密化的筋膜纤维。

后向-肘节段的肌筋膜单元 后-肘

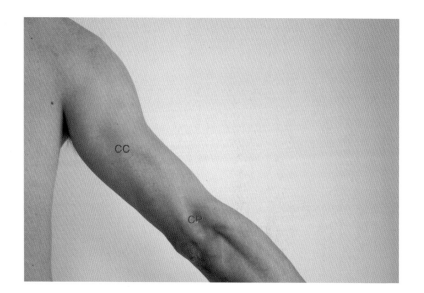

图 4-50 疼痛部位和疼痛的起源

疼痛部位或 CP：
这种肌筋膜单元的功能障碍决定了
鹰嘴部的疼痛，或是屈肘和伸肘时的
活动范围的受限。

功能障碍的起源或 CC：
有时肱三头肌不同头之间存在不协
调，或有时是其拮抗肌筋膜单元（前-
肘）引发了原动肌筋膜单元（后-肘）
的高张力。

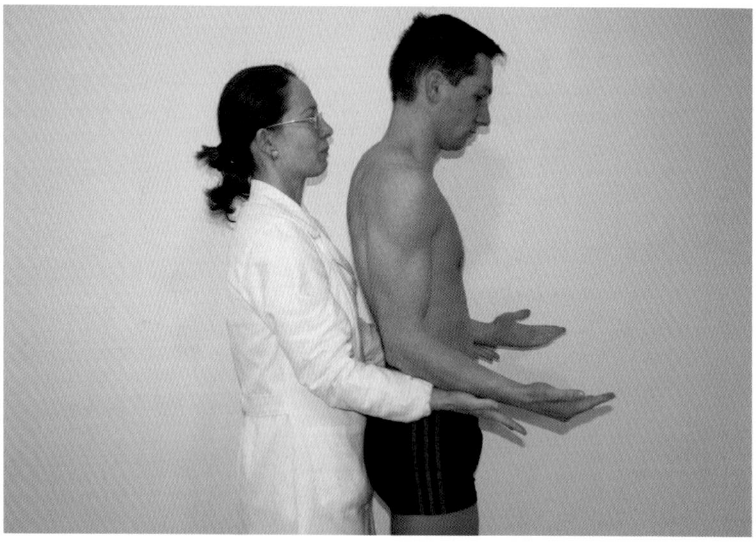

图 4-51 运动验证

病人屈肘 90°，抗阻伸肘，阻力置于前
臂；注意肘部疼痛会加重或因使用力
量的差异疼痛度不同。

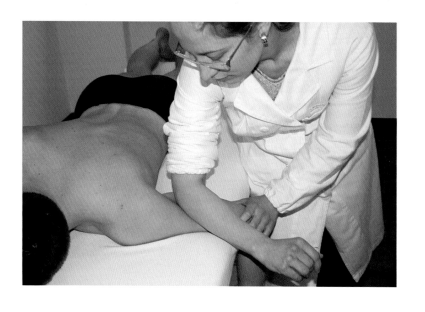

图 4-52 治疗

病人俯卧位，上臂轻松放在治疗台
上，治疗师用肘关节置于三角肌远端
止点水平的肱三头肌隆起的肌腹上，
治疗此处的深筋膜。
注意：避免压缩压迫桡神经。

后向-腕节段的肌筋膜单元

后-腕

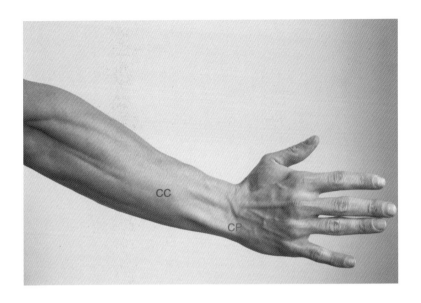

图 4-53　疼痛部位和疼痛的起源

疼痛部位或 CP：
尺侧腕伸肌的肌腱炎相对罕见,但可表现为尺骨茎突高敏感性或有时表现为第 5 手指的高敏感性。

功能障碍的起源或 CC：
肌腱或关节的炎症是肌纤维异常牵拉的结果,恢复肌纤维间的滑动性可消除肌腱之间的摩擦。

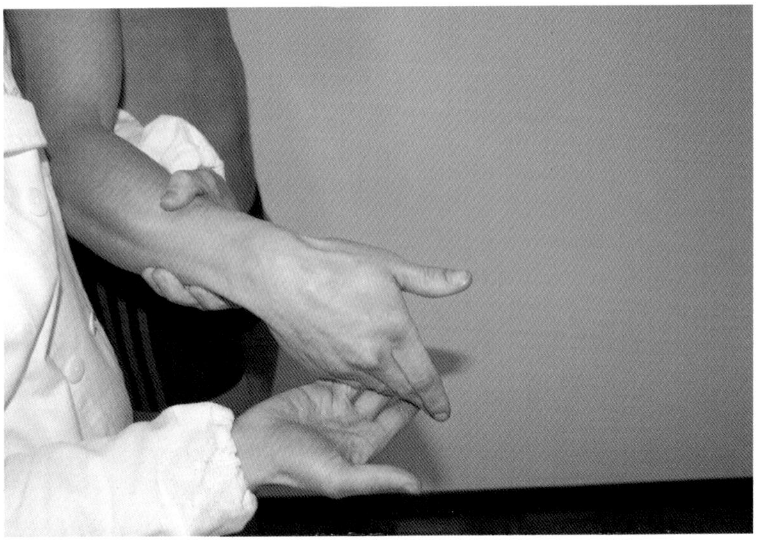

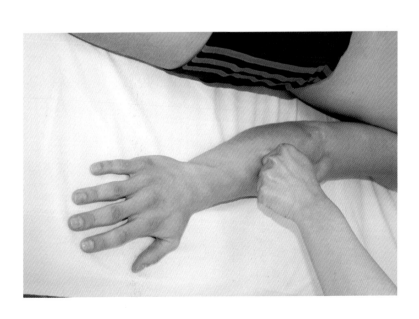

图 4-54　运动测试

治疗师用一只手固定病人的前臂,另一手向尺侧腕伸肌发力的反方向提供阻力。

图 4-55　治疗方法

病人俯卧位,手臂置于体侧,治疗师将指间关节置于尺侧腕伸肌肌腱的腱肌结合处,进行治疗,直到深层筋膜滑动性良好。

后向-指节段的肌筋膜单元   后-指

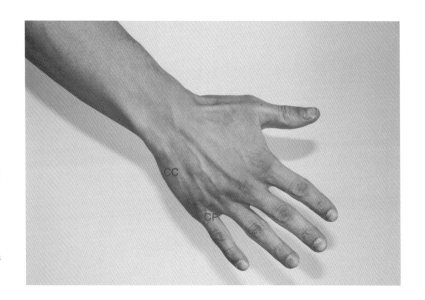

图 4-56   疼痛部位及其起源

疼痛部位或 CP：
第 5 手指的疼痛限制了一些特定的
活动，比如握手，握拳。

功能障碍的起源或 CC：
手部小肌肉使手指能够灵活活动，特
别是小指展肌调节第 5 手指的运动。

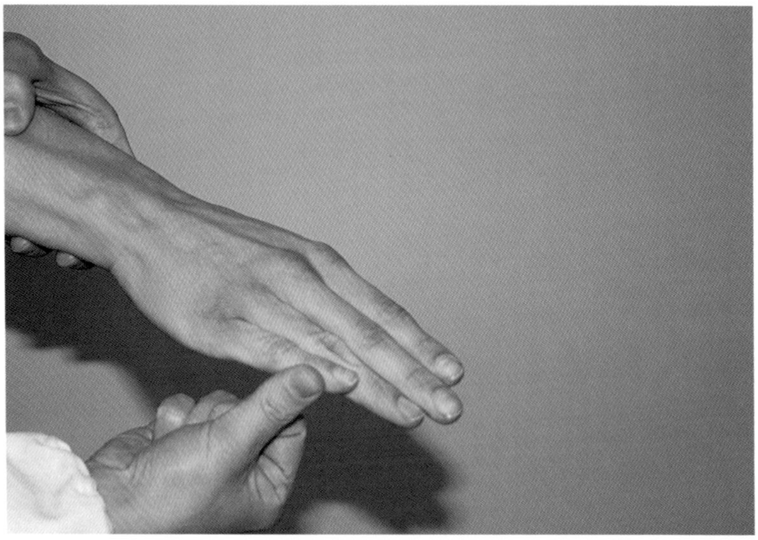

图 4-57   运动测试

可以通过主动抗阻或向各方向被动
牵拉对第 5 小指进行运动验证，主动
收缩的运动通常是为了验证肌筋膜
单元的活性。

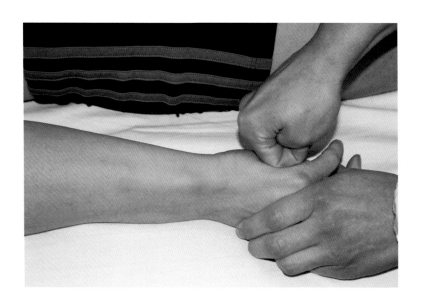

图 4-58   治疗

患者俯卧位，上肢置于体侧，治疗师
用一只手固定住患者所有手指，然后
用另一只手在第 5 掌骨基底部对小
鱼际隆起处进行治疗。

矢状面上的治疗示例

坐骨神经痛是筋膜治疗师需要治疗的常见病之一。这种疾病常表现为从腰部延伸到足的疼痛,疼痛通常分布在下肢后侧面。沿后向运动序列的肌肉痉挛的筋膜纤维化起源,通常位于股四头肌(拮抗肌)上。患者的病史中可能包括膝关节疼痛或者创伤。我们通常需要对这方面进行针对性提问,因为患者可能已经遗忘了这些病史。当针对前向-膝节段(ante-genu)的协调中心进行治疗的时候,患者常感到很惊讶,因为这些"旧"痛常常会被唤醒。在这些病例中,前向的协调中心是"静默"的,因为后向的张力代偿得如此之好,以至于感知中心或膝关节,没有自发疼痛。一旦解决了前向-膝节段 CC 的问题,前述疼痛的运动验证需要立即再做一次。在此点的治疗能相当大的程度上降低后向的张力。

然而,在慢性坐骨神经痛病例中,后向的张力常导致后向的腰、髋及踝节段(re-lu,re-cx,re-ta)肌筋膜单元的纤维化。触诊检查验证这些肌筋膜协调中心上的致密化可以确定其是否需要治疗。如果发现

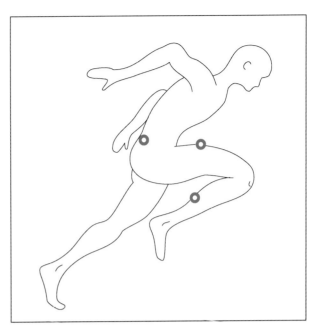

图 4-59 矢状面上的代偿

这些位点致密化或者疼痛,就需要进行手法治疗来处理,以获得更大的张力改善。

综上所述,对肌筋膜有效的治疗需要对造成功能障碍的结构张力进行精确评估。这实际上是我们工作中相对于简单的手法治疗而言最困难的部分。有时,确诊为坐骨神经痛的患者可能描述为一种从大腿外侧向小腿的牵拉样的疼痛。如果运动检查和触诊检查确定了假想的原因,那么可以对额状面的主动肌和拮抗肌的协调中心进行治疗。如果疼痛分布于后向-外向,那么就提示是外旋和内旋协调中心的问题。

病例:某患者诉疼痛位于右侧后部的骨盆、大腿、膝、足跟右侧,疼痛持续 6 个月,最近 2 周加重。2 年前,患者曾右侧髌骨骨折,2 个月后恢复。运动验证提示在矢状面运动会造成显著疼痛。最初直接针对右侧后向-膝节段(an-ge)的协调中心治疗会有很好的效果;因为患者病程较长,对后向-骨盆(re-pv)及后向-踝(re-ta)也进行了手法治疗。治疗前后的评估记录如下表所示。

如何在评估表上记录数据	如何记录治疗要点
骨盆、髋、膝、踝　后向　右侧　6 个月<15 天*** 　骨折,膝前向　右侧　2 年	前-膝　右侧++,后-盆,踝+

第5章
内向运动的肌筋膜序列

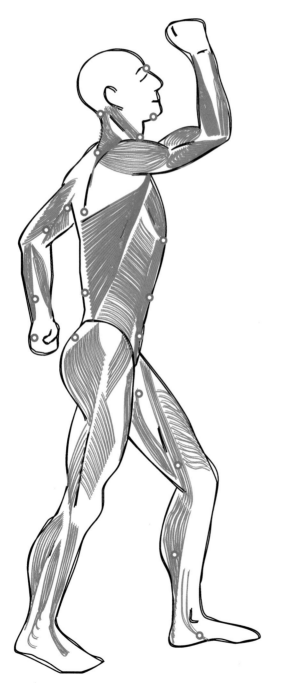

额状面

这一肌筋膜序列将人体各部位向中线(本书译为"内向")
移动,包含以下组成部分:

躯干

内向-头节段1, 2, 3	内-头1, 2, 3
内向-颈节段	内-颈及其背侧
内向-胸节段	内-胸及其背侧
内向-腰节段	内-腰及其背侧
内向-骨盆节段	内-盆及其背侧

上肢

内向-肩胛节段	内-肩
内向-肱骨节段	内-肱
内向-肘节段	内-肘
内向-腕节段	内-腕
内向-指节段	内-指

下肢

内向-髋节段	内-髋
内向-膝节段	内-膝
内向-踝节段	内-踝
内向-足节段	内-足

图5-1 内向运动序列位的 CC 点

头颈部内向的协调中心（CC 点）

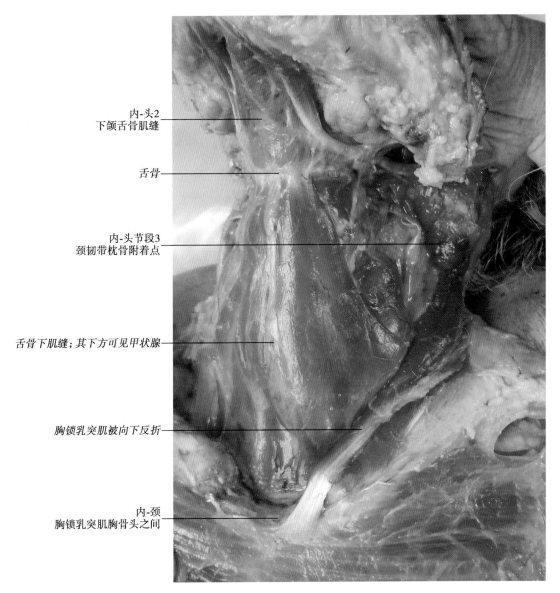

内-头2
下颌舌骨肌缝

舌骨

内-头节段3
颈韧带枕骨附着点

舌骨下肌缝；其下方可见甲状腺

胸锁乳突肌被向下反折

内-颈
胸锁乳突肌胸骨头之间

图 5-2　为显示颈椎深筋膜中间层，将胸锁乳突肌向下反折

　　颈部筋膜中部（或中间层）是舌骨肌的完整的保护层鞘，包含了肌束膜和肌内膜两个部分。它并不是分开舌骨肌与胸锁乳突肌的那层薄的疏松结缔组织。事实上，只有这种坚固的筋膜层的结构，才能够完成深筋膜的协调功能。松散的疏松结缔组织对于保证不同肌肉间的独立运动同样很重要，但并不与相关肌肉的肌梭连接。

躯干内向运动的协调中心

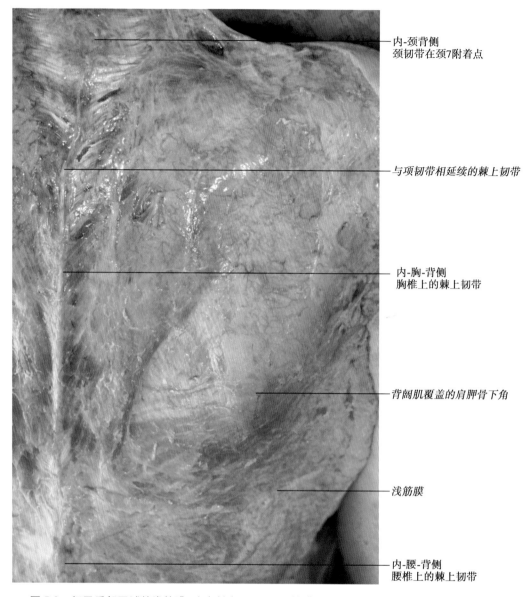

内-颈背侧
颈韧带在颈7附着点

与项韧带相延续的棘上韧带

内-胸-背侧
胸椎上的棘上韧带

背阔肌覆盖的肩胛骨下角

浅筋膜

内-腰-背侧
腰椎上的棘上韧带

图5-3   躯干后部区域的浅筋膜;注意斜方肌,位于深筋膜与可肉眼可见的透明的浅筋膜层之间

　　人体通过一系列的结缔组织来保护其"高贵的"(如肌肉、神经)的身体结构;透过皮肤向下,第一层是由脂肪组成,紧接着是双层的浅筋膜(一层较为松散,一层较为坚固),最后是深筋膜层。这一结构组成展示出身体的肌筋膜单元如何最大可能的保护身体不受到外部损伤并维持身体功能正常。

头部及躯干内向运动序列的 CP 及疼痛部位

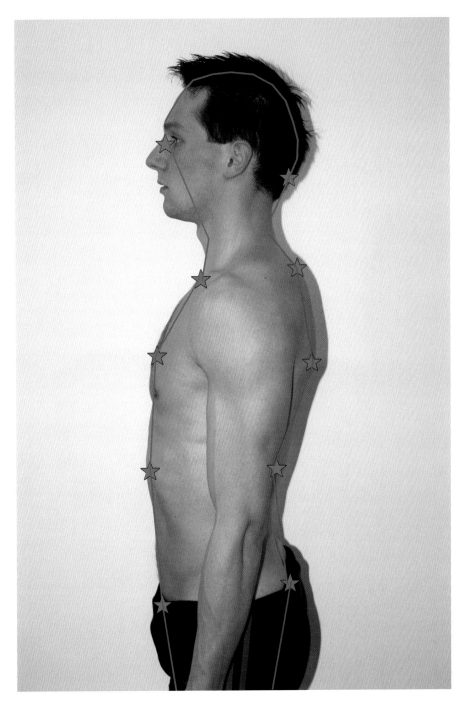

图 5-4　沿着内向运动序列的牵涉性疼痛位点分布

红色星号显示的是躯干内向运动筋膜序列的疼痛位点。此部位由于没有特定的肌肉作用于内向运动的筋膜序列,筋膜的 CC 与 CP 相互叠加。注意躯干筋膜序列如何将人体分为左右两侧,并继续延伸至下肢的内向运动筋膜序列,特别需要注意的是其与大收肌的连接。大收肌其起始点从耻骨(前方)延伸到坐骨结节(后方)。

内向-头部节段的肌筋膜单元 1   **内-头 1**

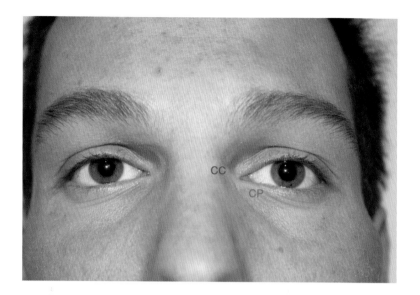

图 5-5   疼痛部位及其起源

疼痛部位或 CP（感知中心）：
创伤后一侧的内直肌无法与对侧的
外直肌同步工作

功能障碍的起源或 CC（协调中心）：
除神经控制外，用于协调两眼之间运
动的筋膜连接也很必要。

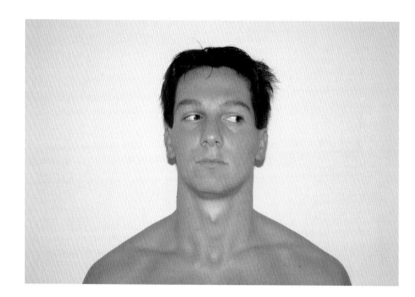

图 5-6   运动测试

询问病人在向左或向右注视是否有
复视，注意观察运动中的眼球的任何
不对称情况。

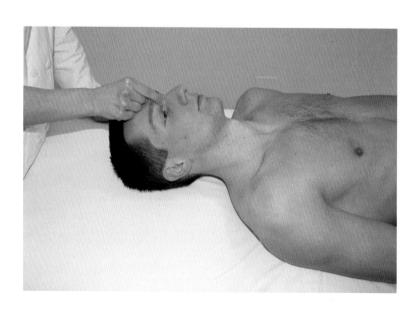

图 5-7   治疗

患者仰卧位，用指尖触诊检查并比较
双侧内眼角，一旦确定敏感的一侧
后，只需要松动这一侧。

内向-头节段的肌筋膜单元 2

内-头 2

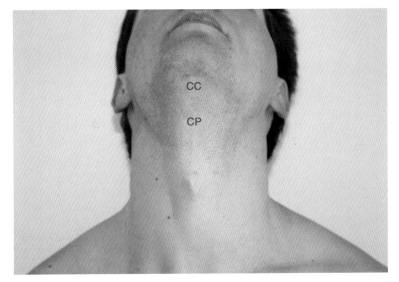

图 5-8　疼痛部位及其起源

疼痛部位或 CP：
舌与唇相关肌肉的不协调运动可引起构音障碍与吞咽障碍

功能障碍起源或协调中心 CC：
舌包含了三层肌肉和与之连接的筋膜，都与下颌舌骨肌缝相延续，此点较易触诊到。

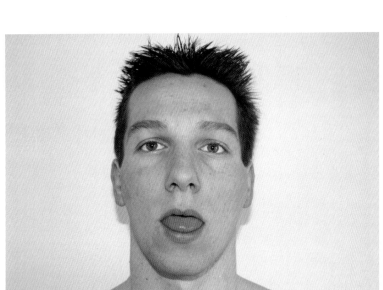

图 5-9　运动测试

要求患者伸舌，并从右侧移动到左侧，观察两侧偏差。

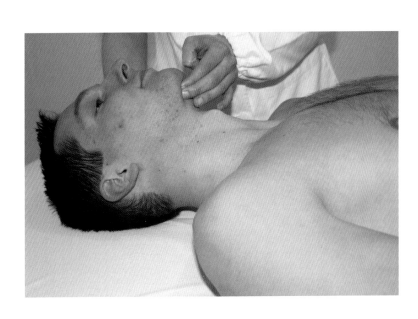

图 5-10　治疗

患者仰卧位，治疗师用示指和中指的指尖从下巴中点的下方触至舌骨上区；有时，一些肌肉纤维的痉挛可导致内向被牵拉至一侧。

内向-头节段的肌筋膜单元 3   内-头 3

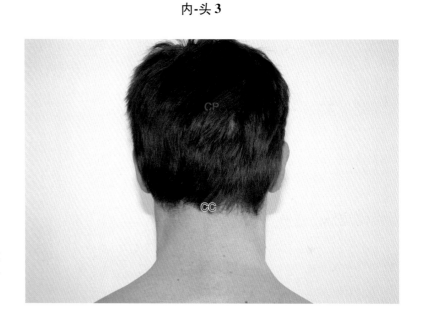

图 5-11   疼痛部位及其起源

疼痛部位或 CP：
头痛,眩晕,不稳定感,颈部僵硬

功能障碍的起源或协调中心 CC：
一方面,小脑依赖紧张性颈反射来维
持平衡;项韧带将颈部肌肉分成左右
两侧,协调两侧的张力。

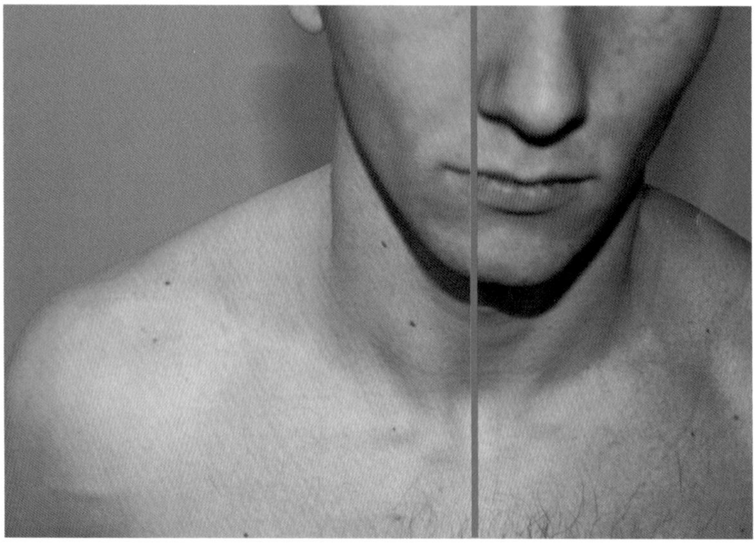

图 5-12   运动测试

要证明两侧的不平衡状况,运动测试
并不是必需的;例如,在冠状面上,颈
部偏离中立位可表明胸锁乳突肌一
侧纤维化,并常伴随项韧带的改变。

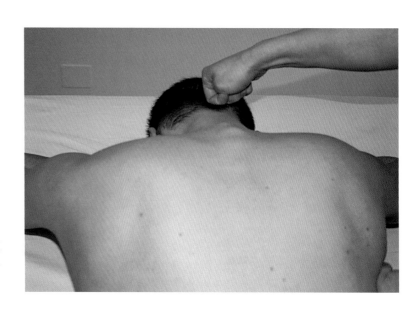

图 5-13   治疗

患者前额伏于手臂上,治疗师触诊枕
骨粗隆下、项韧带附着处。CC 位于
两侧竖脊肌之间的凹陷处。

内向-颈节段的肌筋膜单元

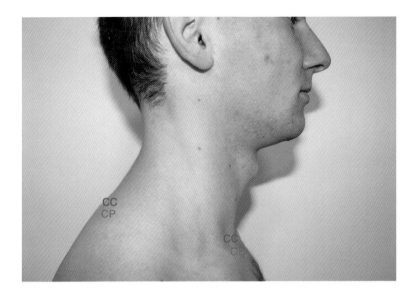

图 5-14　前部与后部的疼痛部位

内-颈的疼痛部位：
触诊胸骨上切迹处是否有结节感。

内-颈-背侧的疼痛部位：
颈 6-7 棘上韧带有灼烧感。
注：由于躯干部位内向运动筋膜没有相关运动测试，第二和第三张照片显示了相关位点的治疗手段。

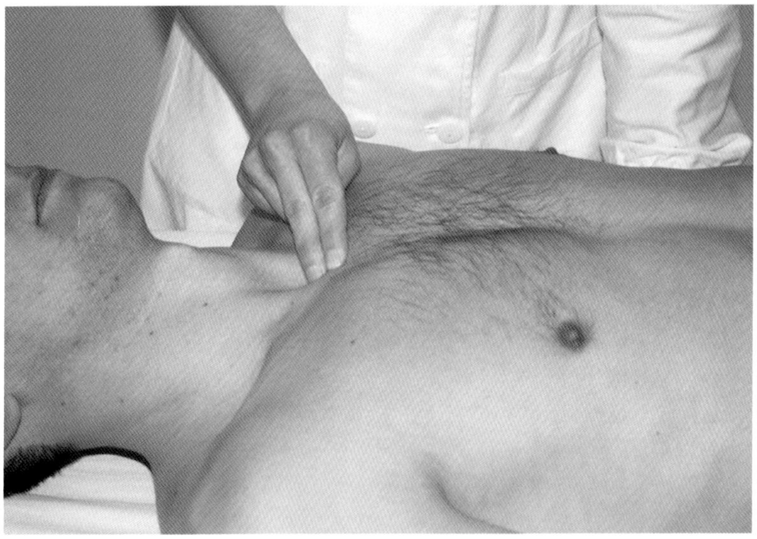

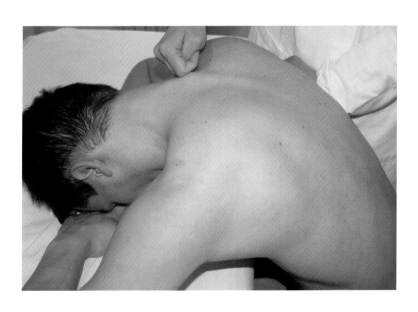

图 5-15　前部的治疗

内-颈的治疗：
病人仰卧位，治疗师用指尖在胸骨上切迹触诊并治疗胸锁乳突肌胸骨端的肌筋膜问题。

图 5-16　后部治疗

内-颈-背侧的治疗：
患者坐位并将头放置于双手上，治疗师针对第 7 颈椎上下的棘上韧带进行手法治疗。

内向-胸节段的肌筋膜单元　　　　　　　　　　　　内-胸　及其背侧

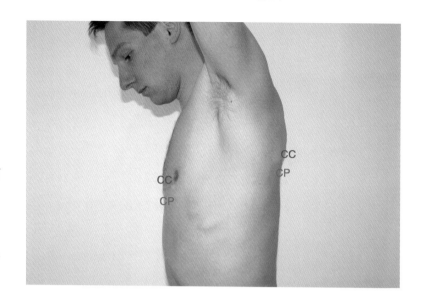

图 5-17　前部和后部的疼痛部位

内-胸的疼痛部位：
胸骨有压迫感,结合于胸骨中缝的两
侧胸大肌不协调

内-胸-背侧的疼痛部位：
棘上韧带的不适当的牵拉、扭伤会产
生脊柱背面的急性堵塞感

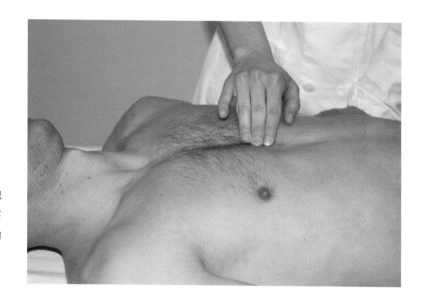

图 5-18　前部治疗

内-胸节段的治疗：
用中间三个手指尖沿着胸骨中缝触
诊,在最痛点进行手法治疗。在评估
量表中记录：内-胸 1,胸骨柄上的
CC;内-胸 2,乳头之间的协调中心;
内-胸 3 剑突上的协调中心。

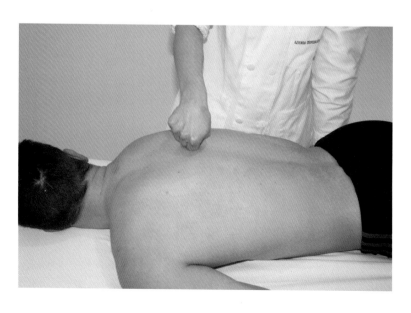

图 5-19　后部治疗

内-胸-背侧的治疗：
躯干的内向运动筋膜单元对垂直方
向的感觉有着重要的影响。在评估
量表中,对协调中心的定义和记录
如下：
内-胸-背侧 1,CC 位于第 3 胸椎韧带
上的;内-胸-背侧 2,CC 位于第 4～5
胸椎韧带上;内-胸-背侧 3,CC 位于
第 7～9 胸椎韧带上。

内-腰节段的肌筋膜单元

内-腰　及其背侧

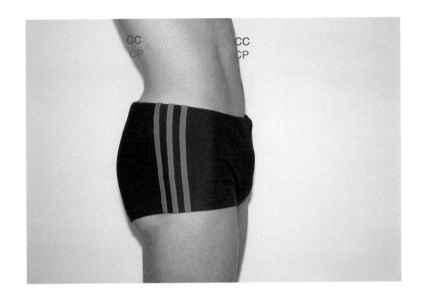

图 5-20　前部和后部的疼痛部位

内-腰的疼痛部位：
腹肌的紧张感,肚脐上方的肿胀感

内-腰-背侧的疼痛部位：
疼痛沿腰椎棘突延伸；
坐位时,倚靠坚硬椅背则有痛感

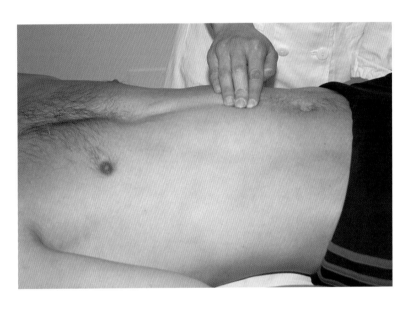

图 5-21　前部治疗

内-腰的治疗：
大家普遍认为内脏问题引发腹痛,然而,单独的腹肌紧张也常可引发。肌肉紧张可导致疼痛和肠道功能问题(内-腰 1,剑突下方；内-腰 2,剑突和肚脐之间；内-腰 3,肚脐上方)

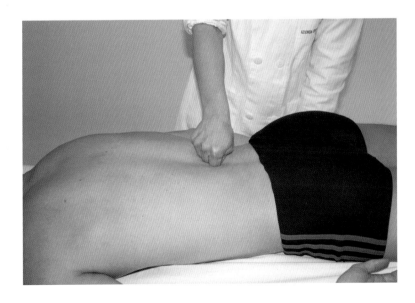

图 5-22　后部治疗

内-腰-背侧治疗：
如患者棘上韧带非常敏感,在第一个疗程,间接治疗椎体旁附着于这些韧带上的肌肉；通过将肌肉弹性恢复,使得椎体和韧带的敏感性快速降低。

内向-骨盆节段的肌筋膜单元

内-盆   及其背侧

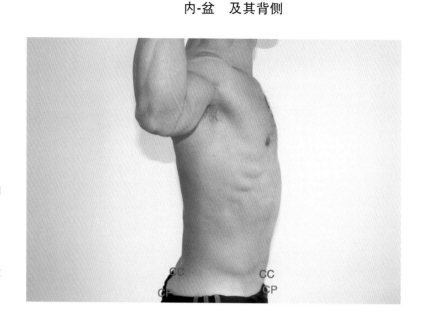

图 5-23   S 前部和后部的疼痛部位

内-骨的疼痛部位：
肚脐下方有肿胀感，弥漫性腹股沟和
膀胱的紧张。

内-盆-背侧的疼痛部位：
骶骨外伤或女性分娩过后，骶尾部疼
痛，无法久坐。

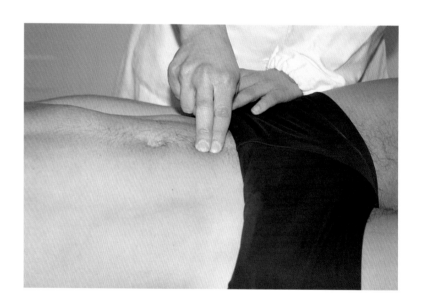

图 5-24   前部治疗

内-盆 2 的治疗：
根据受限方向，用指尖将腹白线向左
或右牵拉。如同在胸部，确定并记录
CC 如下：内-盆 1，肚脐下的 CC；内-
盆 2，肚脐下与耻骨联合上的两个点
之间，内-盆 3，耻骨联合上方的 CC。

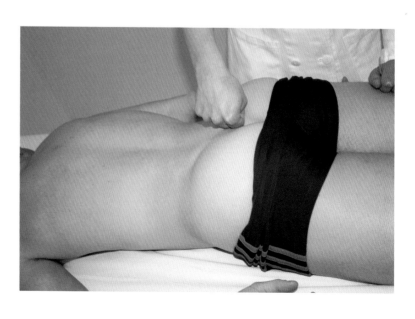

图 5-25   后部治疗

内-盆-背侧的治疗：
如骶尾韧带由于外伤造成尾骨偏移
而被拉伸，并保持一种异常的张力，
通过外部手法干预才能缓解；尾骨在
软组织调整后会自动回到其正常生
理位置上。

下肢内向运动的协调中心

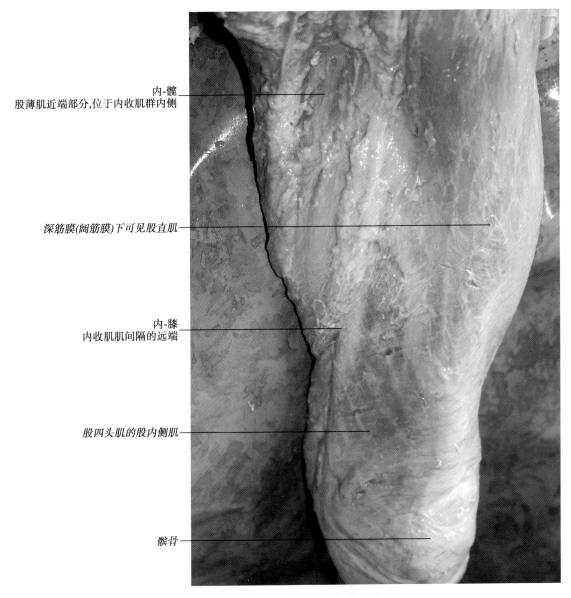

内-髋
股薄肌近端部分,位于内收肌群内侧

深筋膜(阔筋膜)下可见股直肌

内-膝
内收肌肌间隔的远端

股四头肌的股内侧肌

髌骨

图 5-26　大腿和膝部深筋膜,前中部

　　深筋膜在一定程度与下方结构分离,阔筋膜并不完全黏附于股四头肌,有肌间隔连于其中,其中一部分由于插入了一薄层疏松结缔组织,它可以在肌外膜上自由滑动。因而,当肌肉收缩时,这种排列使筋膜受到牵拉,且向着单一位点或协调中心(CC 点)汇聚成合力。

下肢内向运动的 CC

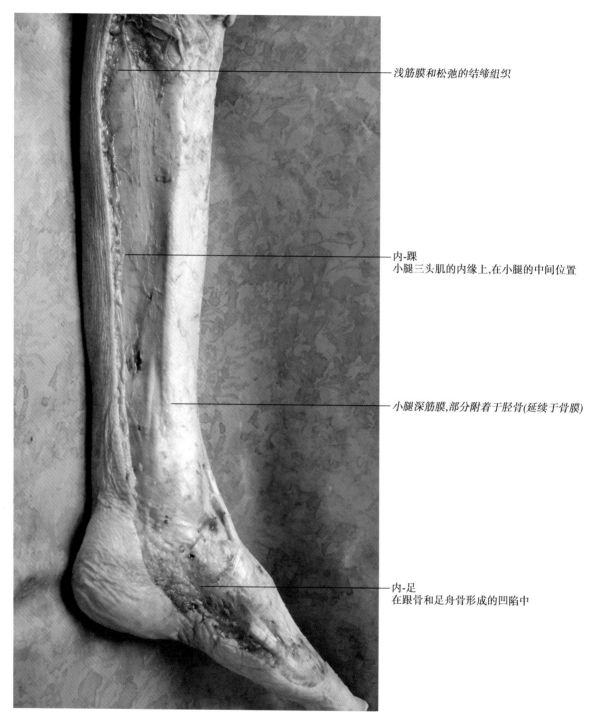

浅筋膜和松弛的结缔组织

内-踝
小腿三头肌的内缘上,在小腿的中间位置

小腿深筋膜,部分附着于胫骨(延续于骨膜)

内-足
在跟骨和足舟骨形成的凹陷中

图 5-27　小腿深筋膜看起来像另一层皮肤,但是有许多肌肉连接在它的内表面

　　通过大量的连接,深筋膜为人体的完整性提供了重要的防护措施:它有排列良好的结构,它能通过疼痛信号来传递任何偏差信息。骨折会刺激外骨膜,而外骨膜是筋膜本身的延续;筋膜会记录下肌肉的紧张、肌腱的紧张,或者韧带的拉伤,并且它是与整个运动系统相连的。

下肢内向运动序列的疼痛部位及 **CP**

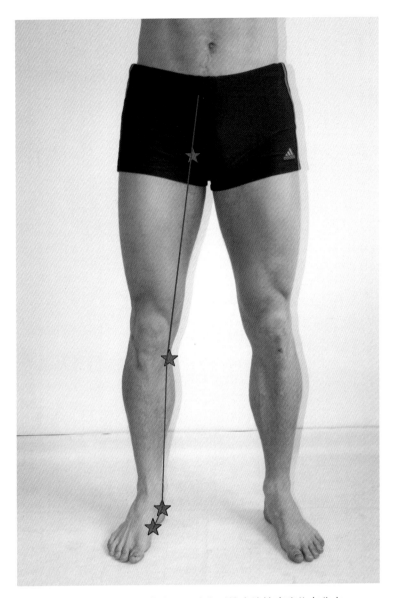

图 5-28　沿着肌筋膜内向运动序列的牵涉性疼痛位点分布

　　红色星状标记了疼痛最明显的部位,而红色标记线表示疼痛和失衡倾向于分布的轨迹。这条线向上与躯干的内向运动筋膜的前部和后部序列相延续。甚至从解剖角度看,也与大收肌有着类似的延续性(它的起点从耻骨延续到坐骨结节)。

内向-髋节段的肌筋膜单元

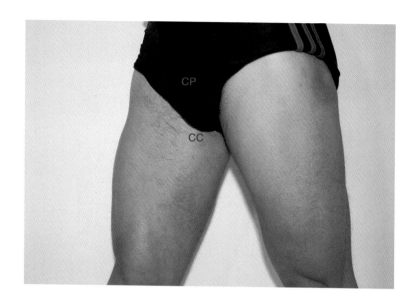

图 5-29　疼痛部位及其起源

疼痛部位或 CP：
此筋膜功能障碍的最常见原因是耻骨水平的内收肌肌腱炎。

功能障碍的起源或 CC：
运动员对于内收肌的过度使用，使得肌筋膜或者肌鞘纤维化，同时伴有肌腱牵拉失衡。

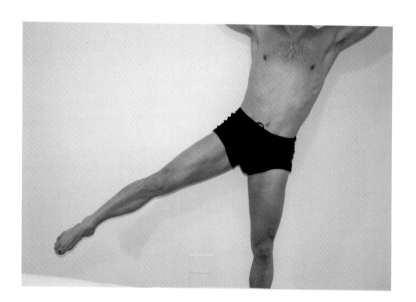

图 5-30　运动测试

患者用力外展大腿，如果纤维化存在于阔筋膜张肌，会感觉到大腿外侧区域痉挛；如果纤维化存在于内收肌，会感觉大腿内侧区域被牵拉的疼痛感。另一种测试办法：要求患者将双脚牢固地站在地面上，并且同时内收双腿。

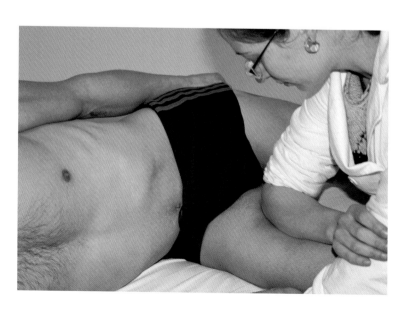

图 5-31　治疗

患者向疼痛一侧侧卧，筋膜治疗师将肘关节置于内收肌突起处，从股薄肌向内收肌移动，寻找改变最明显的点。

内向-膝节段的肌筋膜单元

内-膝

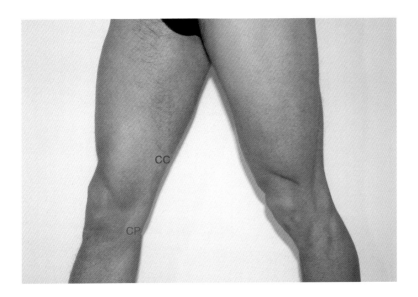

图 5-32 疼痛部位及其起源

疼痛部位或 CP：
此筋膜单元的问题在老年人中较多见，随着纤维化增厚，导致膝关节内侧疼痛。

功能障碍的起源或 CC：
随着老化，胫骨-股骨可能会发生对位异常，机体可能会用内向运动的肌筋膜单元的筋膜变化来代偿这种不平衡。

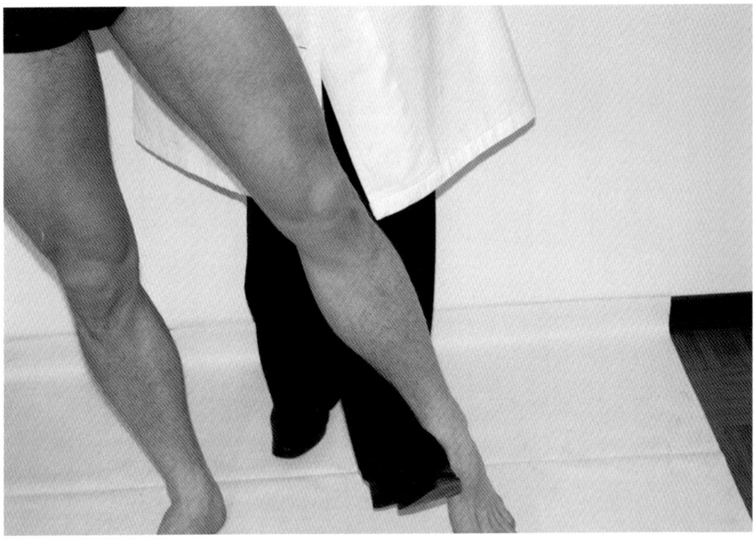

图 5-33 运动测试

要求患者将足向内做抗阻运动，有时会发现出患者两侧力量的差异，急性期的患者，膝关节内侧线的疼痛会加重。

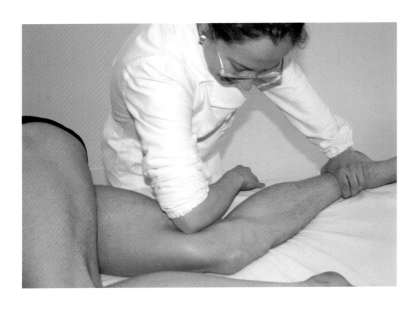

图 5-34 治疗

患者向疼痛侧侧卧，筋膜治疗师将肘部置于内收肌肌腹，从股薄肌向长收肌移动，寻找改变最明显的点。

内向-踝节段的肌筋膜单元

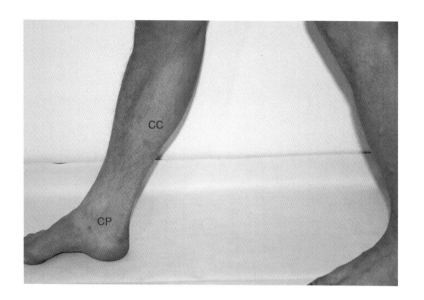

图 5-35　疼痛部位及其起源

疼痛部位或 CP：
跟腱炎、腓肠肌内侧痉挛、足底筋膜炎、内踝关节扭伤，这些都是此筋膜单元最常见的功能障碍。

功能障碍的起源或 CC：
胫跗不稳定产生的原因常位于腓肠肌内侧肌腹。

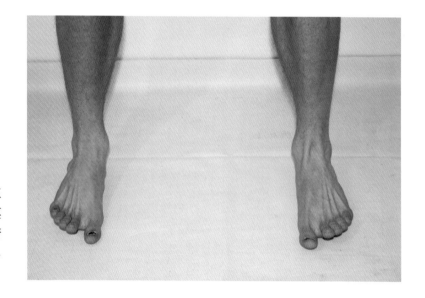

图 5-36　运动测试

要求患者以足内侧缘行走，观察在主动牵拉踝节段的内向运动的肌筋膜单元时，双足是否存在任何不对称情况。患者可能感觉到一侧足部比另一侧更僵硬。

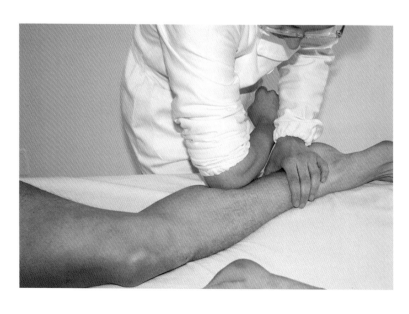

图 5-37　治疗

患者侧卧，治疗师将肘关节或指关节置于腓肠肌和比目鱼肌之间，接近腱肌结合处，对该点缓慢地进行治疗，直到局部的高敏感性降低。治疗师也可以先用指间关节进行治疗，然后再换为肘关节。

内向-足节段的肌筋膜单元

内-足

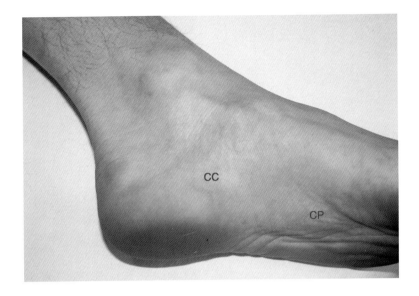

图 5-38　疼痛部位及其起源

疼痛部位或 CP：
此筋膜单元的功能障碍会导致足底痉挛,尤其当患者在寒冷或疲惫的情况下。

功能障碍起源或 CC：
在寒冷情况下,足底筋膜的紧张可导致痉挛,或导致足部小肌群的不协调从而产生炎症。

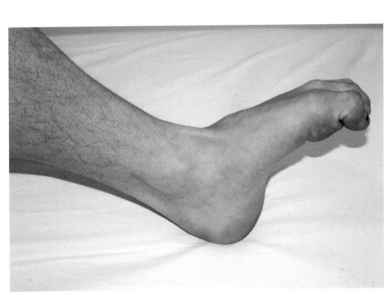

图 5-39　运动测试

要求患者通过收缩足底来收缩足内侧肌肉,如果存在任何纤维化,一般会立即产生痉挛,患者无法维持足部的收缩状态。

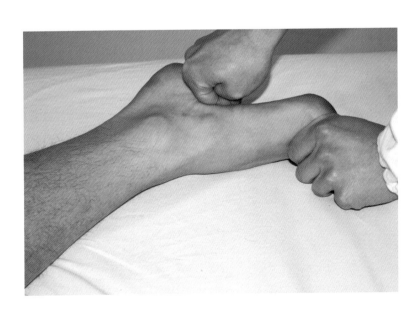

图 5-40　治疗

患者侧卧,治疗师将指间关节或者肘关节置于跟骨和舟骨间沟,治疗导致症状的位点。

上肢内向运动的协调中心（CC）

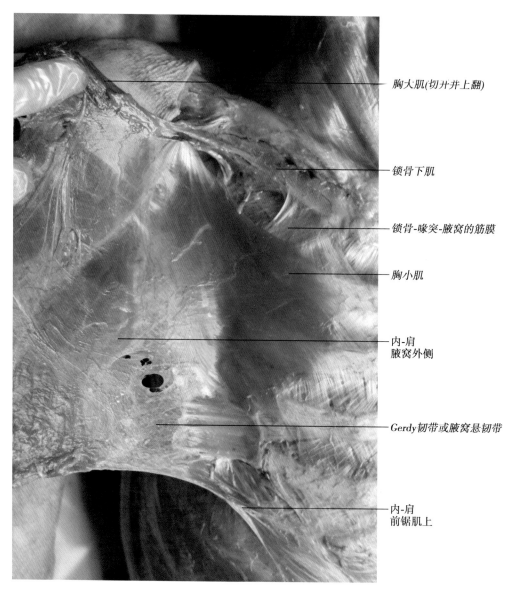

胸大肌(切开并上翻)

锁骨下肌

锁骨-喙突-腋窝的筋膜

胸小肌

内-肩
腋窝外侧

Gerdy韧带或腋窝悬韧带

内-肩
前锯肌上

图5-41　锁骨-喙突-腋窝筋膜和 Gerdy 韧带

Gerdy 韧带与前锯肌纤维在胸部相延续。这保证了肩胛与上肢内收肌力量的联合。

上肢内向运动的 CC

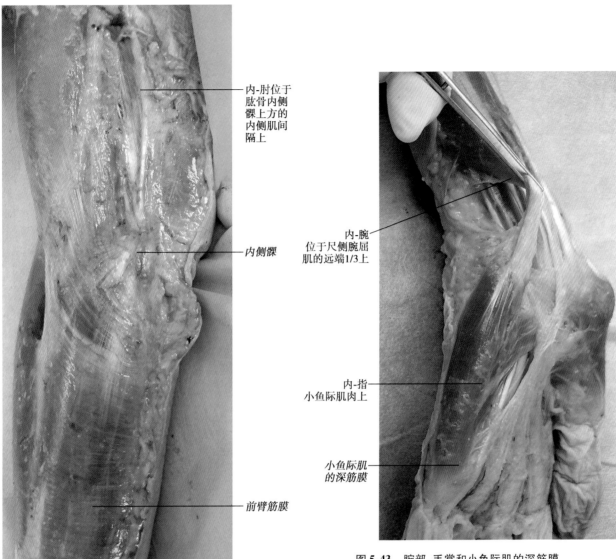

内-肘位于
肱骨内侧
髁上方的
内侧肌间
隔上

内侧髁

前臂筋膜

图 5-42 臂和前臂深筋膜,上肢的中间区域

内-腕
位于尺侧腕屈
肌的远端1/3上

内-指
小鱼际肌肉上

小鱼际肌
的深筋膜

图 5-43 腕部、手掌和小鱼际肌的深筋膜

尺侧腕屈肌以及其腱鞘延伸至小鱼际肌筋膜处(小指展肌的浅层部分)。

上肢内向运动序列的疼痛部位及 CP

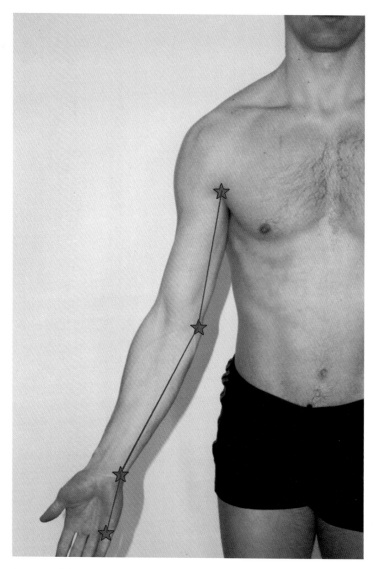

图 5-44   沿着内向运动序列的牵涉性疼痛位点分布

　　红色位点位于以下关节:内侧盂肱关节、肘、腕和指间关节。这些位点的疼痛并不多见,其产生的原因往往由于拮抗肌群筋膜单元的过度紧张;例如,内上髁炎(内-肘)的疼痛可通过治疗外上髁(外-肘)来解决。

内向-肩胛节段的肌筋膜单元

内-肩

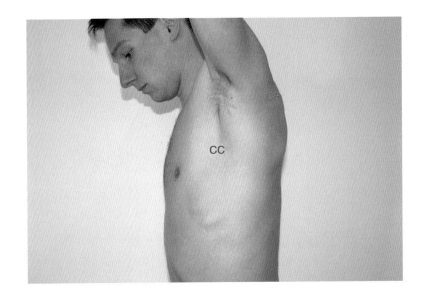
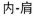

图 5-45 疼痛部位及其起源

疼痛部位或 CP：
肩关节半脱位、翼状肩、肩部无力。

功能障碍起源或 CC：
肩胛骨很少表现为直接的疼痛,但其异常的运动常导致盂肱关节周围的疼痛。

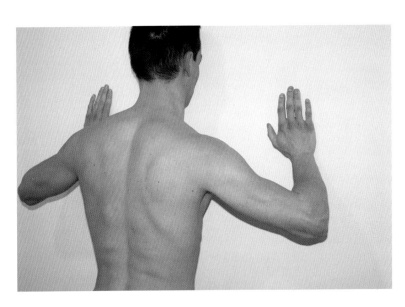

图 5-46 运动测试

要求患者双手推墙。若一侧前锯肌弱,则该侧肩胛骨较对侧可见轻微的固定。

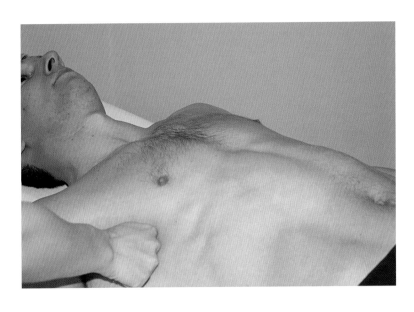

图 5-47 治疗

患者仰卧手臂外展,治疗师从腋下触诊至前锯肌,治疗患者最疼痛的位点。

内向-肩节段的肌筋膜单元　　　　　　　　　　　　　　内-肱

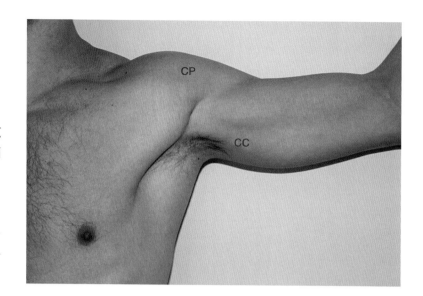

图 5-48　疼痛部位及其起源

疼痛部位或 CP：
此筋膜单元的功能障碍可造成盂肱
不稳，而不是腋窝疼痛。腋窝疼痛相
对罕见。

功能障碍起源或 CC：
腋筋膜协调胸大肌和背阔肌之间的
张力。只有它们协调工作时，肱骨才
能够内收且不至于半脱位。

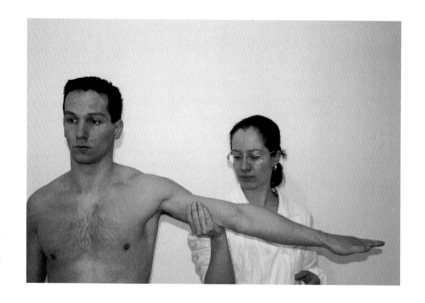

图 5-49　运动测试

患者试着抗阻内收其上肢，治疗师将
阻力加在肘关节上；观察患者肩关
节，是否有肩关节半脱位现象。

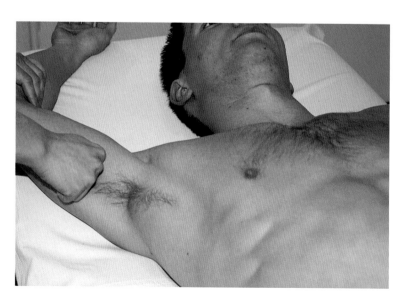

图 5-50　治疗

患者仰卧并手臂上举，治疗师利用指
间关节触诊上臂近端 1/3 的内侧肌
间隔上，横向治疗 CC 直到症状消失。

内向-肘节段的肌筋膜单元

内-肘

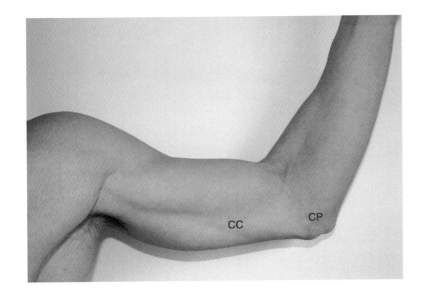

图 5-51　疼痛部位及其起源

疼痛部位或 CP：
内上髁炎，尺神经支配区感觉异常，尺神经半脱位。

功能障碍起源或 CC：
内侧间隔附着在肱骨内上髁上，通过喙肱肌使其近端被拉紧，任何异常的紧张都会造成内上髁疼痛。

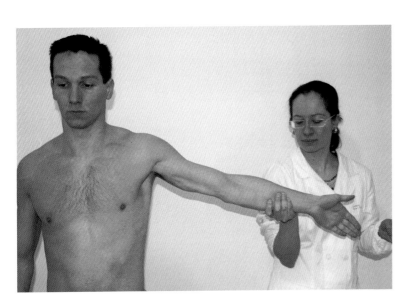

图 5-52　运动测试

将阻力加于前臂，要求患者抗阻内收，疼痛可位于内上髁（由于内侧不稳定）或者外上髁（由于其拮抗筋膜单元，外-肘发生改变）。

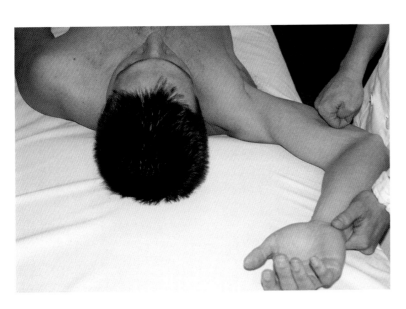

图 5-53　治疗

患者仰卧，上肢外展，治疗师利用指尖沿着内侧肌间隔触诊，寻找引起症状的位点。注意：利用指关节治疗筋膜协调中心 CC 时，不要按压尺神经，仅处理筋膜。

内向-腕节段的肌筋膜单元   内-腕

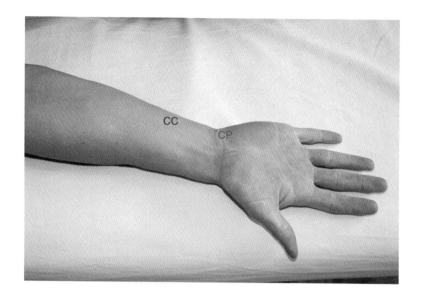

图 5-54   疼痛部位及其起源

疼痛部位或 CP：
当尺侧腕屈肌肌腱有疼痛时,豌豆骨非常敏感,即使轻微触碰(也可感受到)

功能障碍起源或 CC：
肌腱及附着点高敏感,因为肌纤维的异常张力引起非生理学方向的牵拉。

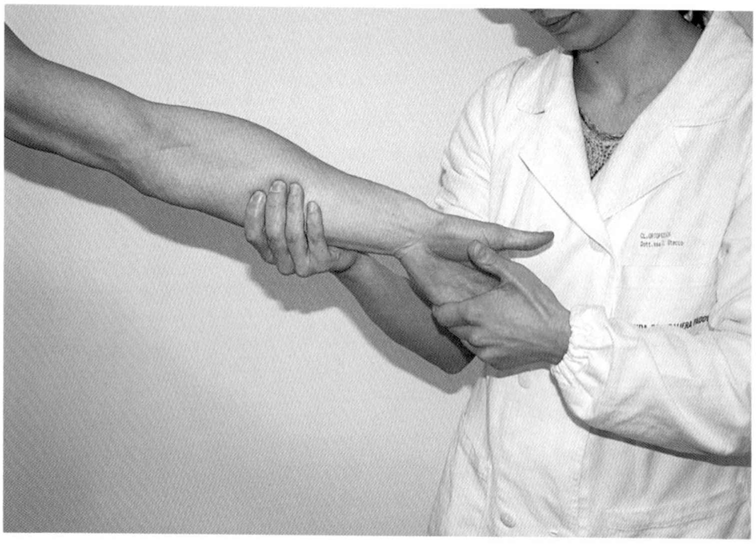

图 5-55   运动测试

测试包括拉紧尺侧腕屈肌,无论是肌肉主动收缩,被动牵拉或是偶尔不留神的运动,都会加剧疼痛。患者如果能够演示日常生活能够加重其疼痛的特异性动作,是非常有用的。

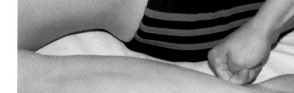

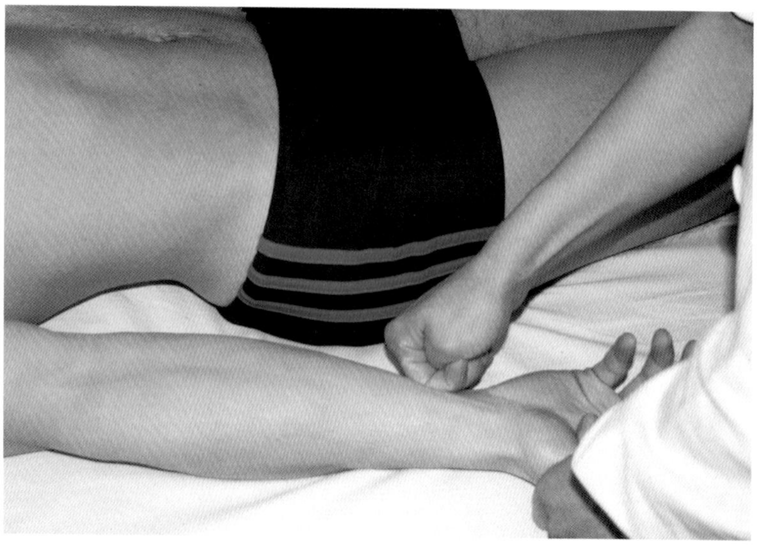

图 5-56   治疗

患者仰卧;治疗师治疗尺侧腕屈肌远端 1/3(位点),直到筋膜的滑动完全恢复。

内向-指节段的肌筋膜单元

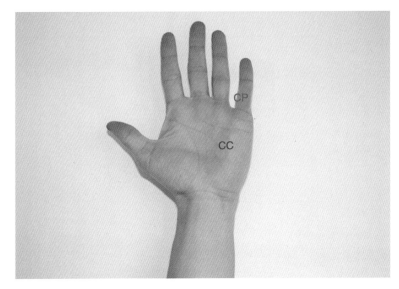

图 5-57　疼痛部位及其起源

疼痛位点或 CP：
小指和手掌的疼痛

功能障碍的起源或 CC：
手指如同细微可移动的天线一般，它
们的活动通过手部小肌群来调节；小
鱼际筋膜与内收肌协同工作。

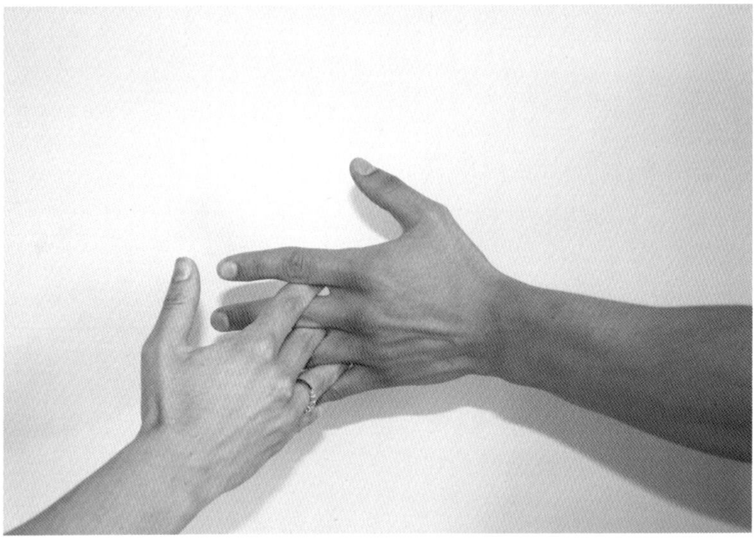

图 5-58　运动验证

手的抓或握是复合运动，涉及手指的
内收、向前运动和内旋；当出现功能
障碍时，应分别针对这些成分进行检
测。测试内收动作（骨间掌侧肌）要
求患者对抗阻力将伸展的手指内收。

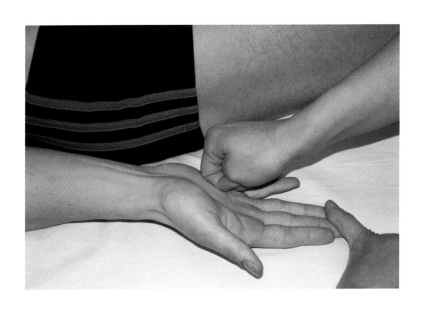

图 5-59　治疗

患者仰卧或坐位，治疗师利用指间关
节透过小鱼肌的小肌肉间，定位，然
后治疗条索样的筋膜纤维。

额状面失衡的治疗示例

在躯干水平上,内向运动的筋膜序列起到关键的感知作用。对于肘关节和膝关节则起到稳定作用。在上下肢其他部位,这一序列起到准确内收的作用。在颈部,项韧带延续为棘上韧带,是左右两侧肩部区域张力的分隔线。一侧斜方肌的张力将项韧带牵拉向该侧,使神经感受器受到异常牵拉,随后发放疼痛信号。这种情况下,可通过治疗拮抗筋膜单元(外-颈和外-肩),从而间接治疗项韧带(颈部内-背侧的肌筋膜单元)。

在肘关节水平,外-肘节段的肌肉由桡侧腕长、短伸肌和肱桡肌组成,要比由尺侧腕屈肌组成的内-肘节段的筋膜单元更强壮。日常活动常要举重物,需要肘关节外侧有效的稳定。甚至在放下重物时,外展肌的稳定性也是必需的。过度使用可造成外向-肘节段肌筋膜单元的纤维化,通常在内向-肘节段的肌筋膜单元产生一个反向张力。这种代偿性的张力可导致内上髁的疼痛感受器受到异常牵拉,随后肘内侧区域产生疼痛。这一情况下,治疗者应该对比分别触诊内向-肘节段和外向-肘节段的肌筋膜单元的两个感知和协调中心。

根据触诊验证的结果,要么对表现出疼痛症状的肌筋膜单元(内向-肘节段)的协调中心进行治疗,要么对没有症状的肌筋膜单元(外向-肘节段)的协调中心进行治疗。

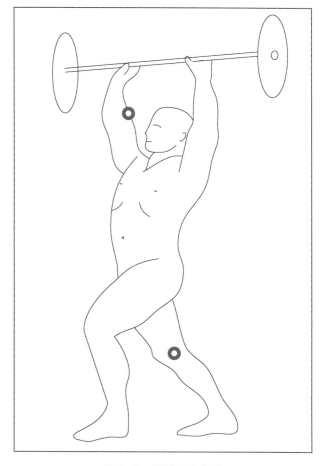

图 5-60 额状面的代偿

在膝关节可发生相似的症状;有时,膝关节内侧区域疼痛,产生的原因是由于外向运动的肌筋膜单元的紧张,有时,疼痛产生的原因是因为内向运动的肌筋膜单元自身的功能障碍。

临床病例:病人右肘内侧区域疼痛3周,右膝内侧区域疼痛5天(图5-60),运动检测提示在外向运动时这两个节段的疼痛均加重。针对外-肘的CC进行治疗,对减轻肘部内侧的疼痛有良好的治疗效果,同样地,针对外-膝的CC进行治疗,也能够缓解其拮抗肌筋膜单元(内-膝)的CP的疼痛。

如何在评估表上记录数据	如何记录治疗要点
肘-内 右侧*3周,膝-内 右侧**5天	外-肘++内,外-膝+内

第 6 章
外向运动的肌筋膜序列

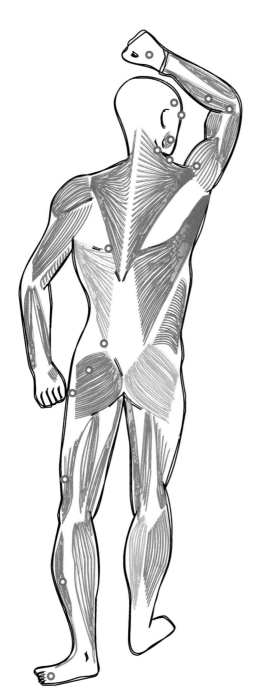

额状面

此肌筋膜序列将身体节段向侧方移动,并包含
以下肌筋膜单位:

躯干

外向-头节段1,2,3	侧-头1,2,3
外向-颈节段	侧-颈
外向-胸节段	外-胸
外向-腰节段	侧-腰
外向-骨盆节段	侧-盆

上肢

外向-肩胛节段	侧-肩
外向-肱骨节段	侧-肱
外向-肘节段	侧-肘
外向-腕节段	侧-腕
外向-指节段	侧-指

下肢

外向-髋节段	侧-髋
外向-膝节段	侧-膝
外向-踝节段	侧-踝
外向-足节段	侧-足

图 6-1　外向运动序列的 CC 点

头节段外向运动的协调中心（CC）

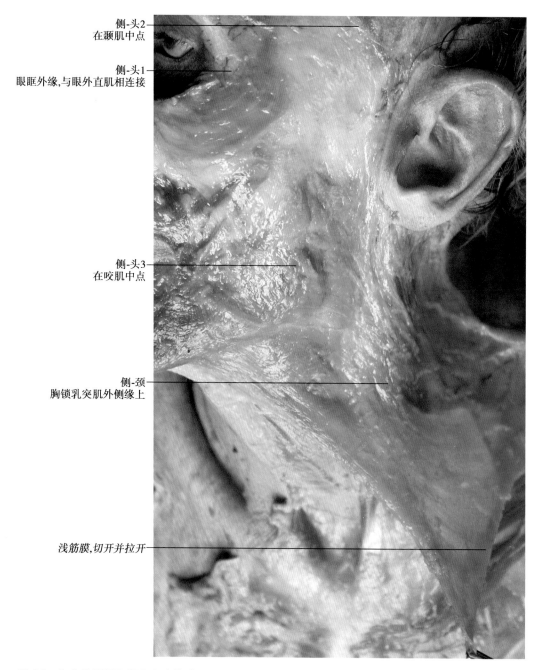

侧-头2
在颞肌中点

侧-头1
眼眶外缘,与眼外直肌相连接

侧-头3
在咬肌中点

侧-颈
胸锁乳突肌外侧缘上

浅筋膜,切开并拉开

图 6-2　包绕着颈阔肌的颈部浅筋膜,已被切开和拉开。该筋膜继续向上越过脸部,组成浅表肌肉腱膜系统(SMAS)的肌肉群

躯干外向运动的 CC

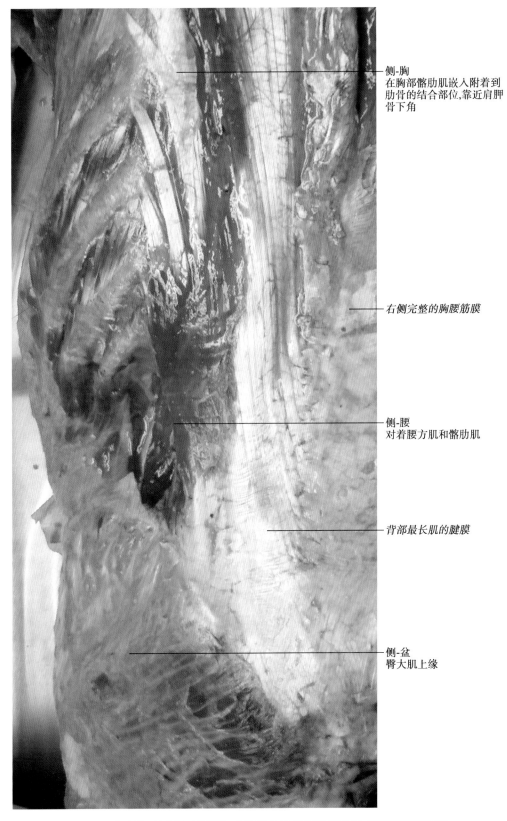

侧-胸
在胸部髂肋肌嵌入附着到
肋骨的结合部位,靠近肩胛
骨下角

右侧完整的胸腰筋膜

侧-腰
对着腰方肌和髂肋肌

背部最长肌的腱膜

侧-盆
臀大肌上缘

图 6-3　髂肋肌、斜方肌、菱形肌,背阔肌和下后锯肌切除后,可见到胸腰筋膜

头和躯干外向运动序列的 **CP** 及疼痛部位

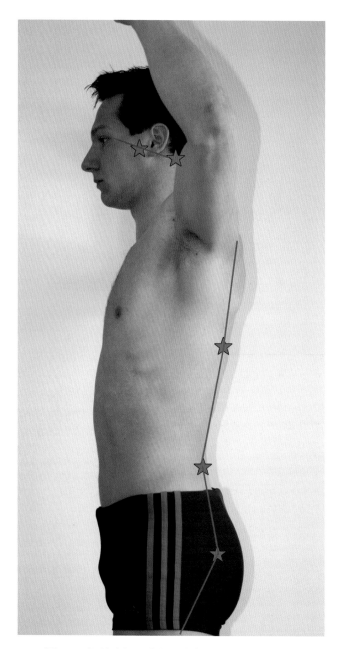

图 6-4   沿着外向运动序列的牵涉性疼痛位点分布

    侧-头 2 和 3 的疼痛部位汇集至颞下颌关节(TMJ),侧-颈的疼痛经常显现在颈项部,侧-胸、腰和骨盆的疼痛有时定位在对应协调中心的外侧。通常,在这些区域的疼痛,不管是后侧还是外侧,总是以疼痛所在的节段来命名的,如:颈痛、背痛、腰痛等。

外向-头节段 1 的肌筋膜单元   **侧-头 1**

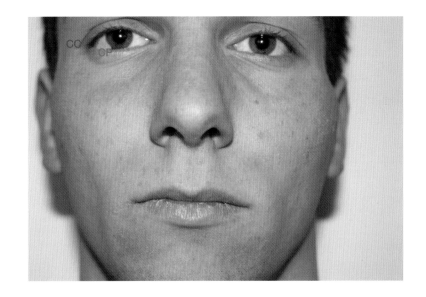

图 6-5 疼痛部位及其起源：

疼痛部位或 CP（感知中心）：
侧视时双眼不协调，灼痛感

功能障碍的起源或协调中心：
如果眼球筋膜或 Tenon 囊纤维化，就
无法使得眼外直肌的收缩和眼内直
肌的放松同步化

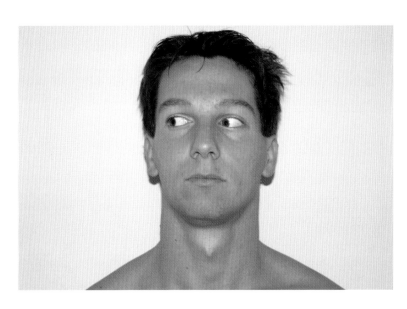

图 6-6 运动测试

让患者眼睛向左向右看，观察双眼不
同步的情况。病人或许一开始能控
制眼睛运动，但是很快就会感到一只
眼睛的疲劳和丧失协调性。

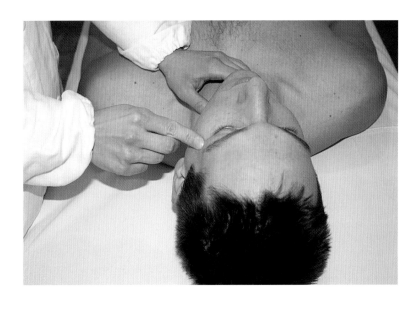

图 6-7 治疗

患者仰卧，治疗师用指尖触及患者双
眼外眦。由于一侧外直肌的张力过
高，对侧外直肌就会显现出张力减弱。

外向-头节段 2 的肌筋膜单元　　　　　　　　　　　侧-头 2

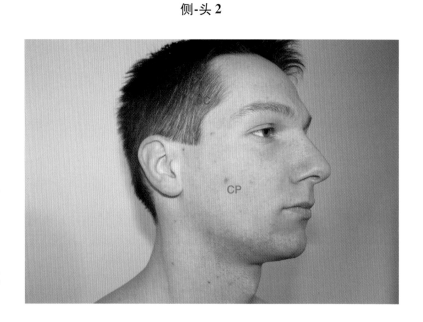

图 6-8　疼痛部位及其起源

疼痛部位或感知中心：
非牙齿原因引起的牙疼，其神经痛的
根源可能是三叉神经颞区头痛。

功能障碍的起源或协调中心：
颞肌的痉挛可以沿其筋膜传播，而该
筋膜又与牙齿的牙周韧带相连续。

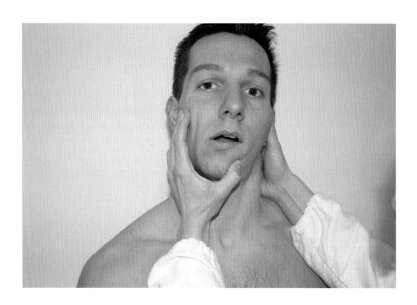

图 6-9　运动测试

治疗师用一手固定住患者头部，用另
一只手向对侧移动下颌骨。在该图
片中，左侧颞区筋膜被被动牵张，而
右侧筋膜则被挤压。某些情况下，筋
膜受压会使疼痛加剧。

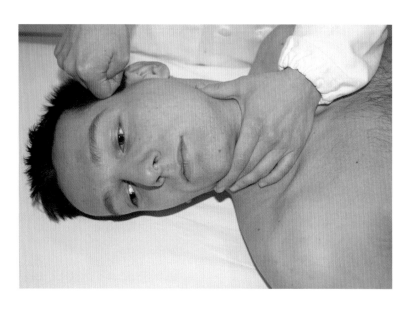

图 6-10　治疗

患者仰卧，头转向一侧，治疗师用指
间关节作用于颞肌中心部位，触按该
区直至定位到会牵涉致牙痛的位点。
谨记要缓慢地在该点（敏感点）进行
手法操作。

外向-头节段 3 的肌筋膜单元　　　　　　　　　　　　侧-头 3

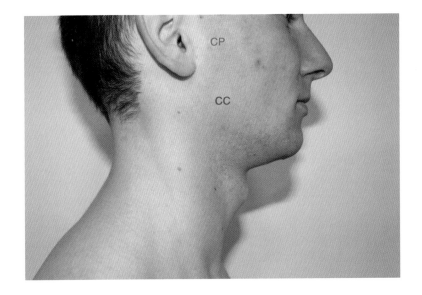

图 6-11　疼痛部位及其起源

疼痛部位或 CP：
咔哒声和啪啪声是常见迹象，可能引发下颌关节活动受限、疼痛和咀嚼困难。

功能障碍的起源或协调中心：
咬肌是颞下颌关节的主要运动肌，因此一旦该处的肌筋膜发生变化就会产生不协调现象。

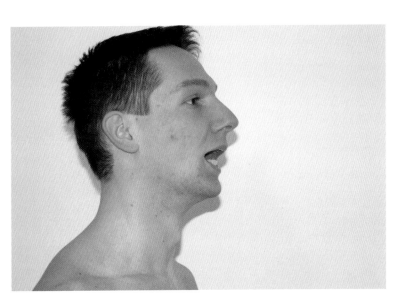

图 6-12　运动测试

请患者张口，观察有无口角向一侧偏移，或者测量一下上下牙齿之间的距离。患者也可用自己的 2~3 个指自行测量。推荐在治疗前后均进行该测量。

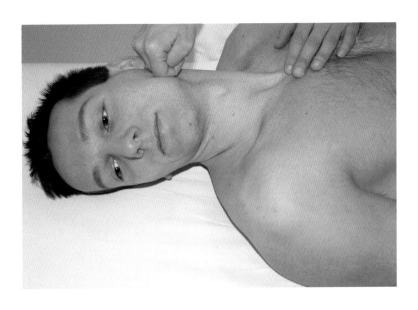

图 6-13　治疗

患者仰卧，头转向对侧。治疗师用指间关节作用于咬肌中心部位，为了准确定位该点，在操作时要求患者咬牙。

外向-颈节段的肌筋膜单元　　　　　　　　　　　　　　　侧-颈

图 6-14　疼痛部位及其起源

疼痛部位或感知中心：
头痛,偏头痛,眼睛沉重感,太阳穴跳痛感,大量流泪。

功能障碍的起源或协调中心：
尽管有许多原因可以导致上述症状,但是肌张力(异常)是常见的诱因。如果手法操作可以缓解肌紧张,解决该症状,那么就可以避免其他更多更费钱的检查。

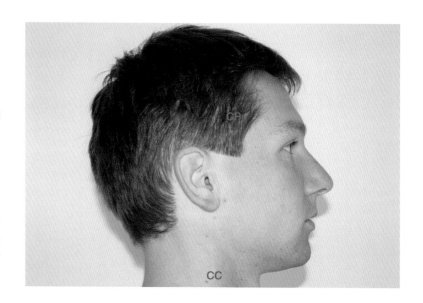

图 6-15　运动测试

请患者侧屈颈部,以观察是否有代偿性运动。治疗师也可通过被动牵拉患者颈部来测试肌筋膜的弹性,评估颈部活动范围以及疼痛防御策略。主动和被动测试均推荐应用。

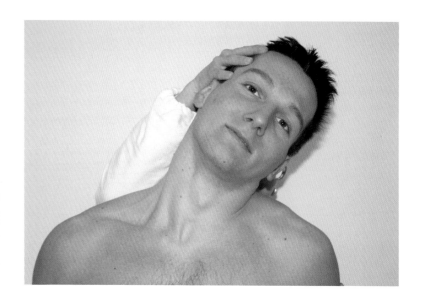

图 6-16　治疗

患者仰卧,头转向对侧。治疗师用指间关节作用于胸锁乳突肌外侧缘上与甲状软骨平齐处,横向治疗肌筋膜纤维。该点可牵涉疼痛至头部。

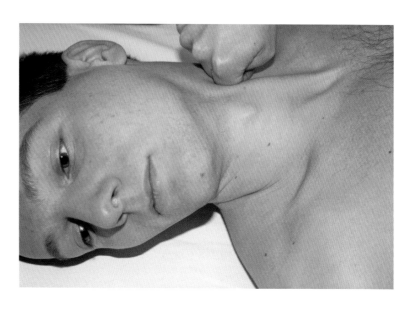

外向-胸节段的肌筋膜单元

侧-胸

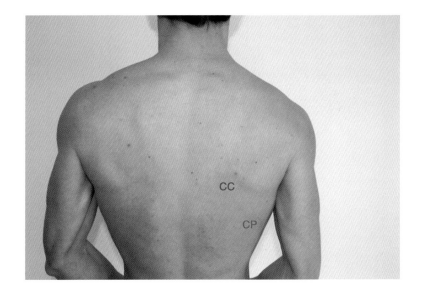

图 6-17　疼痛部位及其起源

疼痛部位或感知中心：
一侧的疼痛可以牵涉到前面，有些时候可导致代偿性体位。

功能障碍的起源或协调中心：
髂肋肌筋膜由肌间隔将其与最长肌分隔开，该结构的纤维化可以被体位代偿所掩盖。

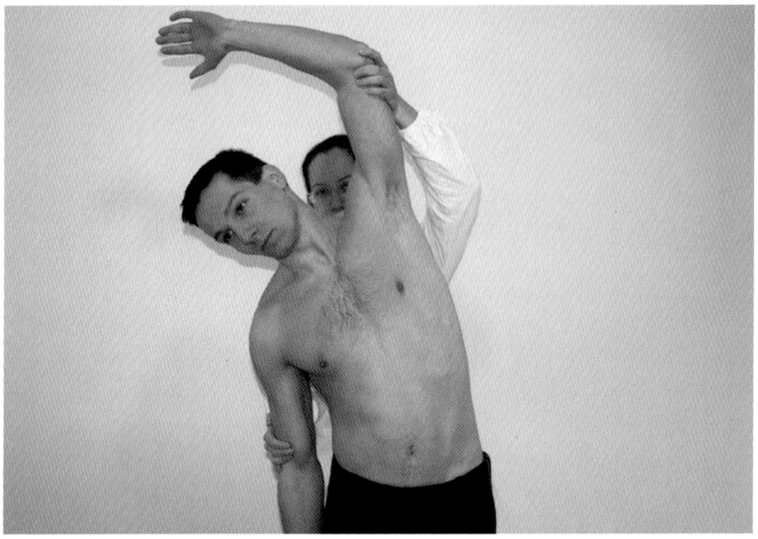

图 6-18　运动测试

请患者侧弯胸部，将手高举过头并保持该姿势，以此来牵张髂肋肌纤维。该测试可进行主动运动或被动加压运动。

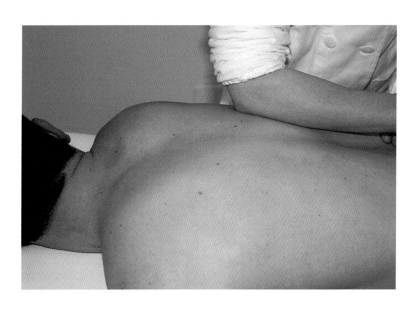

图 6-19　治疗

患者俯卧，将双臂置于体侧，治疗师用肘关节作用于斜方肌下行纤维和背阔肌之间的间隔，靠近肩胛骨下角处。对髂肋肌腱嵌入附着点局部、变化最大的肌筋膜点进行操作。

外向-腰节段的肌筋膜单元　　　　　　　　　　　　　侧-腰

图 6-20　疼痛部位和起源

疼痛部位或感知中心：
腰痛、下腰痛、骶髂关节炎及其他各种局限在腰背部的疼痛，或发生在单侧，或较为少见的发生在双侧。

功能障碍的起源或协调中心：
筋膜纤维化决定了一侧或双侧腰方肌的痉挛，随之而来的是椎间盘压缩。

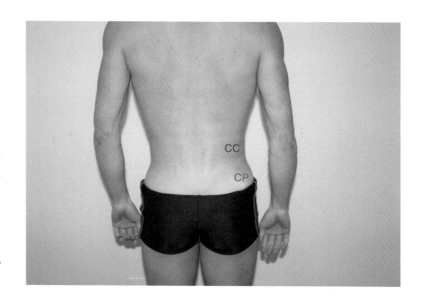

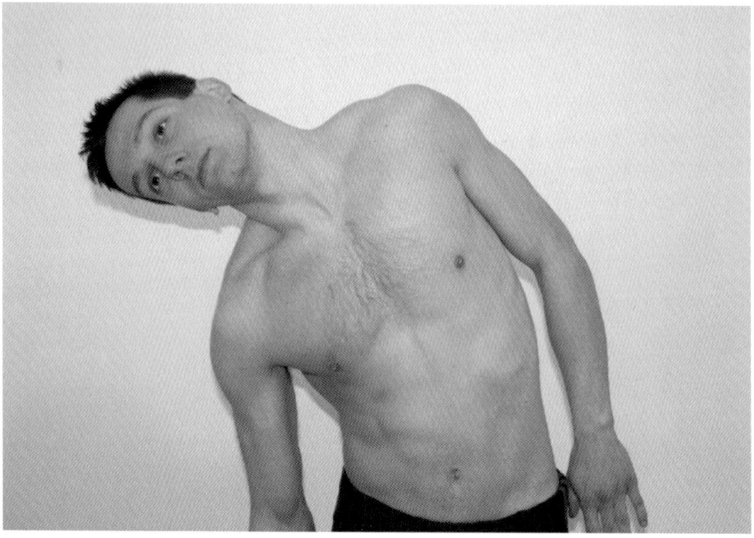

图 6-21　运动测试

请患者身体侧屈，上臂置于身体两侧，比较患者向左和向右运动，观察运动范围的差异，并询问患者在牵伸运动时是否感觉到两边有不同。

图 6-22　治疗

患者侧卧，治疗师用肘关节置于第 12 肋和髂嵴之间，向近端和远端方向分别进行对抗腰方肌治疗。

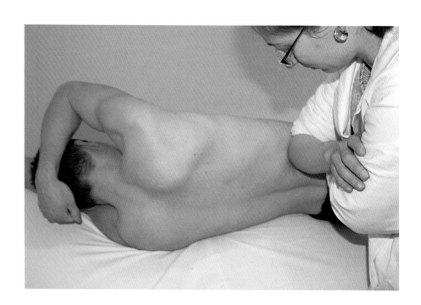

外向-骨盆节段的肌筋膜单元

侧-盆

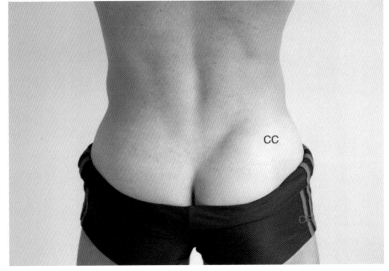

图 6-23　疼痛部位及其起源

疼痛部位或感知中心：
疼痛通常位于髂胫束沿线上，或在大腿外侧。

功能障碍的起源或协调中心：
许多臀大肌的纤维止于髂胫束上，当这些纤维出现异常牵拉时会导致游离神经末梢受到牵张，进而导致疼痛。

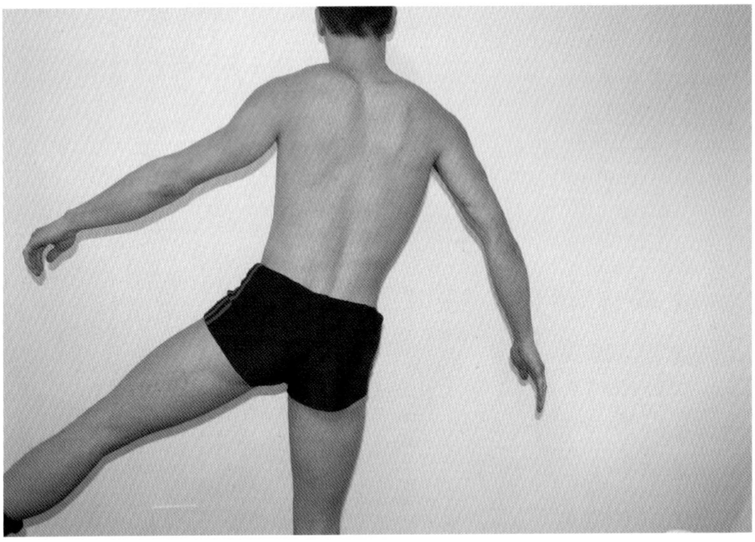

图 6-24　运动测试

请患者外展不痛侧的大腿，这会导致患侧负重，并导致骨盆向侧方倾斜或者患侧臀部的疼痛。

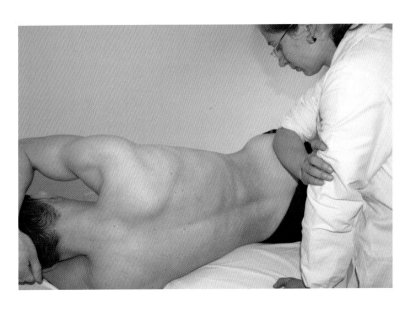

图 6-25　治疗

患者侧卧在非痛侧，筋膜治疗师用肘关节置于臀大肌上缘，位于股骨大转子和髂后上棘连线中点处，在纤维化最明显的点上进行治疗。

下肢外向运动的协调中心（CC）

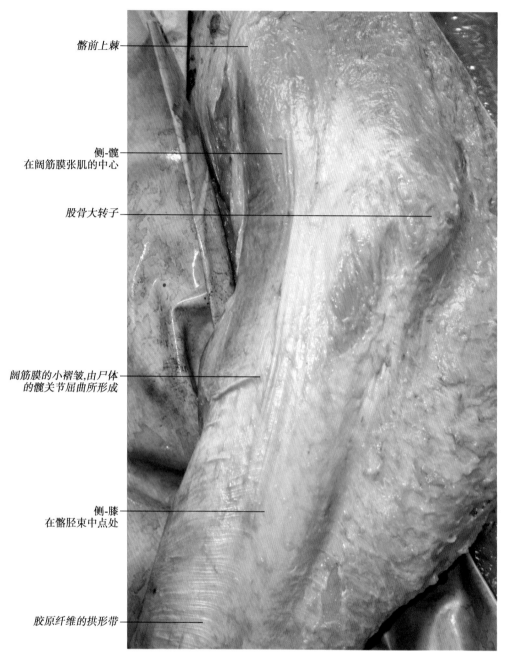

髂前上棘

侧-髋
在阔筋膜张肌的中心

股骨大转子

阔筋膜的小褶皱,由尸体
的髋关节屈曲所形成

侧-膝
在髂胫束中点处

胶原纤维的拱形带

图 6-26　大腿外侧区域的阔筋膜,在后侧区域,部分浅筋膜被保留了下来

　　肌肉嵌入附着到筋膜以保持筋膜的基本张力。举例来说,阔筋膜张肌嵌入附着到筋膜,故命名为此。此外,该肌肉的肌张力也会持续地传导至与其相连续的筋膜,以确保髋部屈曲时该筋膜仍然保持张力。筋膜的基础张力很重要,因为它可以使筋膜感知运动,并且适当地激活其嵌入式受体。

下肢外向运动的 CC

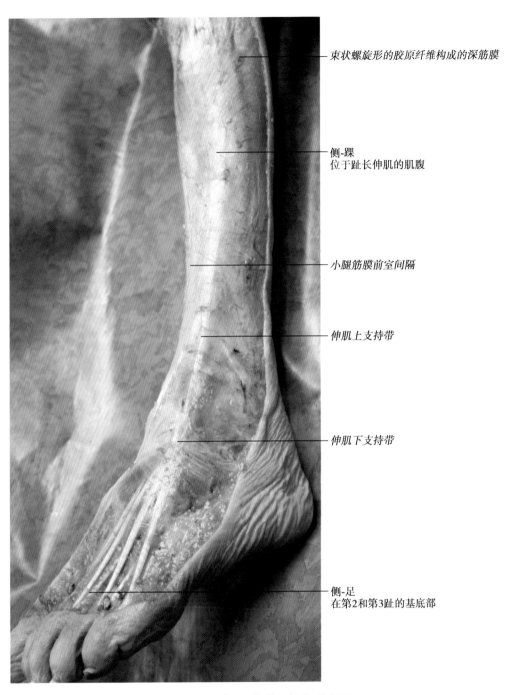

束状螺旋形的胶原纤维构成的深筋膜

侧-踝
位于趾长伸肌的肌腹

小腿筋膜前室间隔

伸肌上支持带

伸肌下支持带

侧-足
在第2和第3趾的基底部

图 6-27　下肢和足部的深筋膜,外侧区

下肢外向运动序列的感知中心和疼痛点

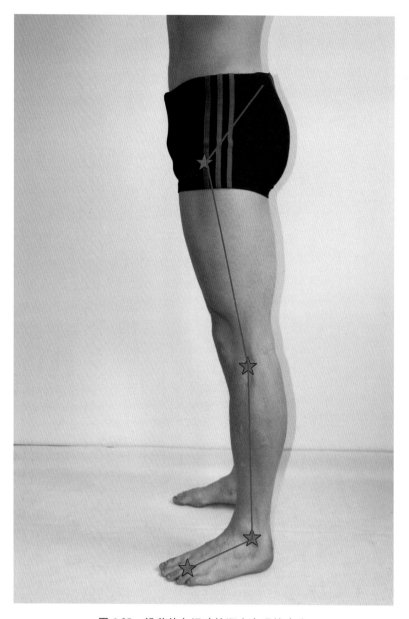

图 6-28　沿着外向运动的顺序出现的疼痛

　　红星对应的是下肢的关节(髋、膝、踝、足)。在本章,只对上述这些关节的外侧部分,或者是连接着这些关节的肌筋膜部的疼痛进行探讨。

外向-髋节段的肌筋膜单元　　　　　　　　　　　　　**侧-髋**

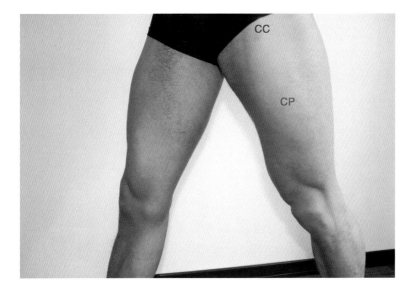

图 6-29　疼痛部位及其起源

疼痛部位或 CP：
大腿外侧感觉异常，阔筋膜张肌的疼痛和痉挛感觉。

功能障碍的起源或协调中心：
股皮神经出现的感觉异常性疼痛可以是筋膜牵拉的结果，原因是阔筋膜张肌过度紧张。

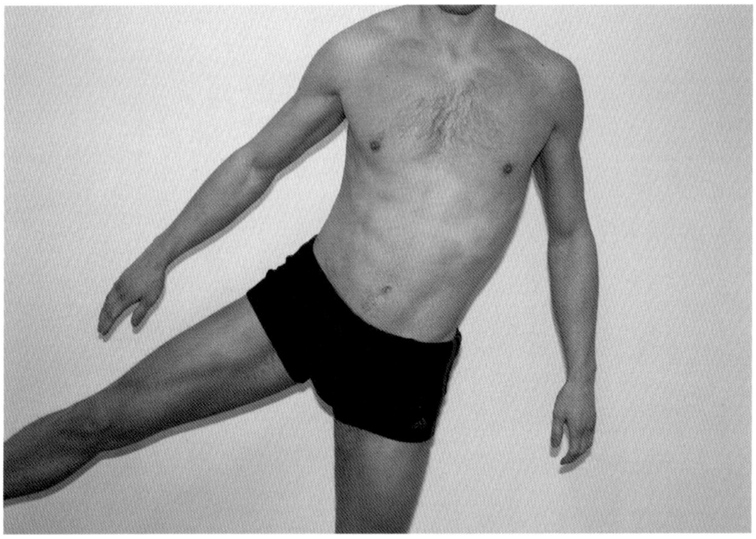

图 6-30　运动测试

患者取站立位，外展疼痛下肢，阔筋膜张肌的痉挛会再现，或者可以观察到两侧髋关节活动范围不一致。在其他时候，疼痛会放射至整个外侧运动序列中。

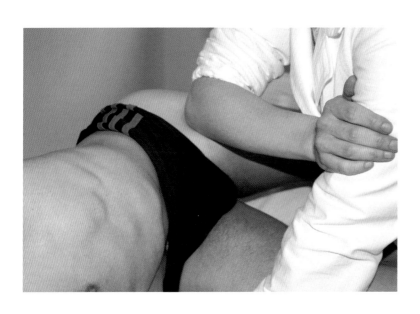

图 6-31　治疗

患者于非疼痛侧侧卧，治疗师将肘关节置于阔筋膜张肌肌腹上，对于影响深筋膜弹性的纤维性结节进行手法处理，同样处理内侧筋膜。

外向-膝节段的肌筋膜单元

侧-膝

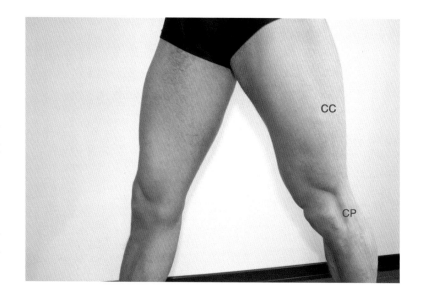

图6-32   疼痛部位及其起源

疼痛部位或CP：
在髂胫束的腓骨侧嵌入部位出现的
烧灼感、外侧膝关节疼痛、膝关节不
稳定伴无力感。

功能障碍的起源或协调中心：
膝外侧的稳定性是由髂胫束、股二头
肌和股外侧肌来提供的；在大腿的中
部，阔筋膜会协调这三股肌束的矢量。

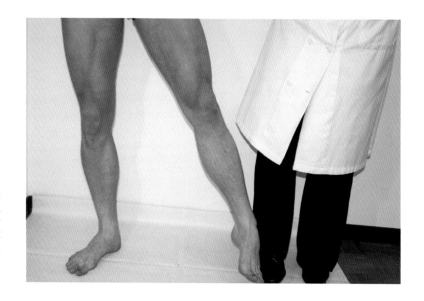

图6-33   运动测试

请患者做对抗足部阻力的下肢外展
运动。有时候可以察觉到两侧下肢
明显不同的肌力，而有时则可以观察
到一侧膝关节明显松弛。可应用测
力计来测量治疗前后的肌力。

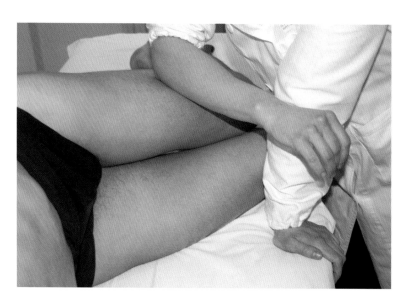

图6-34   治疗

治疗师固定好体位，使得他们自身重
量可以分布到自由活动的手臂上。
另一个上臂的肘关节置于患者的髂
胫束中点上，然后治疗师移动肘关节
直至定位到牵涉至膝痛的点。

外向-踝节段的肌筋膜单元

侧-踝

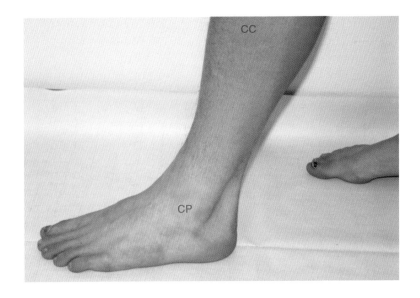

图 6-35　疼痛部位和起源

疼痛部位或感知中心：
疼痛和运动障碍集中在外踝周围，这些异常状态常常是骨折或者扭伤的后遗症。

功能障碍的起源或 CP：
距骨的外向移位程度是由伸肌和第 3 腓骨肌来决定的。手法操作需要作用在这些肌筋膜结构上。

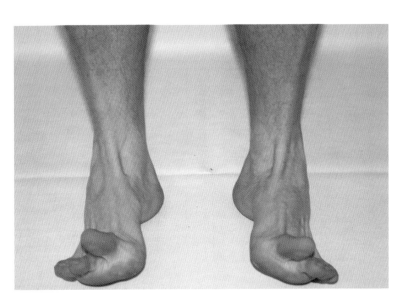

图 6-36　运动测试

请患者用足外侧缘走路，足心朝内。这会造成距骨外向运动的肌筋膜单位的紧张。在这种情况下，牵拉比收缩更能明显引出功能障碍。

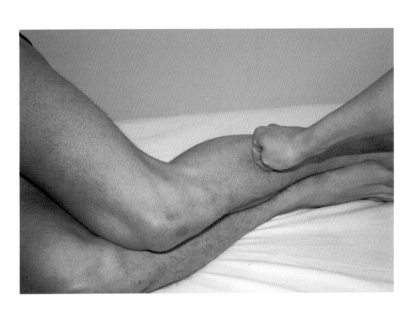

图 6-37　治疗

患者侧卧，治疗师用示指和中指的指间关节紧邻腓骨前面，直接向趾长伸肌的肌腹按压，手法操作方向可以是纵向或横向。

外向-足节段的肌筋膜单元

侧-足

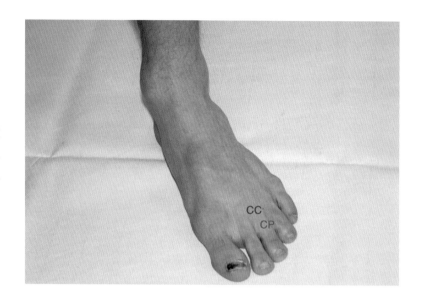

图 6-38   疼痛部位及其起源

疼痛部位或感知中心：
该肌筋膜单位的功能障碍在大多数
情况下会显现在拮抗肌肌筋膜单元
（me-pe），即足底。第 2 和第 3 足趾
的疼痛很少见。

功能障碍的起源或协调中心：
骨间背侧肌外展足趾，骨间掌侧肌内
收足趾，这两组肌肉联系紧密。

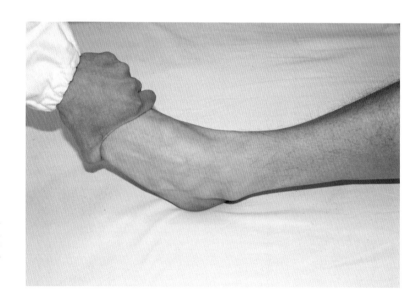

图 6-39   运动测试

要确认该肌筋膜单位的功能，可以通
过请患者用脚尖走路的主动运动方式
来检查，或者被动地，通过挤压患者前
脚掌以重现夹脚鞋的效果来检查。

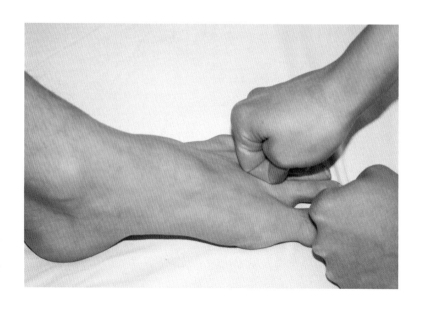

图 6-40   治疗

该肌筋膜单位的协调中心在第 2、3
跖骨之间的足趾根部。手法操作着
眼于恢复筋膜的流动性，有时可能压
迫神经（Morton 神经瘤）。

上肢外向运动的协调中心

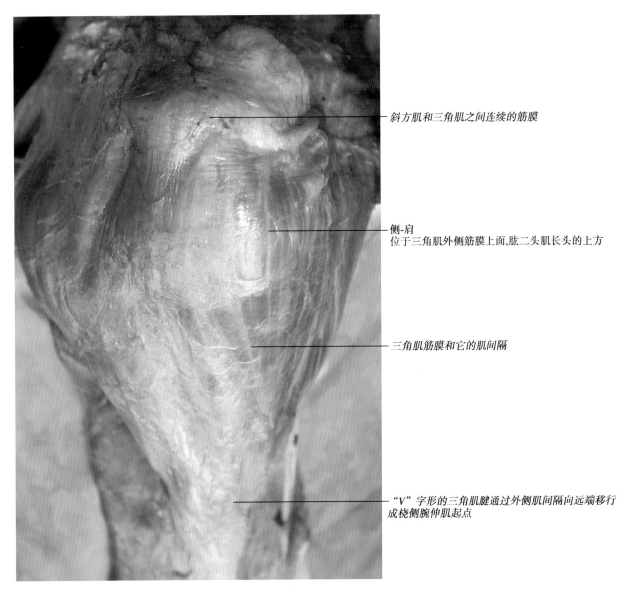

斜方肌和三角肌之间连续的筋膜

侧-肩
位于三角肌外侧筋膜上面,肱二头肌长头的上方

三角肌筋膜和它的肌间隔

"V"字形的三角肌腱通过外侧肌间隔向远端移行
成桡侧腕伸肌起点

图 6-41　三角肌深筋膜由潜行的嵌入式肌间隔继续延展

对于外向-肩节段协调中心的手法治疗作用,并不局限于处理包绕着三角肌的肌筋膜的细胞外基质,还通过肌间隔作用于三角肌下层和肱二头肌肌腱鞘。所有这些筋膜结构和肌肉成分,构成了外向-肩节段的肌筋膜单元。

上肢外向运动的 CC

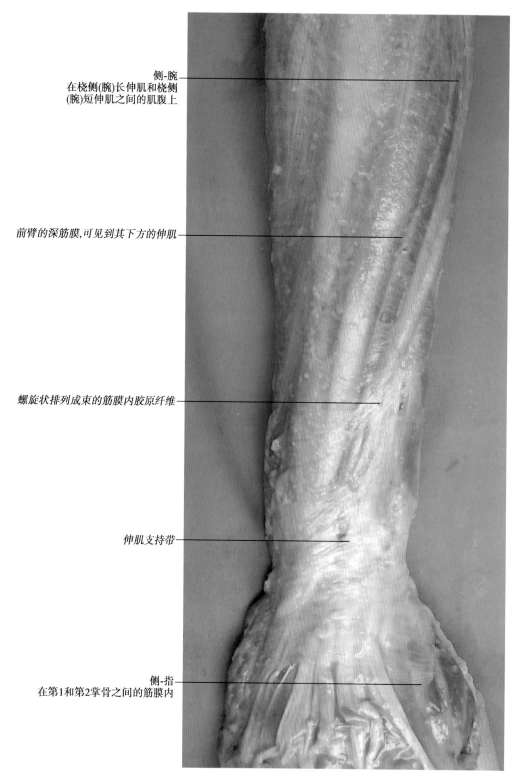

侧-腕
在桡侧(腕)长伸肌和桡侧
(腕)短伸肌之间的肌腹上

前臂的深筋膜,可见到其下方的伸肌

螺旋状排列成束的筋膜内胶原纤维

伸肌支持带

侧-指
在第1和第2掌骨之间的筋膜内

图 6-42   前臂后侧筋膜:当从筋膜的外表面来解析时,该处筋膜会展现出结缔组织的构型,以此来区别于其他的皮肤层

上肢外向运动序列的 **CP** 和疼痛点

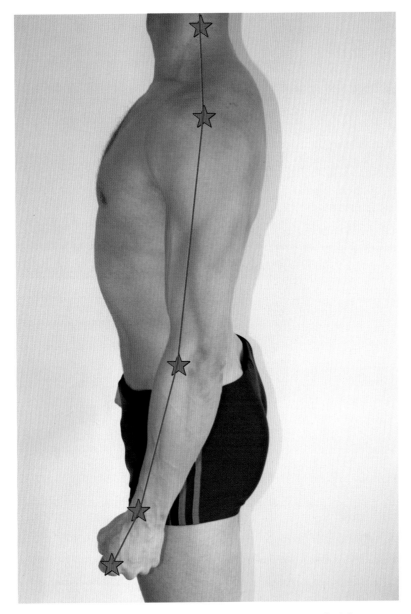

图 6-43　沿着外向运动序列的牵涉性疼痛位点分布

　　在本图中,红星均位于颈臂痛患者的常见痛点上。患者会提到颈外侧、肩、前臂和手的疼痛。在这种情况下,过度使用会导致筋膜纤维化,并伴有沿外向运动序列上的"伤害性"神经末端受累。

外向-肩胛节段的肌筋膜单元

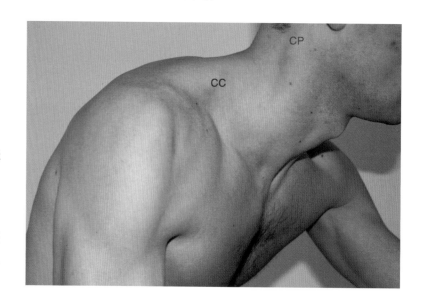

图6-44   疼痛部位及其起源

疼痛部位或感知中心：
肩部沉重感、颈痛、第7颈椎处的烧灼感和头痛。

功能障碍的起源或协调中心：
延伸至项部的斜方肌上行纤维的任何改变可以被覆盖头皮的筋膜代偿，会激惹头部游离神经末梢。

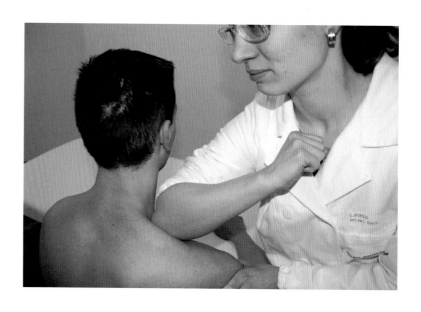

图6-45   运动测试

在双臂抬高外展超过90°的情况下，项部或者肩部疼痛加剧。如果主动运动不能诱发疼痛，就需要加上对抗性的阻力（进行检查）。

图6-46   治疗

患者取坐位，后背倚靠在凳子上，筋膜治疗师用肘关节作用于斜方肌前缘，并同时涵盖中斜角肌部位。在手法操作过程中，如果出现疼痛传导至头部或者肩部，患者需要及时告知治疗师。

外向-肩节段的肌筋膜单元

侧-肩

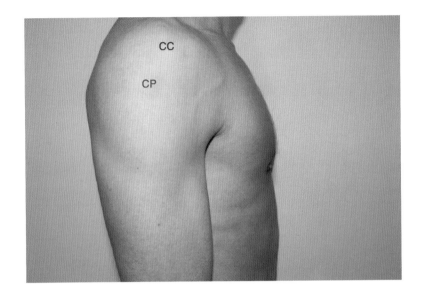

图 6-47　疼痛部位及其起源

疼痛部位或感知中心：
疼痛有时候局限在协调中心下方（肱二头肌腱），有时会出现在三角肌腱远端（感知中心）。

功能障碍的起源或协调中心：
有三股肌束矢量汇聚于肩峰下：冈上肌、肱二头肌长头和三角肌的中间或外侧头。

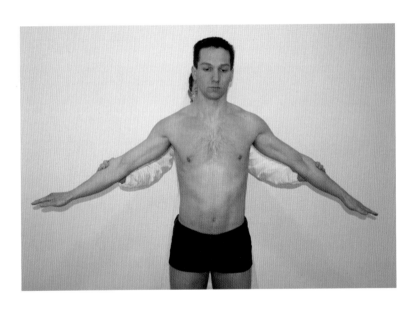

图 6-48　运动测试

请患者抗阻力外展手臂，阻力置于肘部，当一侧手臂受累时，检查者可以明显感觉到两侧手臂力量的不同。在急性期，患者可能在无阻力情况下也不能完成这个动作。

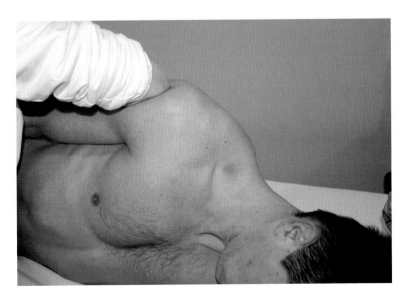

图 6-49　治疗

患者非疼痛侧侧卧，治疗师用肘关节或者指间关节置于三角肌上，对向肱二头肌肌腱长头。急性期不推荐在该点的操作，应在外向-肩胛节段和外向-肘节段进行手法治疗，以减轻外向沿线上的痉挛。

外向-肘节段的肌筋膜单元   侧-肘

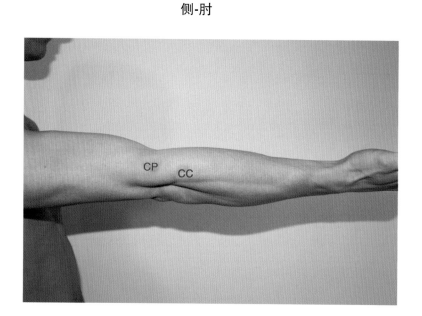

图 6-50   疼痛部位及其起源

疼痛部位或感知中心：
肱骨外上髁炎（网球肘）是该筋膜单
元最常见的功能障碍。

功能障碍的起源或协调中心：
过度使用桡侧腕伸肌（可能）导致筋
膜之间的结缔组织粘连。

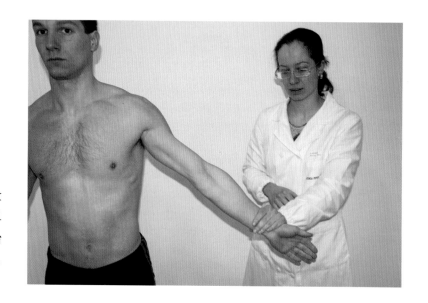

图 6-51   运动测试

患者有可能主诉当他试图从桌上拿
起一个瓶子时会引起（肘部）疼痛,尽
管这一运动是很有提示意义的。治
疗前进行如图的运动检查是必需的,
以便于量化治疗后的暂时效果。

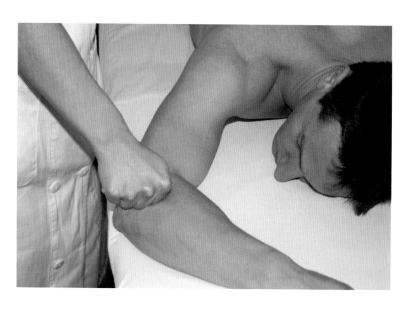

图 6-52   治疗

患者俯卧,手置于头上,治疗师用指间
关节作用于筋膜上直到局部疼痛消
失。该点痛感强烈,因此手法作用的
压力大小需与患者的耐受度相一致。

外向-腕节段的肌筋膜单元　　　　　　　　　　　　　侧-腕

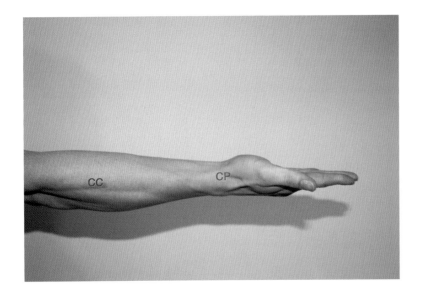

图 6-53　疼痛部位及其起源

疼痛部位或感知中心：
疼痛和炎症会出现在拇长伸肌和拇长展肌上，或者在两条腕伸肌腱上（腕长伸肌和腕短伸肌）

功能障碍的起源或协调中心：
腕伸肌腱腱鞘炎提示了（其）肌腹筋膜的致密化。

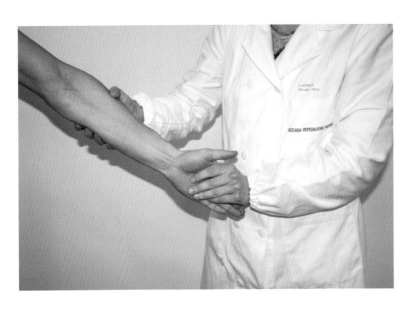

图 6-54　运动测试

治疗师一手握住前臂限制其运动，另一手阻抗腕关节外展运动。在急性期，沿肌腱发出的捻发音会伴随疼痛一起出现。

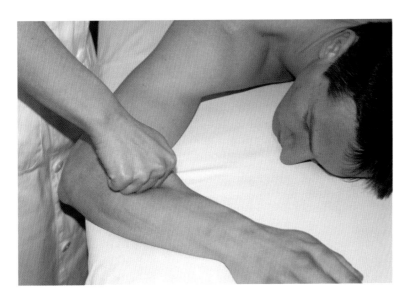

图 6-55　治疗

该肌筋膜单位的协调中心位于外向-肘节段的正下方。实际上，两桡侧伸肌群的近端纤维的作用是稳定肘关节外侧，而其远端纤维则干预腕关节的外向运动。

外向-指节段的肌筋膜单元

侧-指

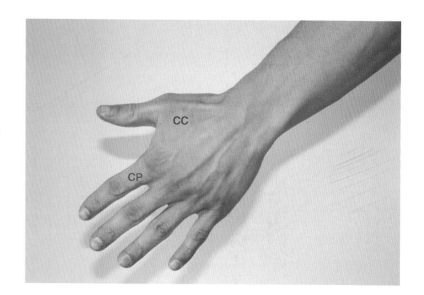

图6-56 疼痛部位及其起源

疼痛部位或感知中心：
所有手指的指间关节疼痛和动作的
不协调，手指从中线外展过程中（外
向运动）表现得尤其明显。

功能障碍的起源或协调中心：
拇指和示指之间的筋膜与指背深筋
膜延续，指背深筋膜覆盖骨间背侧肌
（外展肌）。

图6-57 运动测试

治疗师对患者的示指和小指加阻力，
以阻抗患者伸展手指的试图外展或
张开。

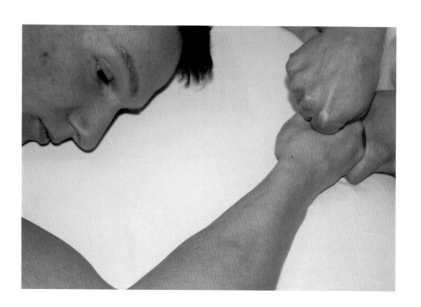

图6-58 治疗

患者俯卧或取坐位，治疗师一手紧握
固定患者的手，另一手用指间关节作
用于第1和第2掌骨间的筋膜上。
需要患者配合确认导致疼痛症状的
点是否位于手法操作的中心部位。

额状面失衡的治疗示例

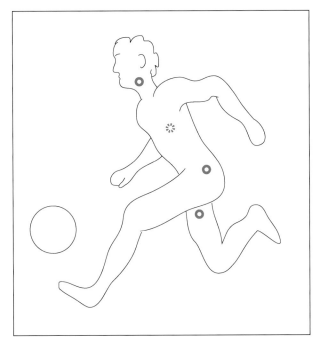

图 6-59　额状面的代偿

身体的对线使我们可以用最少的力来维持住直立站姿,并保证我们可以水平凝视。

举例来说,如果一次挥鞭样外伤导致了一侧颈部筋膜的损伤,那么随后而来的修复过程就会产生大量的筋膜纤维化。为了代偿一侧筋膜弹性降低的情况,对侧的外向-胸节段的肌筋膜单元可能逐渐开始形成纤维化。依次地,这种代偿性的变化决定了对侧的外向-骨盆节段的肌筋膜纤维的张力。在下行方向上,内-髋的肌筋膜纤维单元可能会出现纤维化。这些自适应性纤维化的产生是一个筋膜节段内持续不断地非生理性张力的结果。

患者或许最初只是抱怨左侧臀部疼痛。如果没有一份准确的病历,包括伴随疼痛和既往疼痛情况,治疗方案就会被诱导至外向-骨盆节段。暂时效果或许尚可,但是不太可能得到稳定持久的治疗效果。

没必要弄清楚这一系列筋膜的代偿是上行还是下行的,比如,这种代偿是起源于右侧大腿内收肌的拉伸,还是起源于左边的颈外侧筋膜的损伤,这并不重要。重要的是要理解不平衡是如何分布的,及哪些肌筋膜单元受累。

在同一次治疗中,我们必须要针对由运动检查提示重点强调的所有四个肌筋膜单元,依次按顺序治疗,从一个 CC 点自然过渡到下一点。一旦四个位点问题均解决,患者可能感觉臀部疼痛缓解,姿势控制良好。

病历举例:患者主诉左侧臀部疼痛 1 月余。这种疼痛可以由以下任意一种肌筋膜单位的功能障碍导致:如后-髋,外旋-骨盆,外旋-髋,侧-盆,等。伴发的疼痛或者既往疼痛能有助于确定导致现有疼痛的肌筋膜单元。事实上,患者 3 年前有过右侧颈部挥鞭样损伤和腹股沟拉伤,而现在颈部和腹股沟都已经不再疼痛。但是运动检查证明颈部、右侧髋、左侧胸部存在额状面的关节活动受限。上述数据的汇总提示了,针对额状面的征象和静默的协调中心进行治疗是恰当的。

如何在评估表上记录数据	如何记录治疗要点
盆-外侧　左侧*** 1 月,颈-双侧 髋-内 右侧* +3 年	外-盆 左侧+,外-胸 右侧,内-髋 右侧,外-颈 双侧

第 7 章
内旋运动的肌筋膜序列

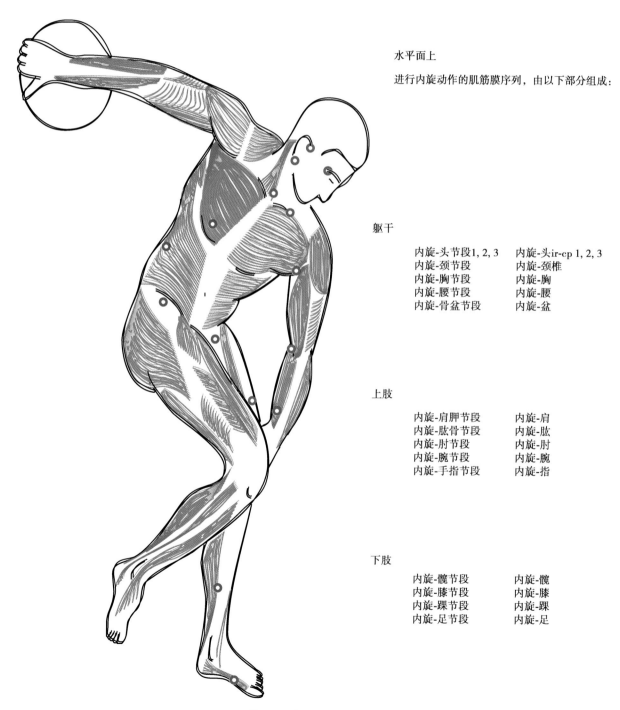

水平面上

进行内旋动作的肌筋膜序列，由以下部分组成：

躯干

内旋-头节段1, 2, 3	内旋-头ir-cp 1, 2, 3
内旋-颈节段	内旋-颈椎
内旋-胸节段	内旋-胸
内旋-腰节段	内旋-腰
内旋-骨盆节段	内旋-盆

上肢

内旋-肩胛节段	内旋-肩
内旋-肱骨节段	内旋-肱
内旋-肘节段	内旋-肘
内旋-腕节段	内旋-腕
内旋-手指节段	内旋-指

下肢

内旋-髋节段	内旋-髋
内旋-膝节段	内旋-膝
内旋-踝节段	内旋-踝
内旋-足节段	内旋-足

图 7-1　内旋序列的 CC

内旋-头节段的 CC

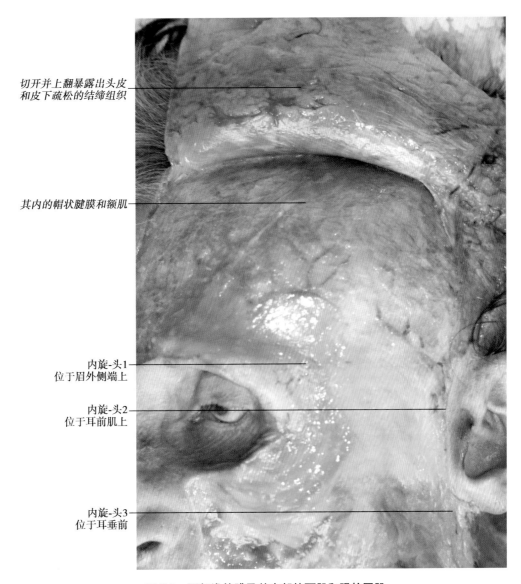

切开并上翻暴露出头皮和皮下疏松的结缔组织

其内的帽状腱膜和额肌

内旋-头1
位于眉外侧端上

内旋-头2
位于耳前肌上

内旋-头3
位于耳垂前

图 7-2　面部浅筋膜及其内部的面肌和眼轮匝肌

　　循环紊乱会导致头痛,但正如在这张照片中所看到的,人们往往容易忽略血管网是在浅筋膜内形成。同样,神经末梢的变化也是头痛的原因,但也受其所在组织的影响。

躯干内旋运动的 **CC**

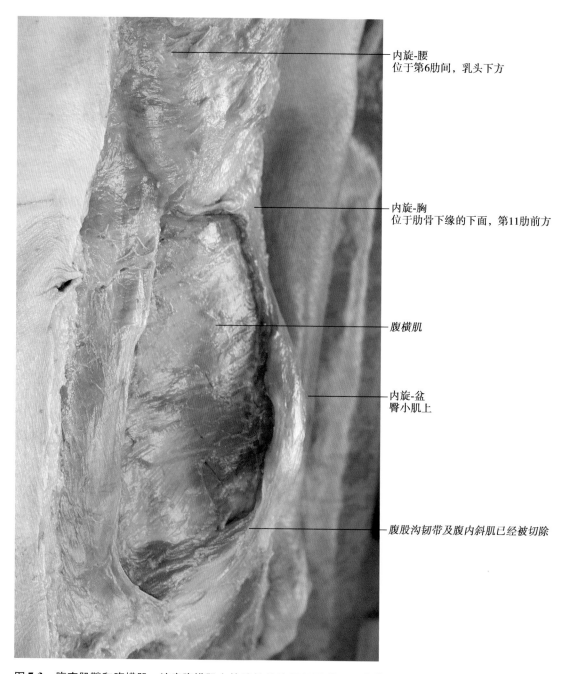

内旋-腰
位于第6肋间，乳头下方

内旋-胸
位于肋骨下缘的下面，第11肋前方

腹横肌

内旋-盆
臀小肌上

腹股沟韧带及腹内斜肌已经被切除

图7-3 腹直肌鞘和腹横肌。注意腹横肌上的疏松结缔组织形成了一个薄层，保证了腹横肌肌膜和腹内斜肌肌膜间的顺畅滑动

头部和躯干内旋序列上的 **CP** 及疼痛部位

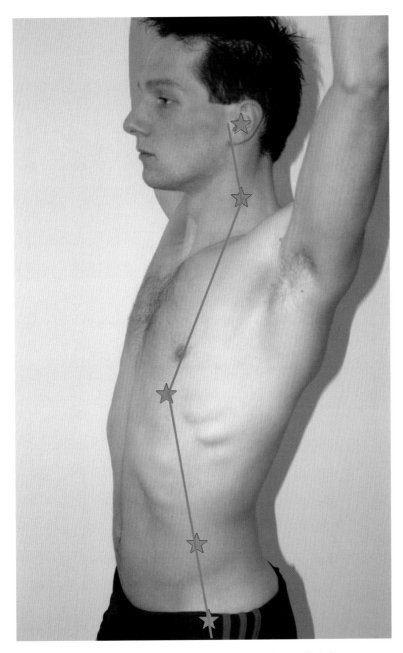

图 7-4　沿着内旋序列的牵涉性疼痛位点分布

躯干内旋的疼痛部位沿躯干前壁分布。核心痛点位于:乳房下、肋弓下、髂前上棘下。

内旋-头节段 1 的肌筋膜单元

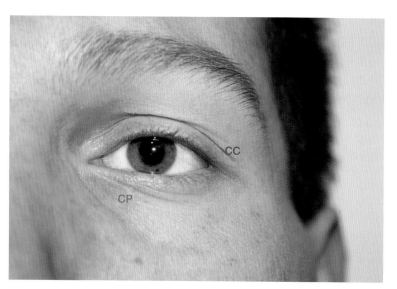

图 7-5 疼痛部位及其起源

疼痛部位或 CP（感知中心）：
眼睑痉挛、视物模糊、眼睛发红或肿胀。

功能障碍的起源或 CC（协调中心）：
触诊眼睑筋膜和眼部旋转肌在眶部的
附着点，有益于解决此区域内的问题。

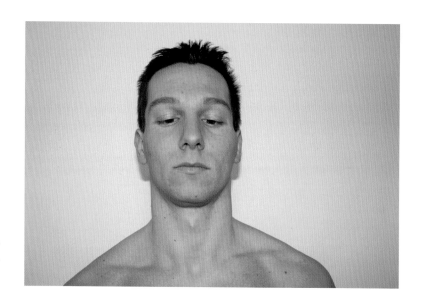

图 7-6 运动测试

让病人看他们的鼻尖,观察双侧斜肌
协同运动;注意两只眼睛的运动是否
对称。

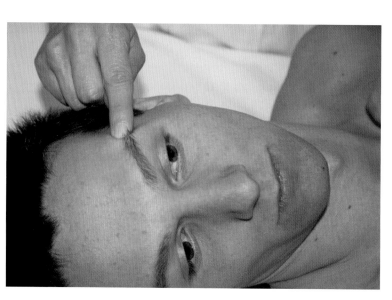

图 7-7 治疗

治疗师用指尖同时触摸患者双侧的
眉毛末端,比较两侧的高敏感性及牵
涉痛。按摩该点直到症状消失。

内旋-头节段 2 的肌筋膜单元　　　　　　　　　　　内旋-头 2

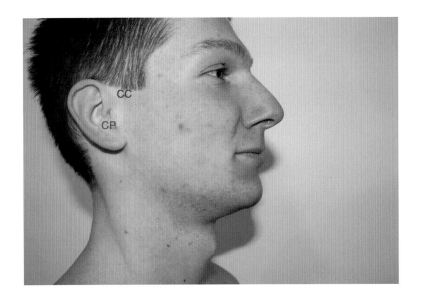

图 7-8　疼痛部位及其起源

疼痛部位或 CP：
由于耳内肌肉过于紧张造成的耳鸣
等障碍。

功能障碍的起源或 CC：
耳鸣可以由离耳朵较远部位的肌紧
张造成。在没有明确指征的情况下，
这是一个有用的鉴别点。

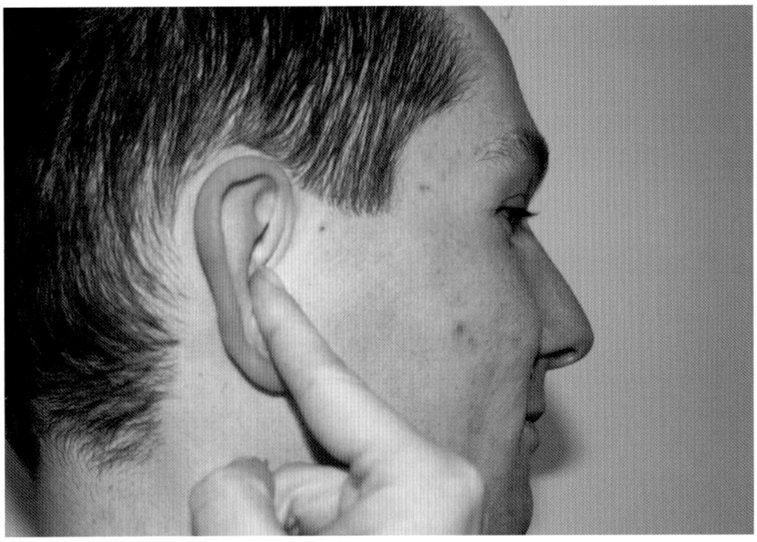

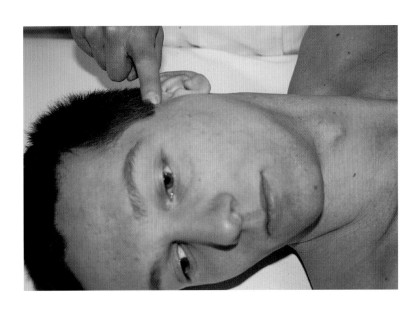

图 7-9　运动测试

为了验证内耳张力是否来源于耳前
肌肉，医生可以将病人的耳屏向下和
向后拉伸，被动牵拉该肌肉（这部分
不会主动收缩），并和对侧进行对比。

图 7-10　治疗

病人仰卧，治疗师用指尖按摩位于耳
轮根部前方的结缔组织，直到纤维化
消失。

内旋-头节段 3 的肌筋膜单元

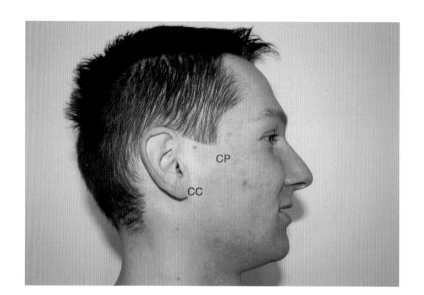

图 7-11 疼痛部位及其起源

疼痛的部位或 CP：
颞下颌关节痛、牙痛、听觉障碍和腮腺疾病。

功能障碍的起源或 CC：
此 CC 点作用于翼状肌，这部分肌肉从口腔外边很难触及，唯一可触及的表面点位于耳垂与下颌之间的沟内。

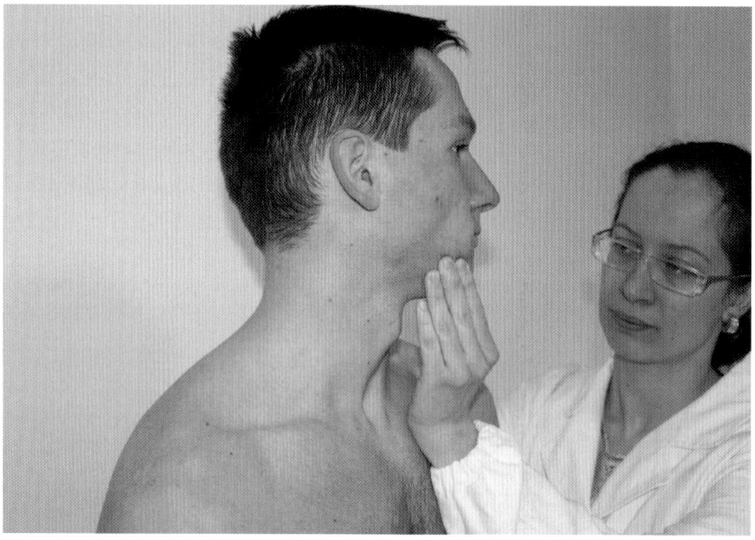

图 7-12 运动测试

要求病人在治疗师的阻力下将下颌骨从一边移到另一边；有时疼痛加剧，有时两边力量明显不等。

图 7-13 治疗

患者仰卧位，治疗师触诊下颌骨后方的沟，寻找一个明显不同的点；有时表现为一个小凸点。请让患者微微张口以方便查找。

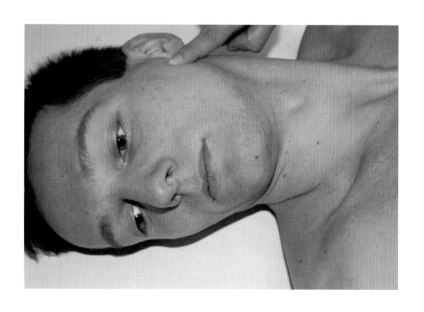

内旋-颈节段的肌筋膜单元

内旋-颈

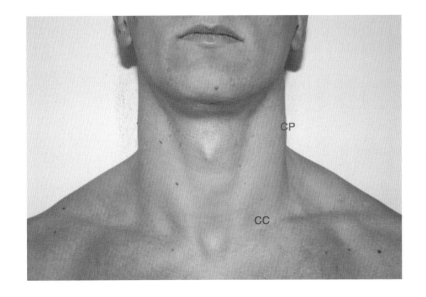

图 7-14　疼痛部位及其起源

疼痛的部位或 CP：
胸锁关节的疼痛和肿胀，频繁的头颈歪斜，转头困难。

功能障碍的起源或 CC：
即使病人抱怨只有一侧疼痛，我们也可以假设，作为一对儿旋转力，要考虑对侧内旋序列上的 CC。

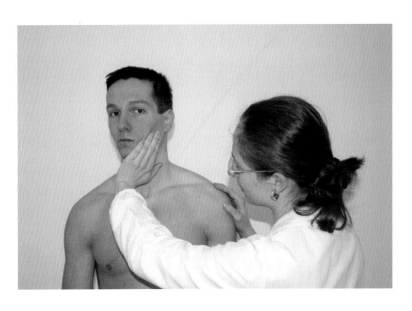

图 7-15　运动测试

让患者的头从外旋位置转回正中位置，治疗者施加反向阻力。颈、胸、腰、骨盆在内旋方向上的运动测试不是总会加剧疼痛，这些点需要更多依靠触诊来验证。

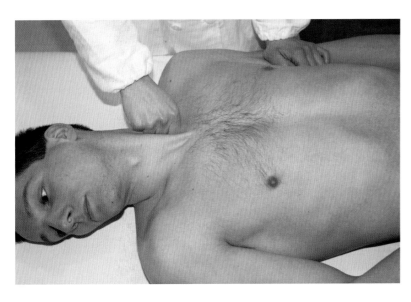

图 7-16　治疗

患者取仰卧位或坐位，头转向对侧；治疗师用指间关节在胸锁乳突肌胸骨和锁骨头之间进行触诊，深度要达到触及覆盖肩胛舌骨肌中心腱的筋膜。

内旋-胸节段的 CC

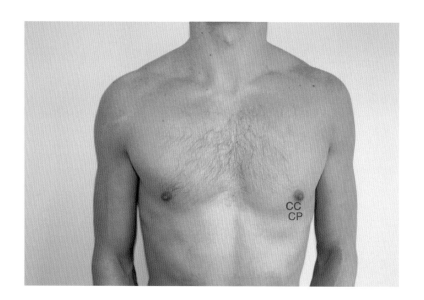

图 7-17   疼痛部位及其起源

疼痛的部位或 CP：
肋间痛，向前弯曲时加重；肋间尖锐剧痛。

功能障碍的起源或 CC：
在这个肌筋膜单元，由于肋间肌及其筋膜非常小而且连接紧密，疼痛与其起源部位是重叠的。

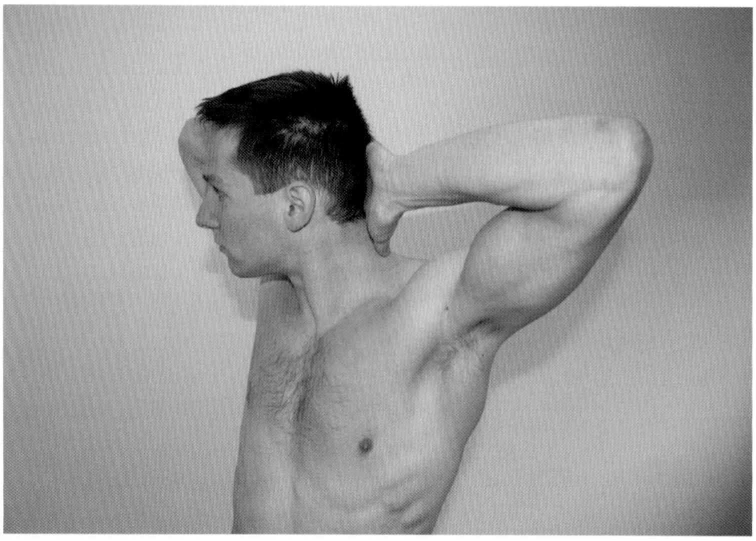

图 7-18   运动测试

让病人双手置于头上旋转胸部，若外旋-胸节段的 CC 点改变则后胸部疼痛加剧，而内旋-胸节段的 CC 改变则表现为前胸区域的疼痛。

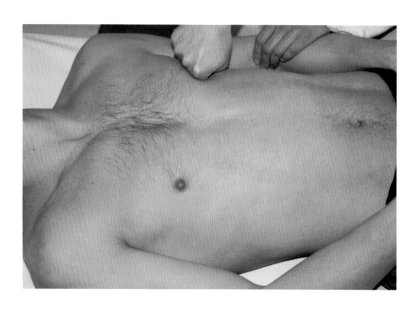

图 7-19   治疗

患者取仰卧位，CC 位于乳头正下方，在第 5 或第 6 肋间。最初，病人感到剧烈的疼痛，然后，疼痛突然消失。患者经常会问治疗师是否减轻了施压的力度，但实际上是由于出现纤维化的筋膜最初对抗一个强大的阻力，一旦弹性恢复就会有压力减轻的感觉。

内旋-腰节段的肌筋膜单元

内旋-腰

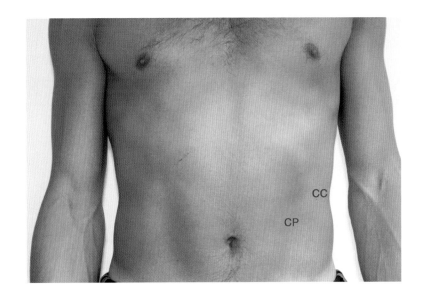

图 7-20　疼痛部位及其起源

疼痛的部位或 CP：
腹壁痛,位于季肋部,脐周,或腹股沟区。

功能障碍的起源或 CC：
腹内外斜肌附着于下部肋骨。当肌筋膜发生纤维化时,弥漫性疼痛可以在这些肌肉相关的整个区域蔓延。

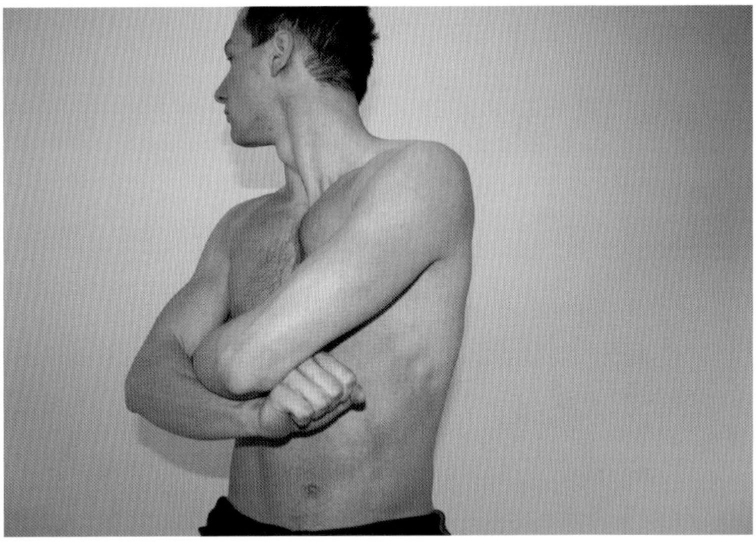

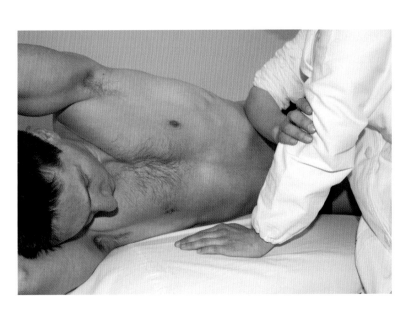

图 7-21　运动测试

让病人旋转躯干,如同越过肩膀向后看,保持手臂交叉以避免用手帮忙。通常向两侧旋转的范围存在差异。

图 7-22　治疗

病人向非痛侧侧卧,治疗者把手肘置于患者肋弓下缘滑动施压,改变压力直到发现最敏感的痛点。

内旋-骨盆节段的肌筋膜单元

内旋-盆

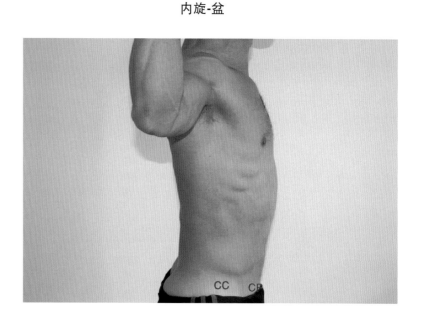

图 7-23 疼痛部位及其起源

疼痛的部位或 CP：
髋部疼痛、腹股沟区疼痛、骶髂关节
疼痛。

功能障碍的起源或 CC：
臀中肌、臀小肌均作用于髋和骨盆，
所以这些肌肉如果发生功能障碍可
以影响到这两个关节。

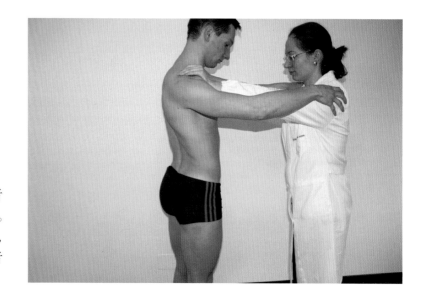

图 7-24 运动测试

筋膜治疗师固定患者双肩，并让患者
向前移动一侧髂嵴，两侧交替运动。
这个方法，可以使运动仅限于骨盆，
受累一侧可出现（活动度）下降或者
疼痛。

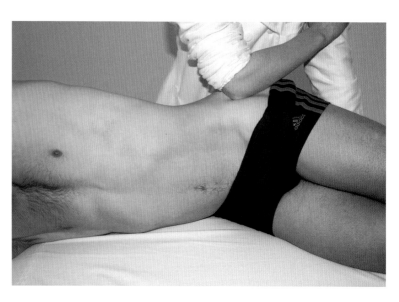

图 7-25 治疗

病人向非痛侧侧卧，治疗师站在病人
身后用肘关节抵于臀小肌肌腹，按摩
直到异常筋膜变软。

下肢内旋运动的协调中心

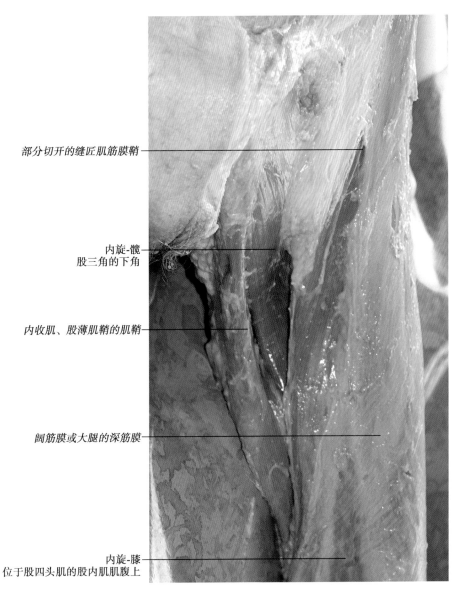

部分切开的缝匠肌筋膜鞘

内旋-髋
股三角的下角

内收肌、股薄肌鞘的肌鞘

阔筋膜或大腿的深筋膜

内旋-膝
位于股四头肌的股内肌肌腹上

图 7-26 阔筋膜延伸到股四头肌上,并有一部分从缝匠肌上到达内收肌

　　缝匠肌起于髂前上棘,这里同时也是部分腹外斜肌纤维的附着点。缝匠肌止于胫骨上端内侧面,它的一些纤维延伸到小腿内侧筋膜。这块肌肉是长螺旋形走行的,参与膝关节和髋关节的旋转,同时也连接髋前向-外侧和膝后向-内侧筋膜单元的运动。

下肢内旋的 CC

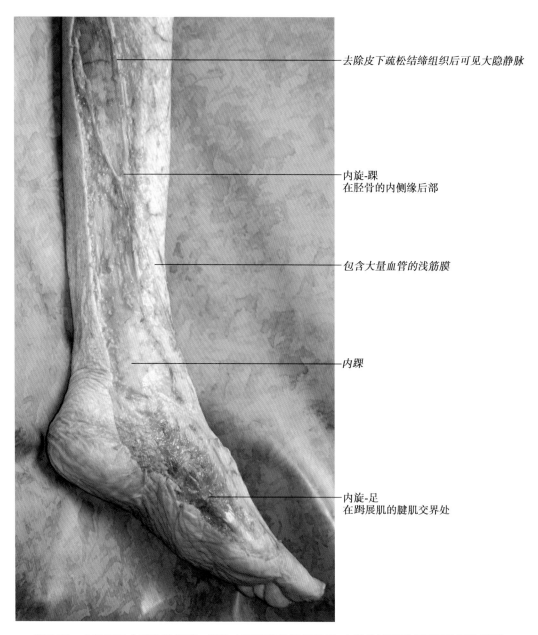

去除皮下疏松结缔组织后可见大隐静脉

内旋-踝
在胫骨的内侧缘后部

包含大量血管的浅筋膜

内踝

内旋-足
在姆展肌的腱肌交界处

图 7-27　小腿和足内侧的浅筋膜。清除皮下疏松结缔组织后,在姆外展肌周围可见双层深筋膜

下肢内旋序列的疼痛部位及 **CP**

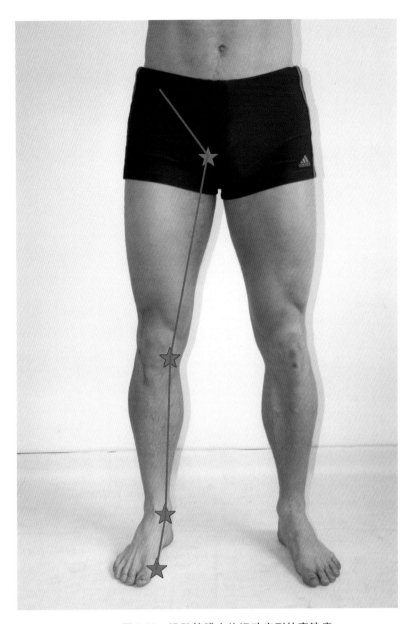

图 7-28　沿肌筋膜内旋运动序列的牵涉痛

　　此筋膜序列常见的疼痛诊断包括髋关节疼痛、膝关节痛、足痛、跗骨痛。这些诊断也可能是由于髋、膝、踝、足的外旋(部位的异常)。在这一章中,我们研究出现在下肢内侧、并于内旋时加重的疼痛。髋关节疼痛往往延伸到膝关节内侧,反之亦然,这说明由于筋膜的变化而产生的异常张力,可能会由沿着此序列的其他部位来代偿。

内旋-髋节段的肌筋膜单元

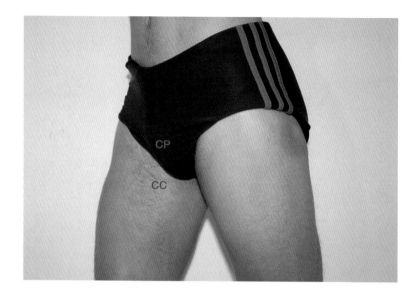

图 7-29   疼痛部位及其起源

疼痛的部位或 CP：
髋关节内收肌和（或）腹股沟管充血时出现的腹股沟区疼痛。

功能障碍的起源或 CC：
骨盆内旋肌筋膜位于外部，附着于腹股沟韧带上。而髋关节内旋肌筋膜则更靠内侧。

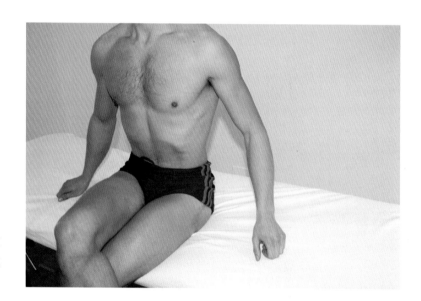

图 7-30   运动测试

患者取坐位交叉双腿，治疗师观察运动中的任何差异，询问患者是否感觉一侧髋关节较另一侧存在活动受限。

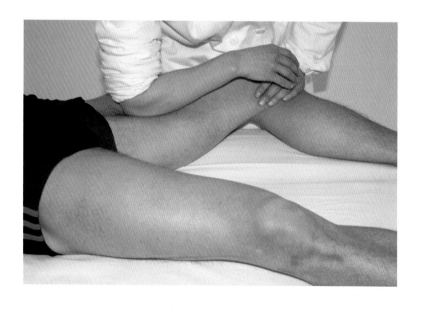

图 7-31   治疗

患者仰卧位，治疗师用肘关节缓慢施加压力于缝匠肌和内收肌形成的三角形的下角区域正上方，在明显发生改变的点进行手法操作。

内旋-膝节段的肌筋膜单元

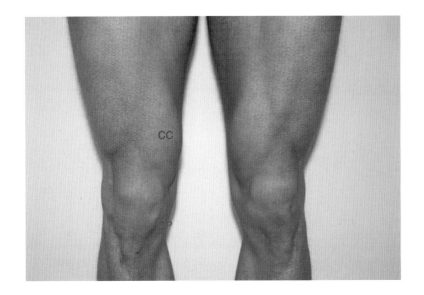

图 7-32　疼痛部位及其起源

疼痛的部位或 CP：
疼痛位于内侧膝关节区域，类似于内侧半月板或内侧副韧带病变区域。

功能障碍的起源或 CC：
股内侧肌被覆着缝匠肌下膜或筋膜，继而与胫骨内侧髁的内旋肌群（缝匠肌、股薄肌、半腱肌）相连。

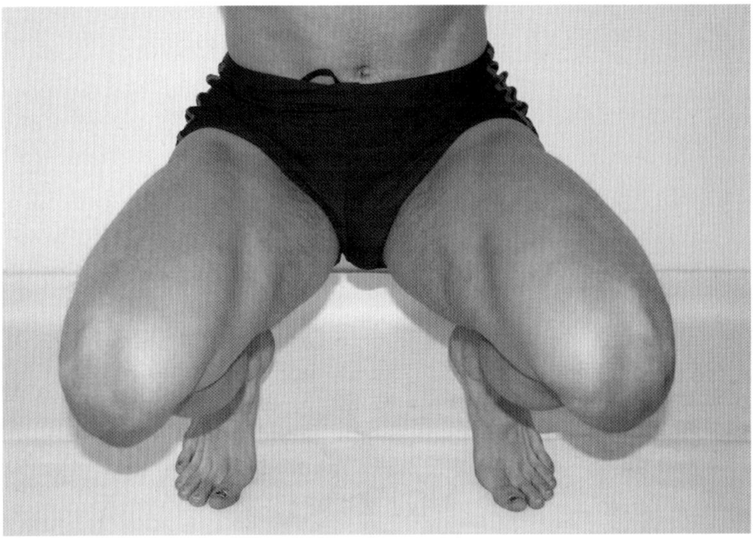

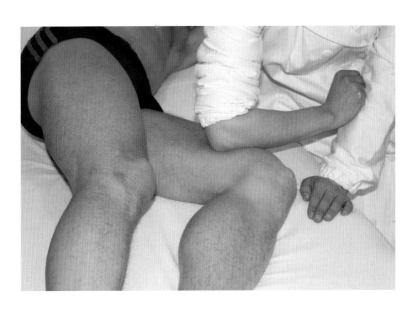

图 7-33　运动测试

请患者蹲下并指出痛处，注意两腿承重是否均衡，两膝弯曲度是否一致。不仅仅是疼痛，关节活动度受限也是功能障碍的一个信号。

图 7-34　治疗

请病人侧躺在疼痛侧，治疗师将肘关节置于股内侧肌顶端并确定导致膝部牵涉痛的痛点，按摩直到症状消失。

内旋-踝节段的肌筋膜单元

内旋-踝

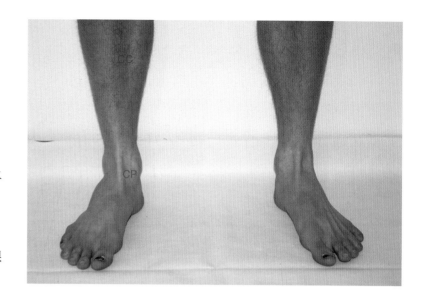

图7-35   疼痛部位及其起源

疼痛的部位或 CP：
无论何时，患者足部撞击在硬物上时，感到内踝尖锐的刺痛。

功能障碍的起源或 CC：
胫骨后肌和屈趾肌，他们能够内旋踝部，连接在深层的骨间肌筋膜上。

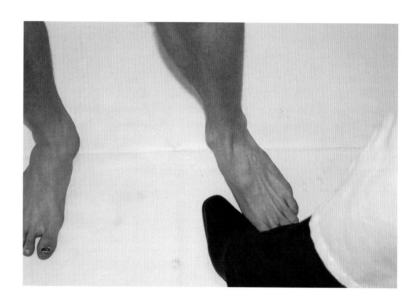

图7-36   运动测试

请患者用前足对抗治疗师的足部。评估运动的力量并注意疼痛是否加重。

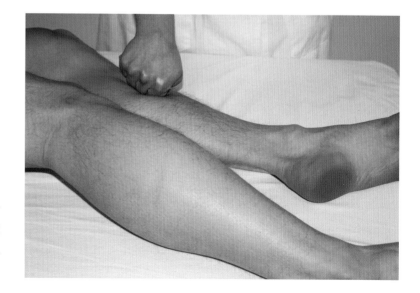

图7-37   治疗

病人取侧卧位，治疗师使用指间关节或指尖在小腿近端 1/3 处胫骨后部触诊有无筋膜改变，并向远端方向移动数厘米。

内旋-踝

内旋-足节段的肌筋膜单元

内旋-足

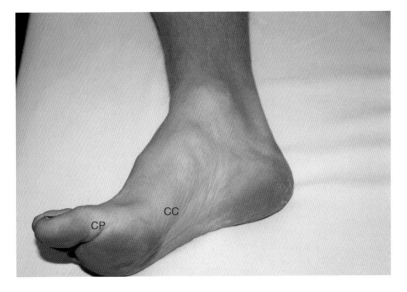

图 7-38　疼痛部位及其起源

疼痛的部位或 CP：
有时，病人用他们的足外侧触地行走，以避免大蹈趾负重（蹈外翻）。

功能障碍的起源或 CC：
足内侧间隔的纤维化导致蹈展肌痉挛，并继发畸形。

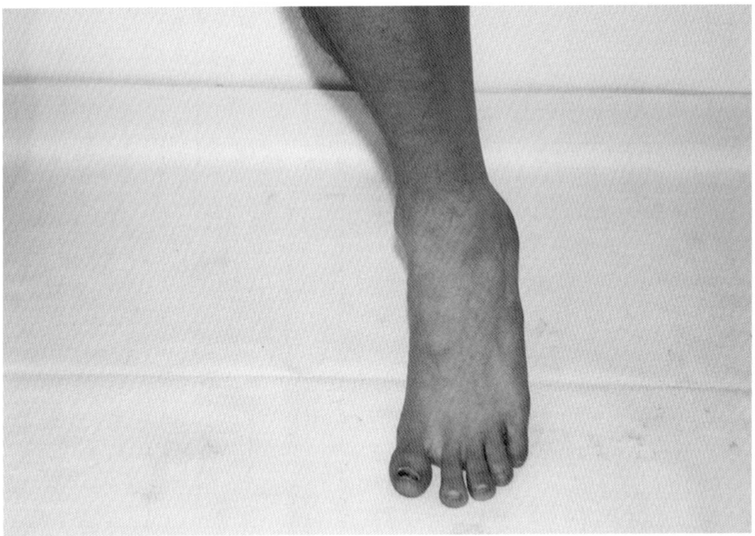

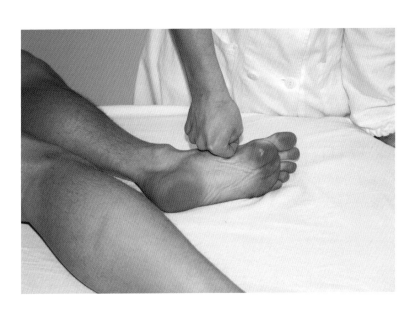

图 7-39　运动验证

病人的步态变化往往很显著，但是最好在治疗之前进行足内侧缘和第 1 跖趾关节的负重测试。治疗后立即再测。

图 7-40　治疗

患者取侧卧位并将足外侧缘放在治疗床上，治疗师使用指间关节在患者足内侧进行治疗。若手法治疗效果不好，将患者转至医师处进一步检查以排除痛风、疲劳性骨折等其他引起本症状的病因。

上肢内旋运动的协调中心

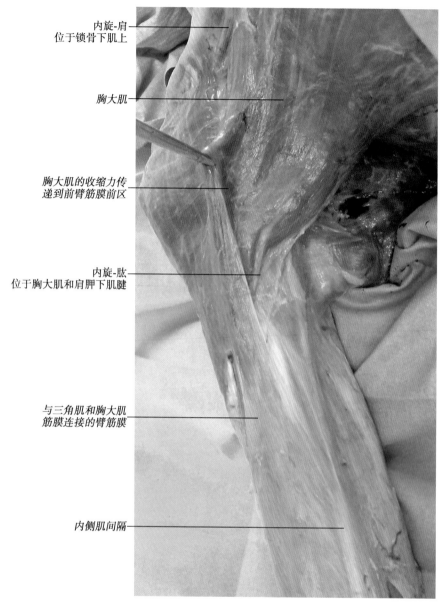

内旋-肩
位于锁骨下肌上

胸大肌

胸大肌的收缩力传
递到前臂筋膜前区

内旋-肱
位于胸大肌和肩胛下肌腱

与三角肌和胸大肌
筋膜连接的臂筋膜

内侧肌间隔

图 7-41　肩前部和上臂区的筋膜。三角肌和胸大肌被深筋膜包裹,而臂深筋膜在肱
二头肌肌外膜上方滑动

上肢内旋的 CC

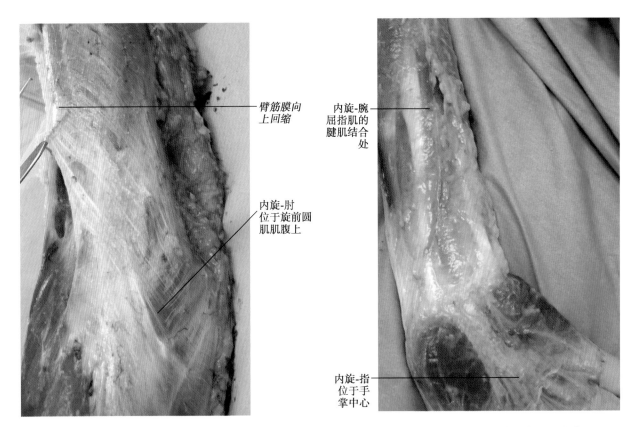

臂筋膜向上回缩

内旋-肘位于旋前圆肌肌腹上

内旋-腕屈指肌的腱肌结合处

内旋-指位于手掌中心

图 7-42　腱膜的纤维就像臂筋膜和前臂筋膜之间的一座桥梁,在筋膜下可见旋前圆肌

图 7-43　前臂筋膜、手掌筋膜及掌长肌腱膜

注意:这部分所有解剖图片来源的尸体在进行解剖之前都未经防腐和冷冻处理。

上肢内旋序列的疼痛部位和 **CP**

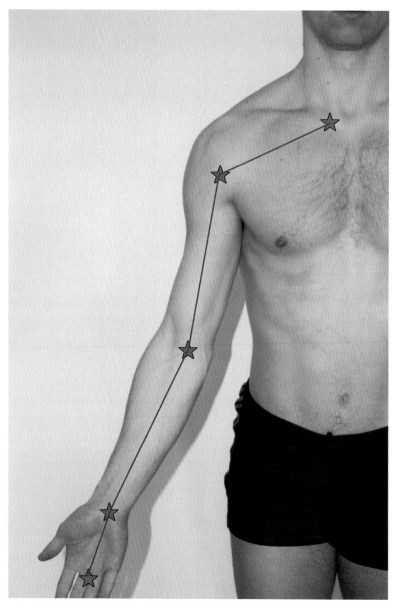

图 7-44　沿着肌筋膜内旋运动序列的牵涉痛

疼痛部位出现在关节处:胸锁关节、肩关节、肘关节、桡腕关节和指间关节。

疼痛往往在上述位置交替出现:在慢性病例中,可能出现沿整个序列(红线)出现的收缩和紧张感。

内旋-肩胛节段的肌筋膜单元

内旋-肩

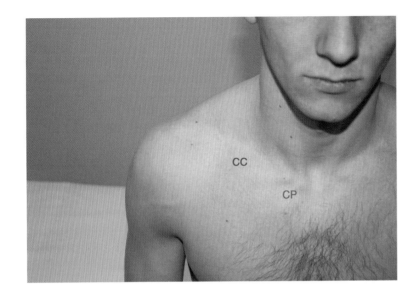

图 7-45　疼痛部位及其起源

疼痛的部位或 CP：
胸锁关节肿胀、疼痛和突出。

功能障碍的起源或 CC：
锁骨下肌从第 1 肋骨延伸到锁骨；当其筋膜发生致密化时，肌电图检查提示，该肌的张力高于正常。

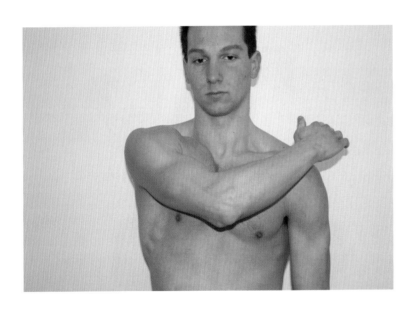

图 7-46　运动测试

请病人把手放到对侧的肩膀上，这种内旋会增加锁骨向胸骨的闭合、滑动导致的疼痛。

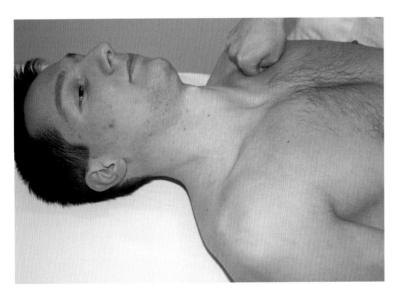

图 7-47　治疗

患者取仰卧位，治疗师把指间关节放在锁骨中段 1/3 处触诊诱发患者症状的点。筋膜手法治疗不能矫正胸锁错位，但能减轻疼痛并改善关节活动度。

内旋-肱骨节段的肌筋膜单元

内旋-肱

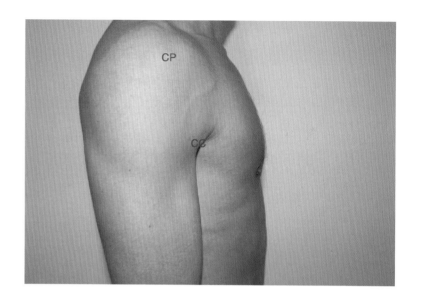

图 7-48   疼痛部位及其起源

疼痛的部位或 CP：
肩前部。

功能障碍的起源或 CC：
胸大肌、背阔肌、肩胛下肌全部参与
肩部内旋；这些矢量的中心位于它们
在肱骨附着点处的下部。

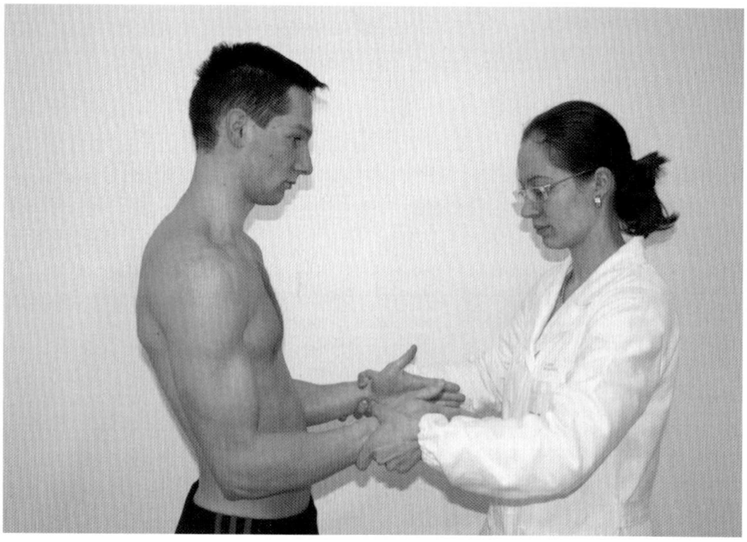

图 7-49   运动测试

患者屈曲肘关节，试图对抗前臂的阻
力内旋前臂；有时疼痛加重，也可能
发现双上肢力量的差异。

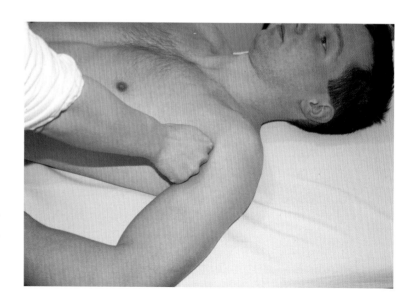

图 7-50   治疗

患者仰卧位，治疗师将指间关节或肘
部放在内旋肌腱上，在开始操作之前
探索该区域内改变最明显的位点；定
位越准确，症状改善就会越迅速。

内旋-肘节段的肌筋膜单元

内旋-肘

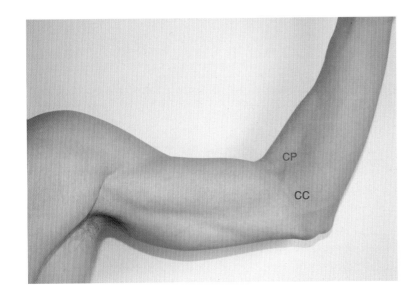

图 7-51　疼痛部位及其起源

疼痛的部位或 CP：
在肱骨内上髁疼痛，类似于内-肘筋膜单元导致的牵涉痛。

功能障碍的起源或 CC：
引发疼痛的动作（如转动钥匙）帮助鉴别涉及哪些肌筋膜单元。

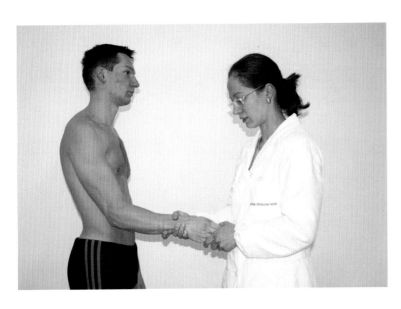

图 7-52　运动测试

请病人抗阻内旋（旋前）前臂，阻力置于前臂远端 1/3 处，以激活旋前圆肌而不是旋前方肌。

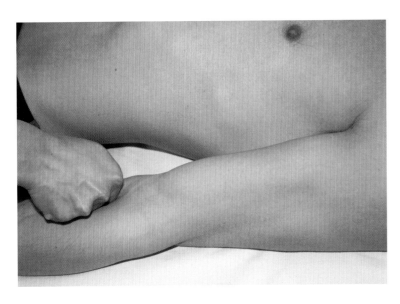

图 7-53　治疗

病人仰卧，手臂放松、放在桌上，治疗师于肘横纹下方沿着旋前圆肌触诊寻找最敏感点。

内旋-腕节段的肌筋膜单元

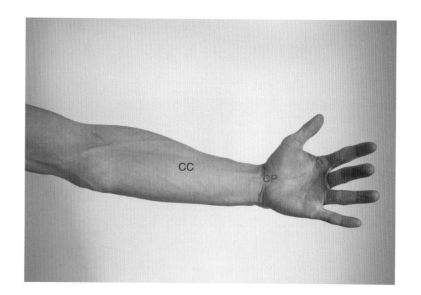

图 7-54   疼痛部位及其起源

疼痛的部位或 CP
筋膜单元功能障碍导致手指而不是
手腕的牵涉痛(针刺感,腱鞘炎)

功能障碍的起源:或 CC
指深、指浅屈肌和旋前方肌于前臂远
端 1/3 处腱肌结合,腕部旋前障碍有
可能来源于此区域。

图 7-55   运动测试

腕关节和手指的内旋动作一部分由
拇长屈肌、指屈肌驱动。在患者手内
旋的过程中施加阻力可以测试这些
肌肉的弹性。

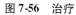

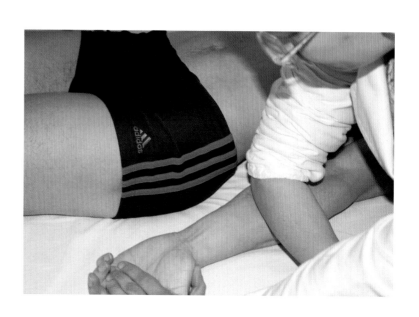

图 7-56   治疗

患者仰卧,手臂放松、放在治疗床上,
治疗师将肘部中段置于患者前臂,即
屈指肌的肌腹上,慢慢地向远端移动
直到出现手腕、手指的发麻或针刺样
疼痛。

内旋-指节段的肌筋膜单元

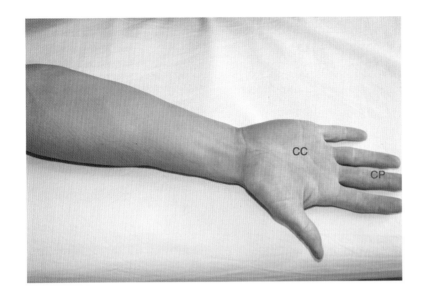

图 7-57 疼痛部位及其起源

疼痛的部位或 CP：
此筋膜单元异常的主要表现就是第 3、第 4 指的肌腱挛缩（Duputryen 挛缩）

功能障碍的起源或 CC：
由于掌腱膜筋膜的纤维化，手指保持永久性屈曲位。

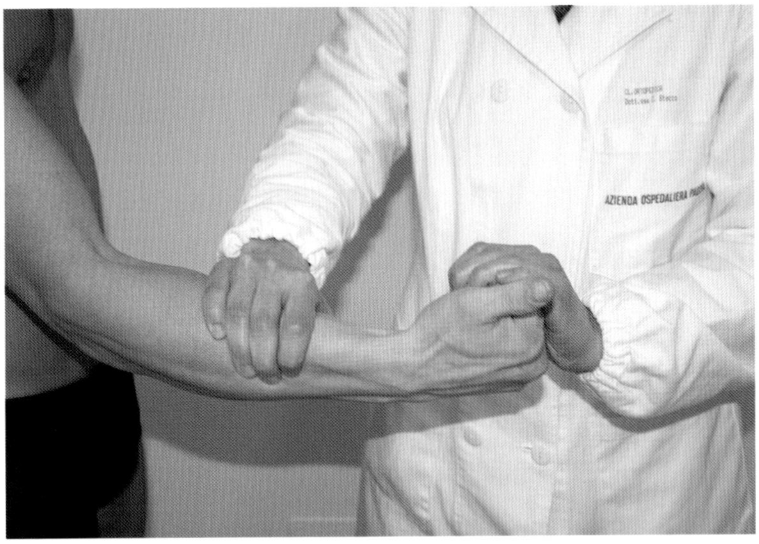

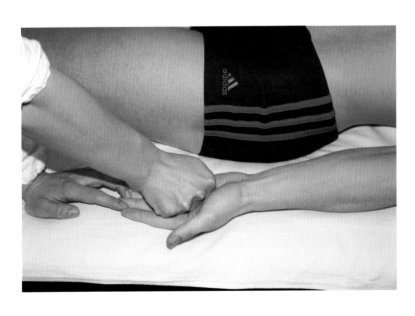

图 7-58 运动测试

由于腱挛缩，手指不能完全伸展；由于存在肌腱炎，手指不能完全屈曲。在这两种情况下掌长肌（和旋前圆肌有共同起点）的功能受限。

图 7-59 治疗

治疗师用指关节或肘关节在病人的手掌，缓慢滑动施压寻找主要阻力点；松解索条状结缔组织需要产生足够热量，因此往往需要多次治疗。

水平面失衡的治疗示例

躯干部的肌筋膜单元,在每一个空间平面,倾向于以如下方式彼此协作:

— 在冠状面,外侧运动时一侧的颈、胸、腰、骨盆的肌筋膜单元与其对侧的肌筋膜单元相互拮抗。躯干内向运动的筋膜单元对于位置异常十分敏感。外侧运动的肌筋膜单元和前向-侧向运动的融合点的肌筋膜单元成对儿发挥作用。

— 在矢状面,前和后的颈、胸、腰和骨盆的肌筋膜单元是左右成对的,即在每个节段上,右侧肌筋膜单元与左侧的同步协同起作用。

— 水平面上,协同的主动肌筋膜单元和拮抗的肌筋膜单元同步配合。在躯干向右侧旋转的过程中,右侧外旋-腰肌筋膜单元和左侧的内旋-腰肌筋膜单元被激活。肌筋膜单元可以依靠意识控制活动,比如意欲向后转会激动右侧外旋-腰肌筋膜单元,而意欲将身体左侧推向前,就会激活左侧内旋-腰部肌筋膜单元。

上述情况仅适用于正常生理状态,而在功能障碍出现后,肌筋膜单元的关联是多变的和个体化的。一个人的职业会决定这种差异性,在许多重复运动或过度使用中,某一特定肌筋膜单元相较于其他肌筋膜单元显现此种差异。同时,执行相同的重复动作的工人并不总是会出现同样的功能障碍,这是由于:

— 个人姿势因素
— 与内脏器官的健康程度相关的代谢因素
— 引发筋膜适应和改变的既往创伤性因素

很显然,标准化的治疗难以实施。

如果一个病人在旋转过程中出现腰痛,那么我们对可能涉及的 CC 点有多种假设:

— 同侧的外旋-腰(和疼痛同一侧)
— 对侧的外旋-腰(在疼痛对侧)
— 同侧的外旋-腰和内旋-腰
— 同侧的外旋-腰和对侧的内旋-腰

例(图 7-60):一个病人右侧腰痛持续 2 年,合并颈部右转时疼痛,持续一年。运动检查和触诊表明左侧内旋-颈和右侧内旋-腰的 CC 点改变。随后针对右侧内旋-腰的治疗解决了超过 50% 的症状,而针对左侧内旋-颈和右侧外旋-颈的治疗又改善了剩下的 25% 的症状。

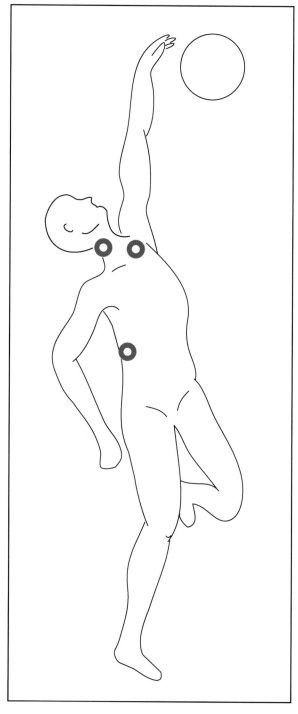

图 7-60   水平面上 CC 点的相互联系

如何在评估表上记录数据	如何记录治疗要点
腰-内旋 右侧 2 年*,颈-外旋 右侧 1 年*	内旋-右侧++,内旋-颈 左侧,外旋-颈 右侧+

第 8 章
外旋运动的肌筋膜序列

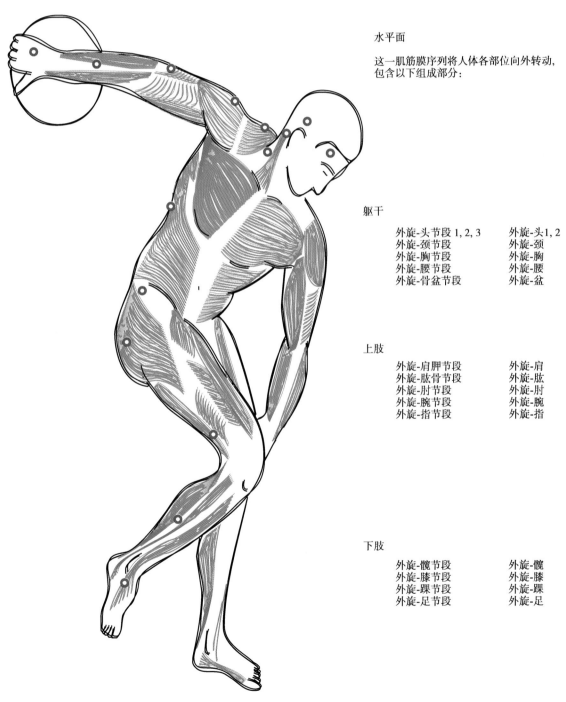

水平面

这一肌筋膜序列将人体各部位向外转动，
包含以下组成部分：

躯干

外旋-头节段 1, 2, 3	外旋-头1, 2
外旋-颈节段	外旋-颈
外旋-胸节段	外旋-胸
外旋-腰节段	外旋-腰
外旋-骨盆节段	外旋-盆

上肢

外旋-肩胛节段	外旋-肩
外旋-肱骨节段	外旋-肱
外旋-肘节段	外旋-肘
外旋-腕节段	外旋-腕
外旋-指节段	外旋-指

下肢

外旋-髋节段	外旋-髋
外旋-膝节段	外旋-膝
外旋-踝节段	外旋-踝
外旋-足节段	外旋-足

图 8-1　外旋序列的 CC 点

头颈部外旋的协调中心（CC点）

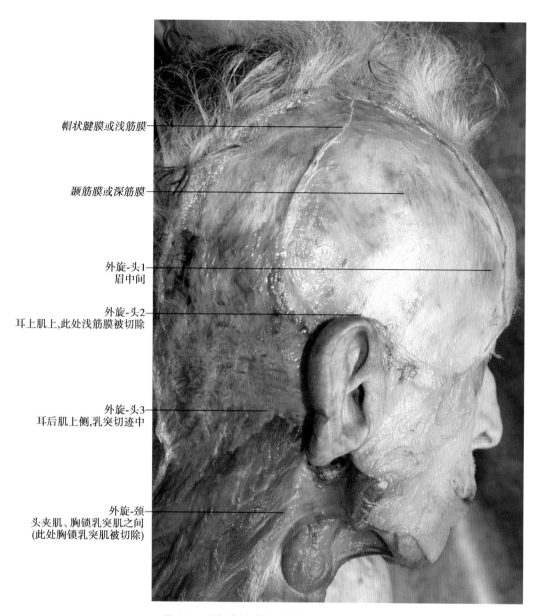

帽状腱膜或浅筋膜

颞筋膜或深筋膜

外旋-头1
眉中间

外旋-头2
耳上肌上,此处浅筋膜被切除

外旋-头3
耳后肌上侧,乳突切迹中

外旋-颈
头夹肌、胸锁乳突肌之间
(此处胸锁乳突肌被切除)

图8-2 头部浅筋膜与深筋膜;颈部肌外膜

躯干外旋运动的协调中心

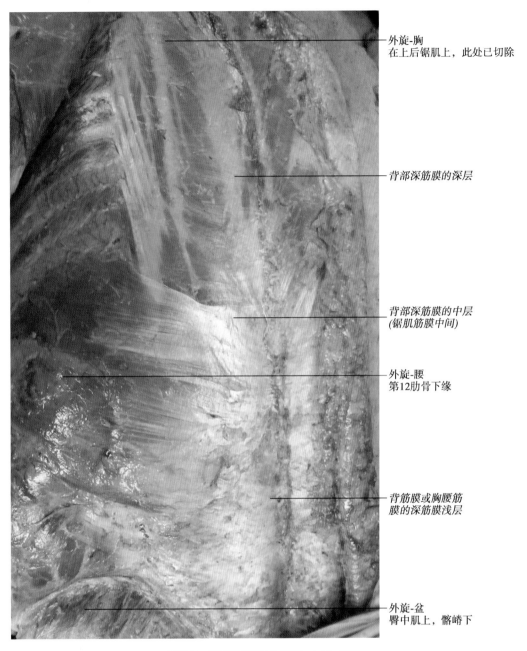

外旋-胸
在上后锯肌上，此处已切除

背部深筋膜的深层

背部深筋膜的中层
(锯肌筋膜中间)

外旋-腰
第12肋骨下缘

背筋膜或胸腰筋
膜的深筋膜浅层

外旋-盆
臀中肌上，髂嵴下

图 8-3　背部深筋膜的深层、中层、浅层

头部及躯干外旋运动序列的 **CP** 及疼痛部位

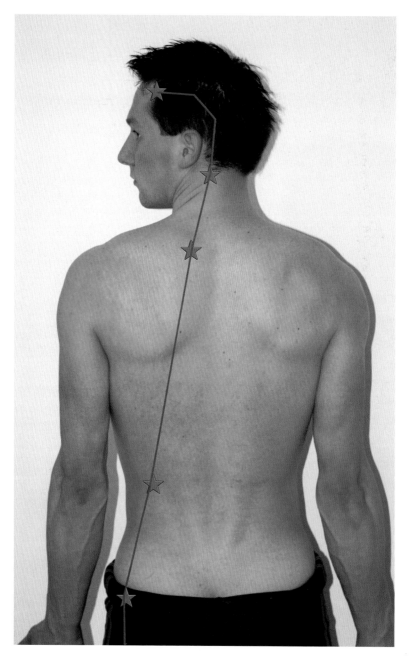

图 8-4　沿着外旋运动序列的牵涉性疼痛位点分布

该序列的感知中心位于躯干后-外侧筋膜。当躯体向后旋转时,这些筋膜受到拉伸,本体感觉传入大脑;如果这些筋膜致密化,运动时内嵌的受体接收到非生理性的牵引,引起颈部(斜颈)、背部(背痛)和腰部疼痛(下腰痛)。

外旋-头 1 的肌筋膜单元

外旋-头 1

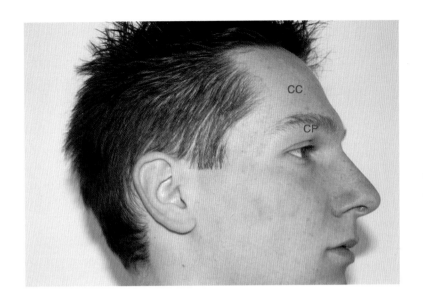

图 8-5　疼痛部位及其来源

疼痛部位或 CP（感知中心）：
头痛，难以睁大眼睛或转动眼球。

功能障碍的起源或 CC（协调中心）：
如果这些眼部不适由上斜肌引起，可
以推拿上眼眶上方区域的筋膜止点。

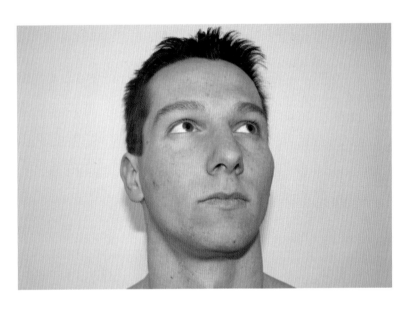

图 8-6　运动测试

请患者向上、向左、向右看，注意两眼
的区别。

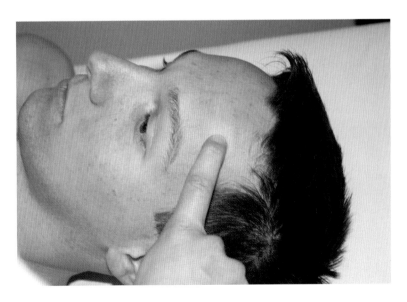

图 8-7　治疗

患者仰卧位，治疗师在前额区域触
诊，即眉毛外侧正上方，用指尖感知
组织的变化。对两侧 cc 点进行触诊
比较是有效方法。

外旋-头 2 的肌筋膜单元

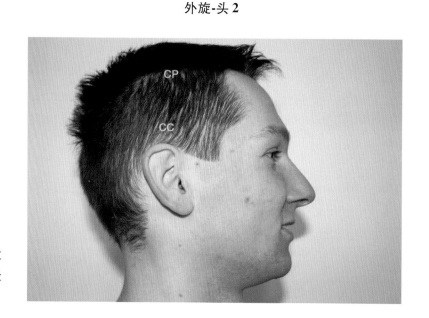

图8-8 疼痛部位及其来源

疼痛部位或 CP：
头皮过敏，偏头痛伴有灼热感，头痛。

功能障碍起源或 CC：
耳上肌的痉挛传递到其嵌入的帽状腱膜上。这导致对帽状腱膜中神经末梢的不规则牵引。

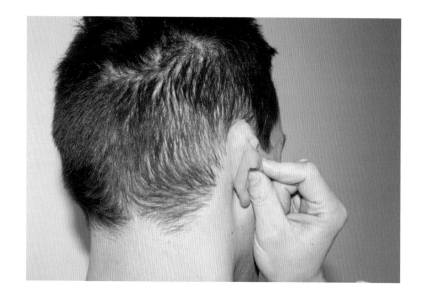

图8-9 运动测试

很少有人能主动活动耳肌，因此这里采用被动的运动验证方法，即通过向下拉伸耳轮，上方的耳肌被拉长，有时会伴有疼痛或异常感觉加剧。

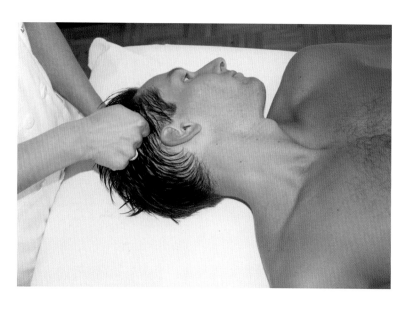

图8-10 治疗

患者仰卧，头转向对侧，治疗师用指尖触诊患者耳上方有症状区域。鉴于该区域属浅层，轻微的压力即可。

外旋-头 3 的肌筋膜单元　　　　　　外旋-头 3

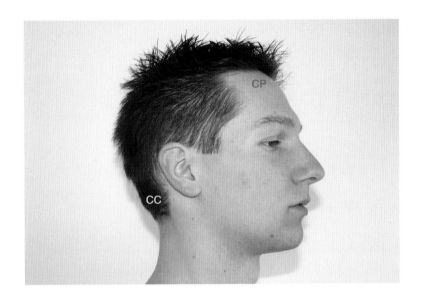

图 8-11　疼痛部位及其来源

疼痛部位或 CP：
从颈部区域延伸至前额的头痛,有时会延伸至牙齿,伴眩晕、耳鸣。

功能障碍起源或 CC：
颈部肌肉的牵张力与耳后肌牵张力汇聚于乳突区。

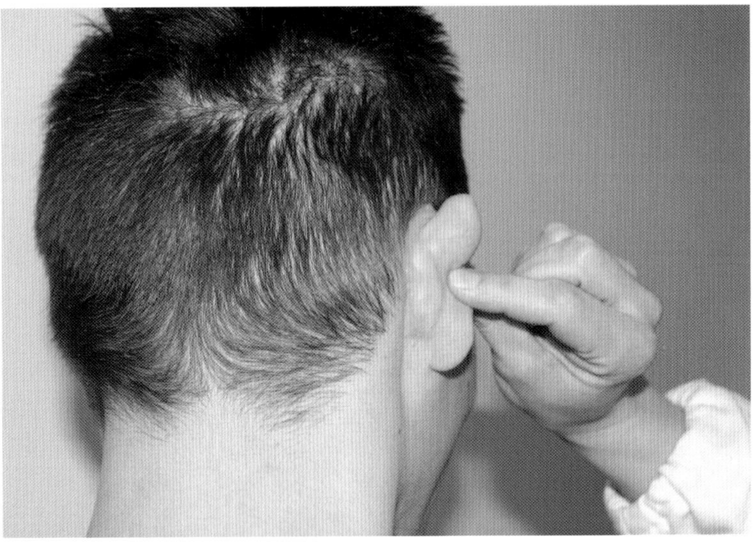

图 8-12　运动测试

通常头与颈的疼痛相互联系,因此对颈部的运动测试会影响到头部的协调中心。如果疼痛只存在于头部,则可通过向前拉伸耳轮对耳后肌进行验证。需要注意,验证时要对左右耳的耳后肌进行对比。

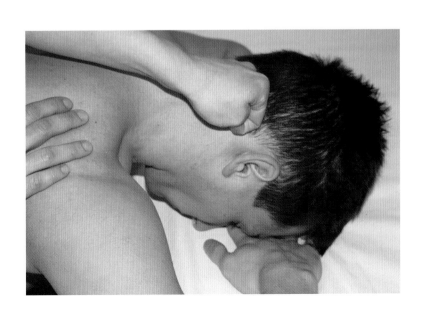

图 8-13　治疗

患者取坐位,头置于在手上,治疗师将指间关节置于乳突切迹区,触诊肌筋膜单元最致密的点,该点大致位于枕大神经附近。

外旋-颈的肌筋膜单元

外旋-颈

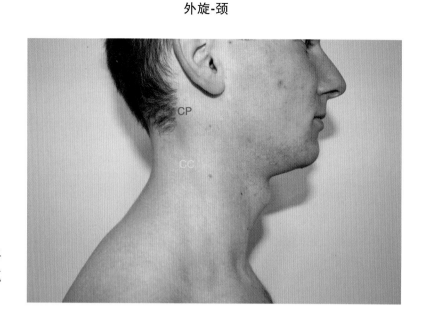

图 8-14　疼痛部位及其来源

疼痛部位或 CP：
颈痛、肩痛、头痛和喉咙痛。

功能障碍起源或 CC 点：
若为急性疼痛，止痛痉挛可导致斜颈；若为慢性疼痛，可见颈部运动范围受限以避免刺激神经末梢。

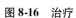

图 8-15　运动测试

令患者左右旋转头部，并告知更痛的是哪一侧；在适当时候，治疗师可以施加被动的力来克服可能掩盖问题的运动受限或僵硬。

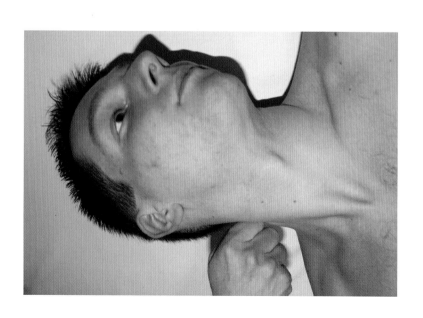

图 8-16　治疗

患者仰卧，头转向对侧；治疗师将指间关节置于第 2 和第 3 横突上，这里是肩胛提肌的止点，松解该点直至感觉此处组织发生变化。

外旋-颈

外旋-胸部的肌筋膜单元

外旋-胸

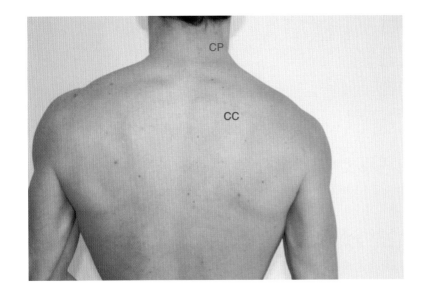

图 8-17　疼痛部位及其来源

疼痛部位或 CP：
颈根部疼痛，颈部锐痛，肩胛间阻滞感并伴有呼吸困难。

功能障碍起源或 CC 点：
若病变仅发生于上后锯肌筋膜，则疼痛局限于患处。如果失衡，沿同侧夹肌延伸，则疼痛延伸至颈部。

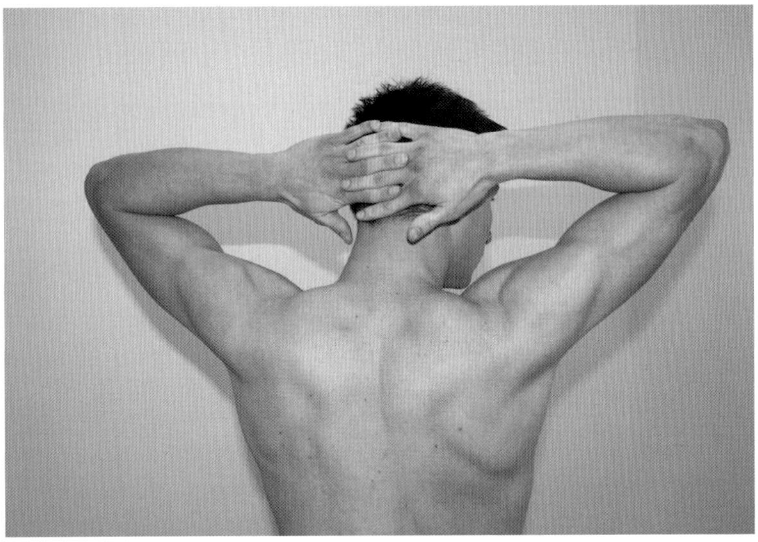

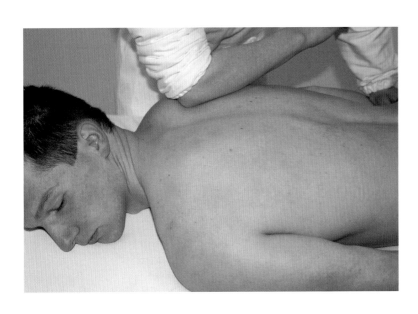

图 8-18　运动测试

请患者双手置于脑后，左右旋转躯干。也可以对这个肌筋膜单元进行被动测试：治疗师一只手旋转并牵伸患者的颈部，同时另一只手阻止同侧肩部移动。

图 8-19　治疗

患者俯卧，治疗师用肘抵住肩胛骨内侧缘，即肩胛冈末端，治疗牵涉痛的部位。一旦局部疼痛减弱，用指间关节检查筋膜组织，力度渗透于不同肌层。

外旋-腰的肌筋膜单元

外旋-腰

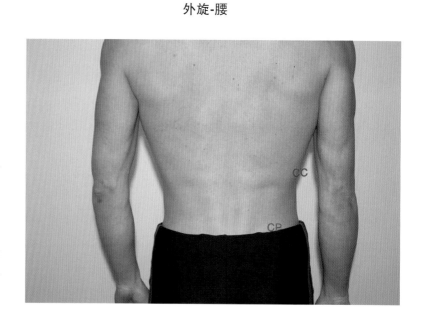

图 8-20　疼痛部位及其来源

疼痛部位或 CP：
疼痛位于同侧臀部区域，有时在侧面或腹股沟区

功能障碍起源或 CC 点：
腰部两侧的腹斜肌和腰方肌止于第12 肋骨下缘，筋膜致密化位置不同会引起不同的牵涉痛模式。

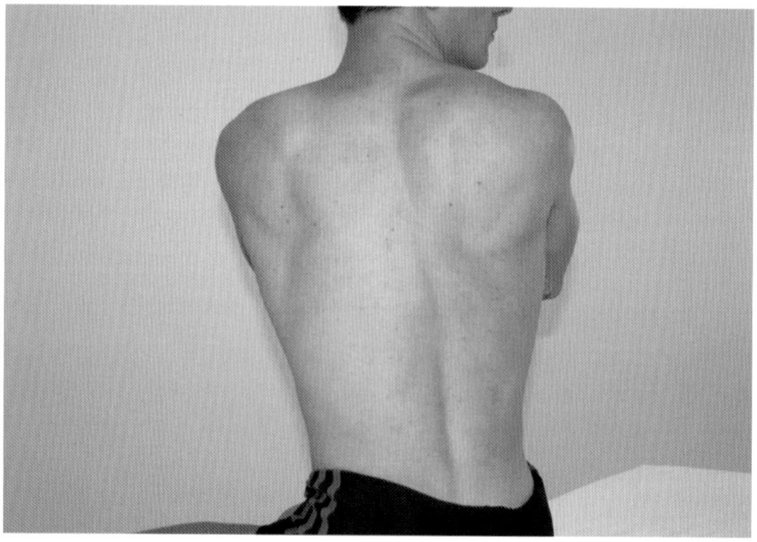

图 8-21　运动测试

令患者坐于治疗床上，双臂交叉，左右旋转躯干，这种体位易于将扭转集中于腰区。应避免站立位测试，因为这种体位存在代偿性运动（腿、骨盆转动）。

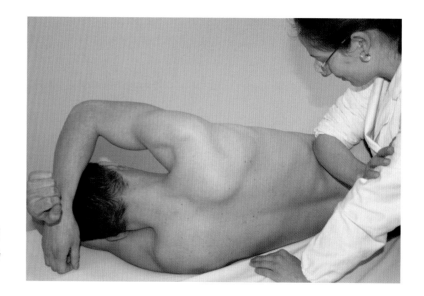

图 8-22　治疗

患者背对治疗师侧卧，筋膜治疗师用肘抵住其第 12 肋下缘，向肋骨末端移动以寻找致密的区域。

外旋-腰

外旋-骨盆的肌筋膜单元

外旋-盆

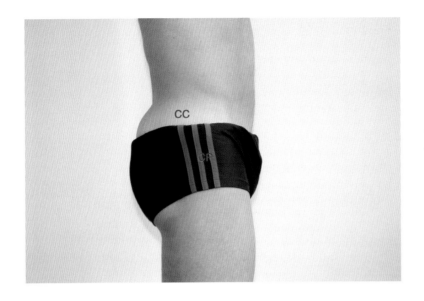

图 8-23　疼痛部位及其来源

疼痛部位或 CP：
骶髂关节疼痛,有时疼痛向下延伸至下肢后外侧区。

功能障碍起源或 CC 点：
臀中肌筋膜的改变可引起骨盆转动失调,而后刺激骶髂韧带,可能会形成大腿后侧肌群的代偿性张力。

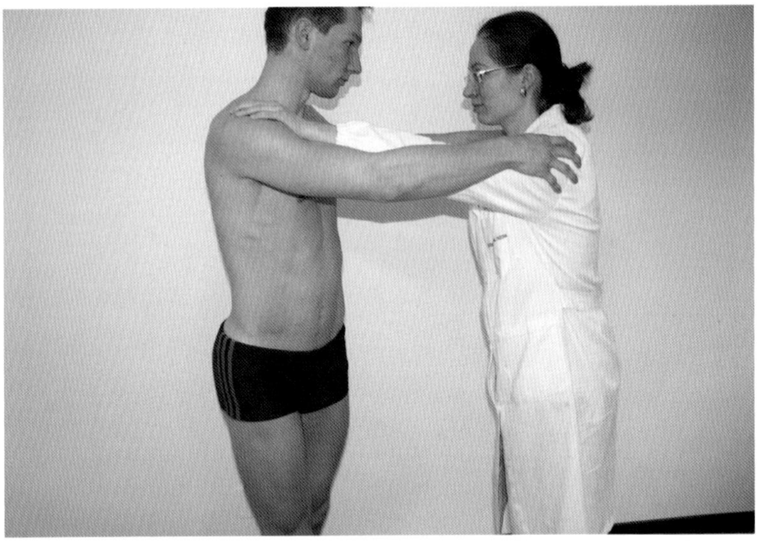

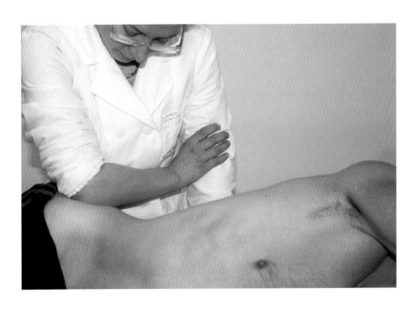

图 8-24　运动测试

治疗师抓住患者肩部,请患者每次向前移动一侧髂嵴,两侧交替进行。被带动的一侧骨盆向后转动时,骶骨或沿着大腿可能会感到疼痛。

图 8-25　治疗

患者背对治疗师侧卧,治疗师将肘抵在臀中肌筋膜上,此位置正好位于髂嵴顶点下方;患者可在骶骨、大腿或腹股沟的区域感受到上述疼痛。治疗师应注意如何使用身体的部分重量,以便对这类十分致密的筋膜进行操作。

下肢外旋运动的 CC

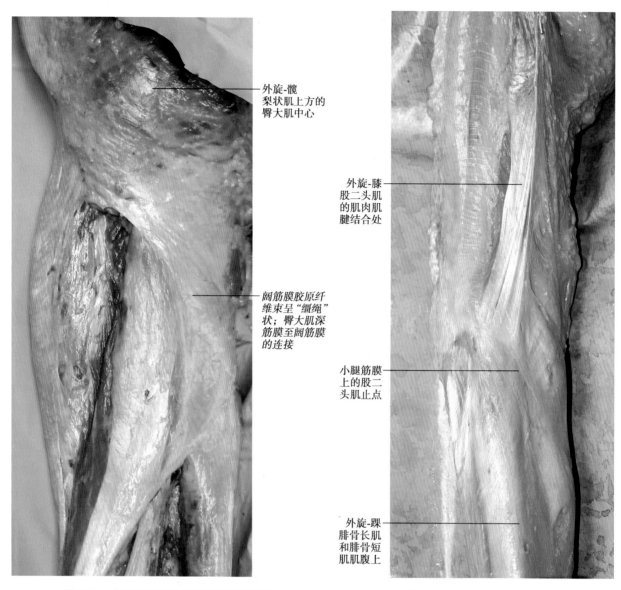

外旋-髋
梨状肌上方的
臀大肌中心

阔筋膜胶原纤
维束呈"缰绳"
状；臀大肌深
筋膜至阔筋膜
的连接

外旋-膝
股二头肌
的肌肉肌
腱结合处

小腿筋膜
上的股二
头肌止点

外旋-踝
腓骨长肌
和腓骨短
肌肌腹上

图 8-26　大腿后侧区域的深筋膜（肌外膜）　　　　图 8-27　膝和腿侧区深筋膜

踝和足外旋的 CC

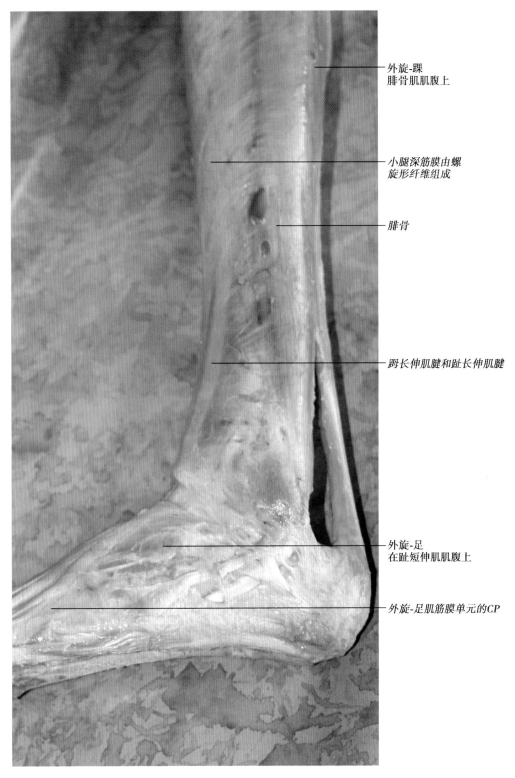

外旋-踝
腓骨肌肌腹上

小腿深筋膜由螺
旋形纤维组成

腓骨

踇长伸肌腱和趾长伸肌腱

外旋-足
在趾短伸肌肌腹上

外旋-足肌筋膜单元的CP

图 8-28　足外侧深筋膜。部分趾短伸肌起于十字韧带,进而和腓骨肌相连续

下肢外旋序列的感知中心及 CP

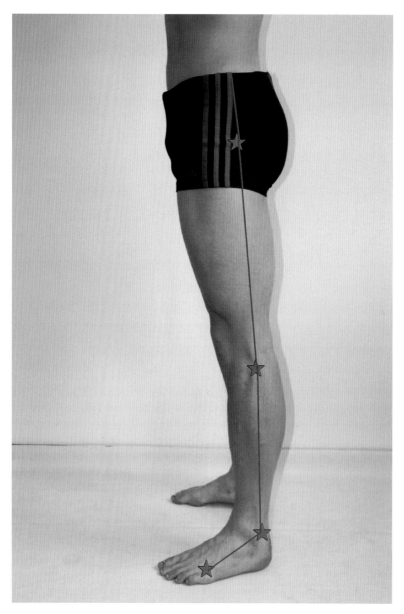

图 8-29   沿着肌筋膜外旋运动序列的牵涉痛

　　髋、膝、踝、足的外旋协调中心的疼痛部位位于相应关节后-外侧区域。疼痛沿这些关节的连线排列,通常被不恰当地称为"坐骨神经痛"。

外旋-髋的肌筋膜单元

外旋-髋

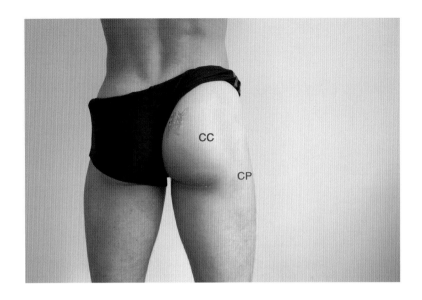

图 8-30 疼痛部位及其来源

疼痛部位或 CP：
髋关节痛或臀部前外侧弥漫性疼痛，坐骨神经痛。

功能障碍起源或 CC：
臀大肌下方是小的髋关节外旋肌群；如果连接这些肌肉的筋膜无法滑动，不协调运动就会产生，引起关节紊乱。

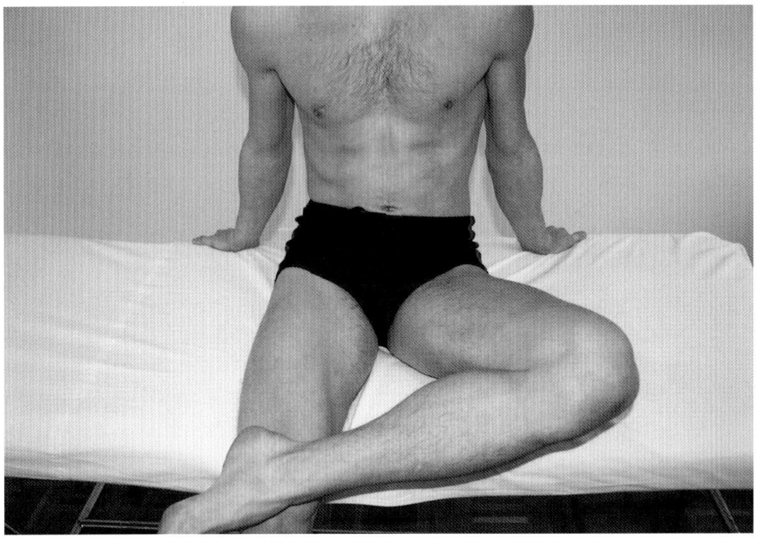

图 8-31 运动测试

患者坐于治疗床上，将一只脚置于另侧腿的膝上，交换方向做相同动作，验证髋关节外旋程度是否一致，并注意屈膝时双膝与床的距离是否一致。

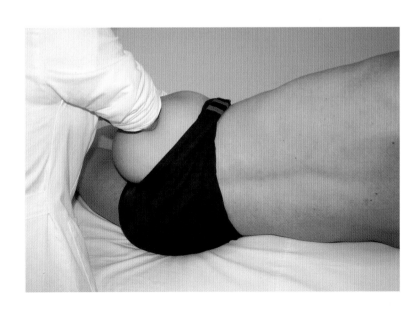

图 8-32 治疗

患者背对治疗师侧卧，治疗师将肘置于股骨大转子与骶骨之间，变换力度找到病变最明显的点操作直至其消失。

外旋-膝的肌筋膜单元

外旋-膝

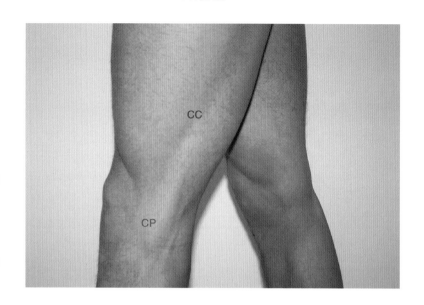

图8-33　疼痛部位及其来源

疼痛部位或CP：
疼痛（有时伴有烧灼感）位于腓骨头
或膝关节旁。

功能障碍起源或CC：
股二头肌止于腓骨头，由于肌外膜的
纤维化，其张力增大。

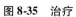

图8-34　运动测试

令患者下蹲，如果胫骨髁旋转不足，
则这个动作无法完成，或可引起腿外
侧的强烈疼痛。

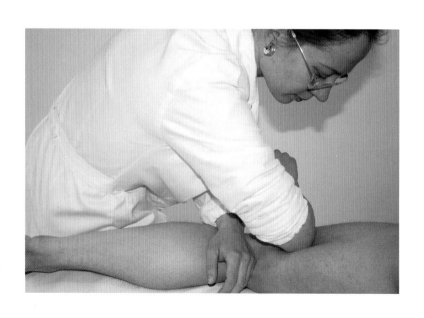

图8-35　治疗

患者俯卧，膝关节弯曲，治疗师将肘
抵在股二头肌肌腹远侧1/3处。治
疗开始前，先触诊查找上述引起膝痛
的点。

外旋-踝的肌筋膜单元

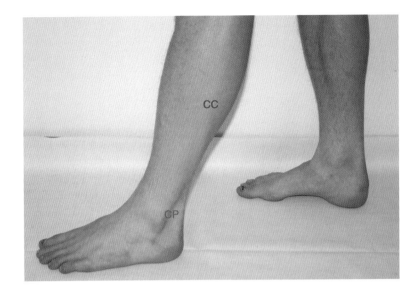

图 8-36　疼痛部位及其来源

疼痛部位或 CP：
腓骨肌腱鞘炎或伴有创伤后痛性肌萎缩的踝关节疼痛。

功能障碍起源或 CC：
踝关节扭伤,常累及腓侧肌筋膜,但小腿中部无痛感,可见踝关节功能障碍。

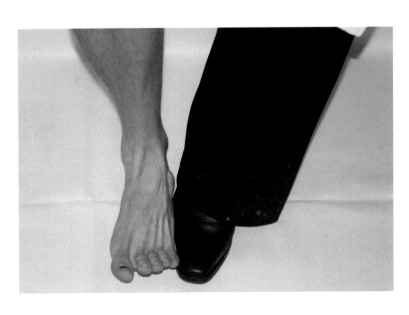

图 8-37　运动验证

请患者外旋足部,对抗外部阻力;如果腓骨肌腱发炎则运动受阻,但如果踝关节疼痛源于伸肌,则做此运动时患者不会感到疼痛。

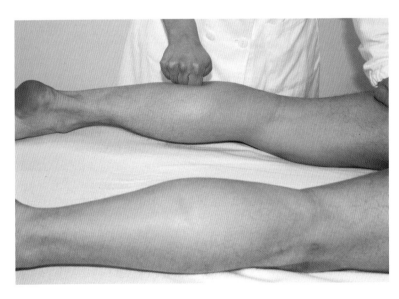

图 8-38　治疗

患者俯卧,治疗师用指间关节或肘关节在小腿中部腓骨后侧,正对腓侧肌的肌腹,对这个点以及该运动序列上的其他点行手法治疗。

外旋-足的肌筋膜单元

外旋-足

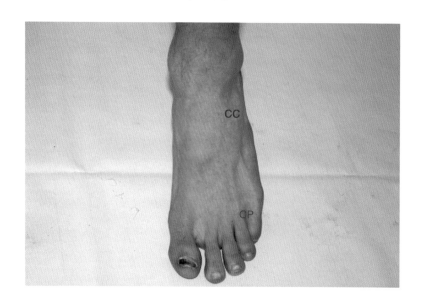

图 8-39   疼痛部位及其来源

疼痛部位或 CP：
第 4、第 5 足趾疼痛和变形，两足趾间结茧。

功能障碍起源或 CC：
趾短伸肌的肌肉调节趾长伸肌的运动，如果缺乏精细运动，则足趾间不规则的摩擦会导致结茧。

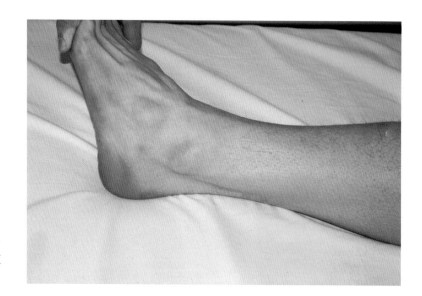

图 8-40   运动测试

请患者对抗人为阻力向外转动脚趾，如图所示，此测试会引起趾短伸肌收缩，使之呈囊肿样外观。

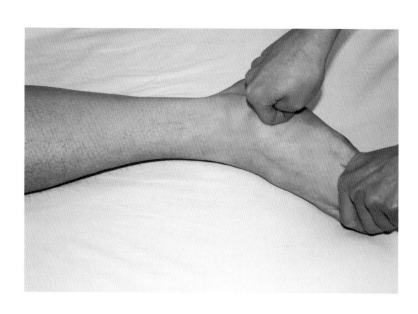

图 8-41   治疗

患者将足内侧置于床上，治疗师将指关节放在趾短伸肌上，依据患者的感受对发生变化的点进行触诊。

上肢外旋运动的 CC

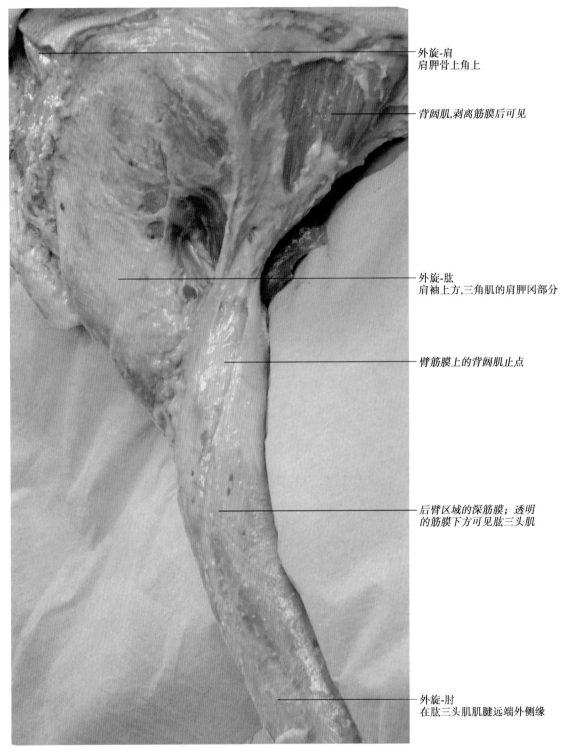

外旋-肩
肩胛骨上角上

背阔肌,剥离筋膜后可见

外旋-肱
肩袖上方,三角肌的肩胛冈部分

臂筋膜上的背阔肌止点

后臂区域的深筋膜；透明
的筋膜下方可见肱三头肌

外旋-肘
在肱三头肌肌腱远端外侧缘

图 8-42　肩和手臂后侧深筋膜

上肢外旋运动的 CC

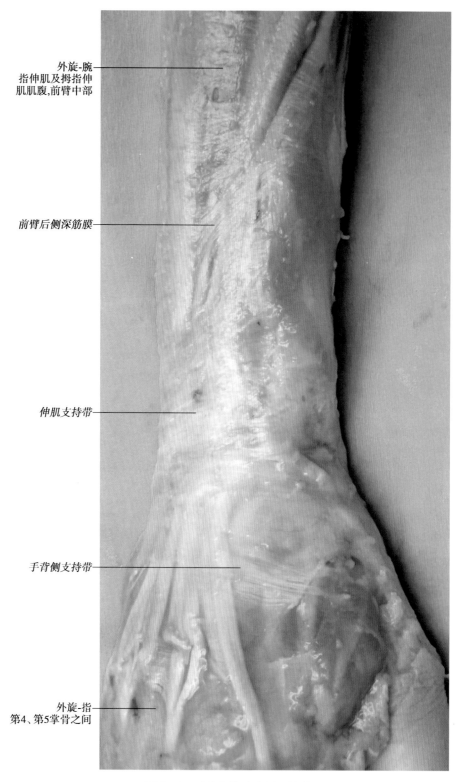

外旋-腕
指伸肌及拇指伸
肌肌腹,前臂中部

前臂后侧深筋膜

伸肌支持带

手背侧支持带

外旋-指
第4、第5掌骨之间

图 8-43　手背和前臂背侧深筋膜

上肢外旋运动序列的疼痛部位及 **CP**

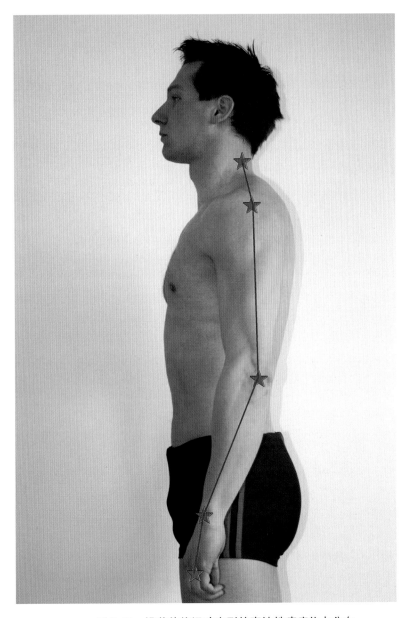

图 8-44　沿着外旋运动序列的牵涉性疼痛位点分布

　　红色星号表示外旋运动肌筋膜单元的疼痛部位,但失衡却常会显现于拮抗的肌筋膜单元感知中心(内旋)。此外外旋序列还具有与外向运动序列相似的分布。为了能在各种变化中加以辨别,需要治疗前进行运动测试。

外旋-肩的肌筋膜单元

外旋-肩

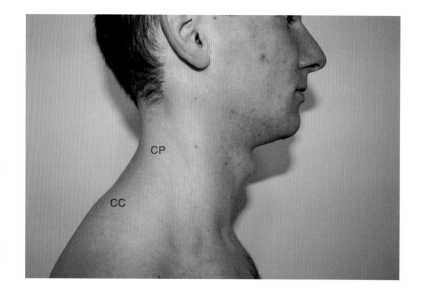

图 8-45   疼痛部位及其来源

疼痛部位或 CP：
颈痛、肩胛、肩膀；疼痛从颈部延伸至手臂。

功能障碍起源或 CC 点：
肩胛提肌筋膜纤维化，导致肩外旋运动时颈部、肩胛骨和肱骨运动不协调。

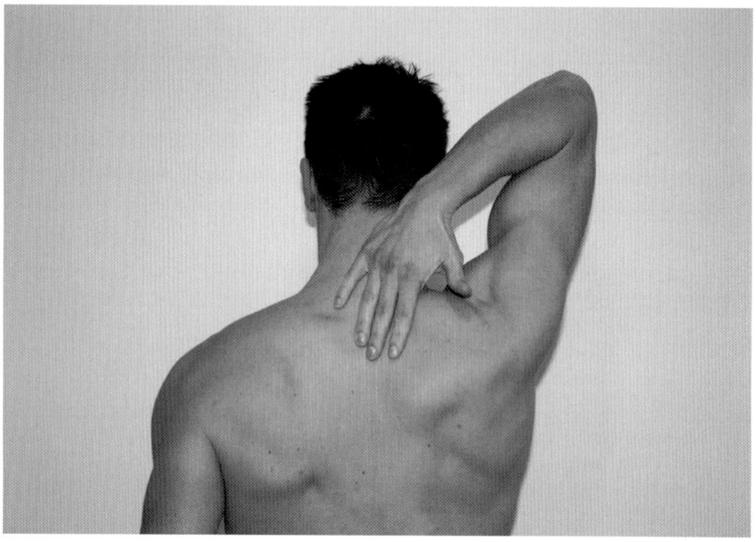

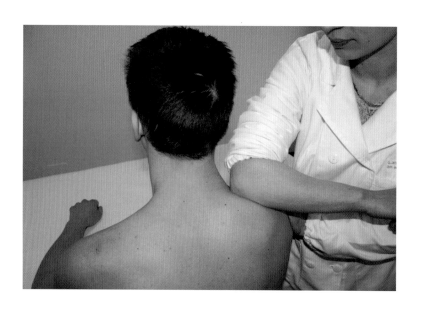

图 8-46   运动测试

令患者每次单手越过头触摸胸椎，即使患者声称两侧感觉相同，也要注意观察其双手能够到达的水平。

图 8-47   治疗

患者取坐位，治疗师将肘置于斜方肌后侧区域，即肩胛骨上角上方。有时该治疗点在肩胛提肌远端上缘，更接近头端。

外旋-肱的肌筋膜单元

外旋-肱

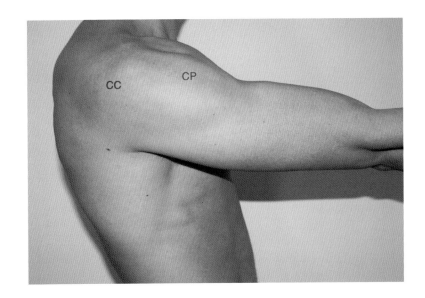

图 8-48　疼痛部位及其来源

疼痛部位或 CP：
疼痛部位通常位于肱盂关节区附近。

功能障碍起源或 CC：
除询问疼痛部位外，询问哪种运动最疼痛也有助于追踪病因，例如患者无法够到车内的安全带（肩外旋时）。

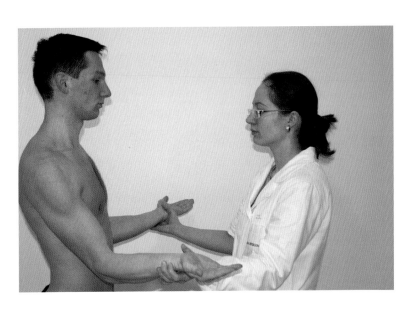

图 8-49　运动测试

请患者伸展双臂，对抗前臂的阻力。有时该运动不会引起疼痛，但可明显感受到两侧上肢力量的不同。

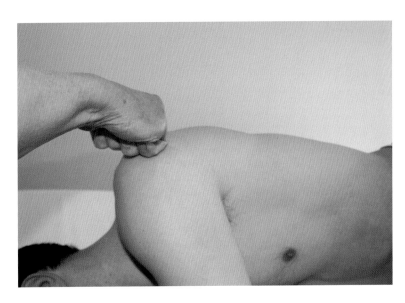

图 8-50　治疗

患者健侧侧卧，治疗师将肘关节或指关节置于肩袖背侧，根据患者感觉，触诊引起症状的部位。

外旋-肘的肌筋膜单元

外旋-肘

图 8-51　疼痛部位及其来源

疼痛部位或 CP：
疼痛位于桡骨头或外上髁附近。

功能障碍起源或 CC：
能使这种"上髁炎"状疾病加剧的不
是提重物（见外-肘），而是上肢的转
动（旋后肌和肱桡肌）。

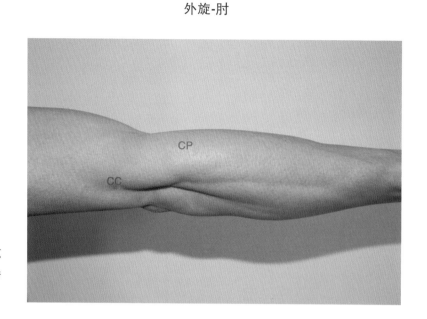

图 8-52　运动验证

请患者对抗阻力，从手掌旋前位旋转
前臂使掌心向上。有时也可用其他
的运动验证，但为了确认治疗部位以
及比较治疗前后的疗效，在治疗前找
出疼痛和无力部位十分重要。

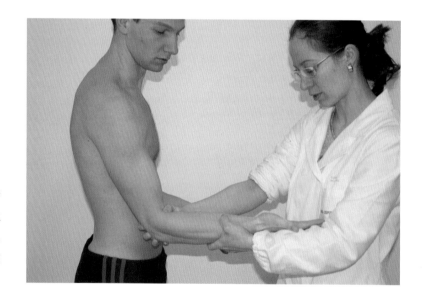

图 8-53　治疗

患者俯卧，双臂置于体侧，治疗师将
指关节置于患者的肱三头肌肌腱，触
诊筋膜和外侧肌间隔（旋后肌和肱桡
肌起始处）较为致密的点。

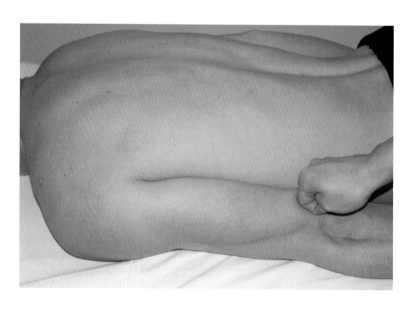

外旋-腕的肌筋膜单元

外旋-腕

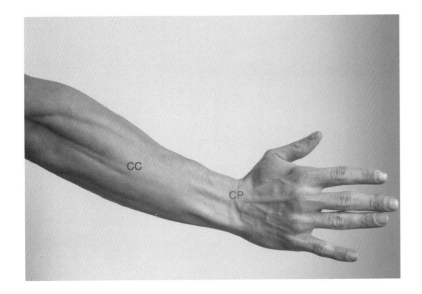

图 8-54　疼痛部位及其来源

疼痛部位或 CP：
伸指肌腱囊肿，手腕伸展-外旋时疼痛。

功能障碍起源或 CC：
指长伸肌、拇长伸肌参与手腕外旋，在肌腹上的手法旨在改善肌腱病变，失衡代偿有时会形成囊肿。

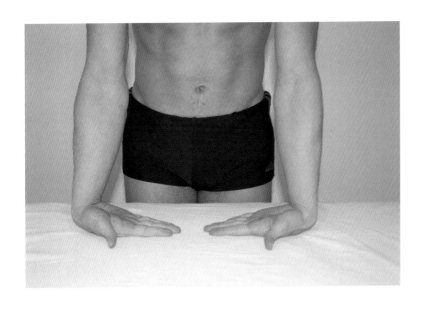

图 8-55　运动测试

请患者外旋手腕对抗阻力，或把手背抵在诊疗床上，指出哪条肌腱更疼痛；有时是指伸肌和拇伸肌肌腱（外旋），有时是尺侧伸肌腱（后）或桡侧伸肌腱（外）。

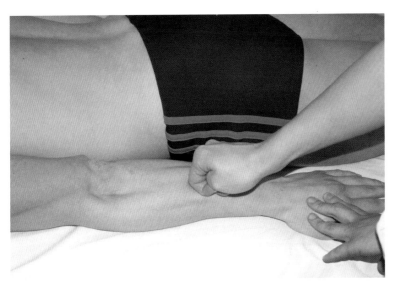

图 8-56　治疗

患者俯卧，手掌置于床面；治疗师用指间关节或肘置于前臂中部，即伸肌肌腹之上；如果患者无法忍受这种诊疗姿势，也可将手臂置于头顶。

外旋-指的肌筋膜单元   **外旋-指**

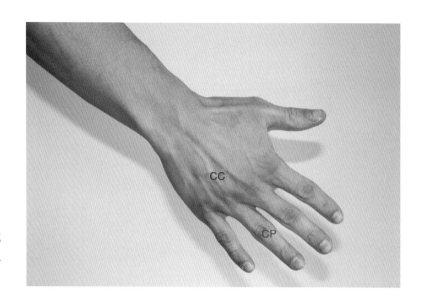

图8-57   疼痛部位及其来源

疼痛部位或CP：
手指僵硬，指间关节结节，手指精细
动作受限。

功能障碍起源或CC点：
手指运动由更有力的前臂肌群和手部
小肌群的协调作用共同驱动，要对外
旋-指和外旋-腕的CC点进行治疗。

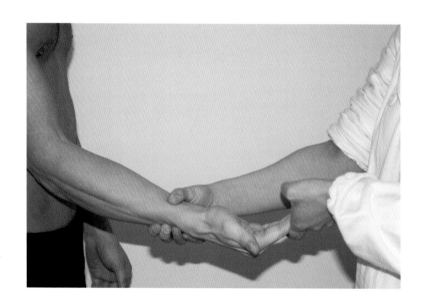

图8-58   运动测试

请患者分开手指，同时外旋手腕，有
时可观察到手指伸展不充分。

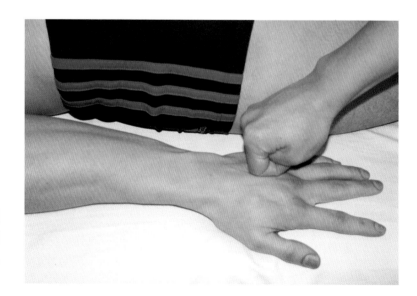

图8-59   治疗

患者俯卧，手臂置于体侧；治疗师用
指间关节在第4和第5手指背侧筋
膜，或第3和第4掌骨；当此点消除，
即可验证此前引起疼痛的运动。

水平面失衡的治疗案例

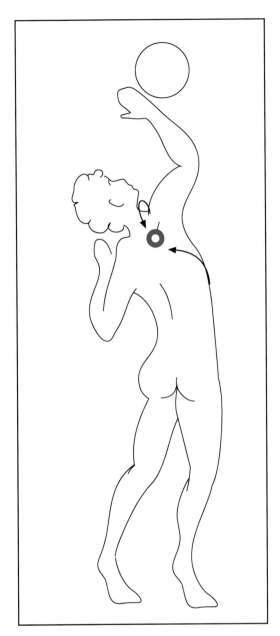

图 8-60　后-胸的感知中心是一个常见反射区

Dr. Janet Travell 指出,内脏功能障碍这种间接刺激可激活激痛点,常见于相应器官的运动区域,此区域存在筋膜锚定点。

因此,我们可以对任何特定疼痛的起因有不同假设。下面我们以右肩胛痛为例(图 8-60):

— 最简单的情况,疼痛可能与胸部外旋肌筋膜单元的感知中心有关。如果是这样,那么可以用运动测试确认第一种假设。

— 这一疼痛可能是由于臂丛神经受压(C5),特别是连接上后锯肌的神经近端受压。在这种情况下,建议对前-外-肩 1(an-la-sc 1)的 CF 点进行治疗。

— 如果疼痛延伸到肩胛骨下,则可推测胸长神经(C7)受压,建议对前-外-肩-2(an-la-sc 2)的 CF 点进行治疗。

— 如果任何运动测试中肩胛间疼痛都不加重,则可以推测为内部筋膜代偿性紧张。在这种情况下,有必要询问病人是否患有反流性食管炎,如有则推荐对前-内-胸的 CF 点进行治疗。

筋膜系统结构知识有助于我们理解身体结构的复杂性。

临床病例:患者自述其左侧肩胛间疼痛,近 5 天夜间尤其剧烈。

这些症状可能会使我们考虑各类病症:

— 由内部器官引起的反射痛:食管炎、心脏紊乱、肺肿瘤。

— 神经压迫:臂丛神经不适或感觉异常。

— 肌筋膜阻塞。

如果胸部旋转使症状和疼痛加重,外旋-胸的治疗有实质性进展(++),就可以推断出这是一个肌筋膜问题。在未得到改善的情况下,我们应该把病人交给医生做进一步诊断。大量情况已经确定,如果疼痛是由结构性疾病而不是功能失调引起的,那么筋膜操作既不能缓解疼痛,也不能掩盖问题。

如何在评估表上记录数据	如何记录治疗要点
胸　外旋　左侧　5 天<晚上 ***	外旋-胸 左侧++

第二部分

融 合 中 心

第 9 章
筋 膜 松 动

在本书的第一部分,已介绍了筋膜手法,也即对深筋膜及其在肌肉内的延伸(肌外膜、肌束膜和肌内膜)的操作。

第二部分将对筋膜松动(mobilisation),特别是对深筋膜在关节周围的延伸部分(支持带、隔膜、韧带)的松动进行说明。

筋膜手法以协调中心(CC 点)为对象,这些 CC 点是肌力向量聚集在深筋膜上的明确点位,参与协调单向性、节段性运动。

筋膜松动作用于融合中心(CF 点),这些 CF 点是多个肌筋膜单元或肌肉力量聚集的较广泛的区域或位点,参与协调复杂运动。

复杂运动由发生在两个平面之间的运动组成,也就是说,复杂运动并不仅限于一个平面。

本章中,我们将对单节段复杂运动(A. 运动组合 Motor scheme)以及多节段复杂运动(B. 整体运动)中筋膜的协调作用进行分析。

A 单节段性运动组合的筋膜控制

在基本原理部分,我们已讨论了躯干大肌群的肌腱如何延伸至肢体深筋膜的问题。

在本章,我们将逆向考察,也就是考察腕踝支持带的胶原纤维在近端如何与前臂及腿的深筋膜相连续[1]。

在肌筋膜序列中,头部感觉器官(前庭器官、眼)和躯干姿势(颈紧张反射)一起决定了肢位位置。

基于肌筋膜螺旋,我们认为肢体有意的行为变化决定了整体姿势的调节。换言之,支持带的胶原纤维和四肢深筋膜之间的连接,使肢体的位置与手脚姿势的变化发生同步响应。

如果深筋膜仅有的作用是包裹和约束肌肉,那么深筋膜为何会延伸到肌肉本身和所有纤维连接(CC)? 这也就无从解释了。

同样,如果支持带的作用仅仅是限制肌腱,那么支持带延伸至筋膜内(CF)也无法理解[2]。

支持带纤维根据起自手足的肌肉牵张力进行排列。实际上,大鱼际肌和小鱼际肌、足部短伸肌及足部短展肌等肌肉均起始于这些支持带(图 9-1)。

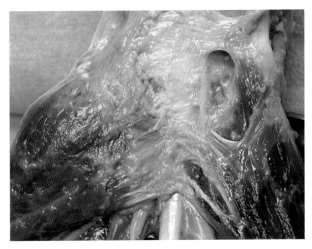

图 9-1 大鱼际肌和小鱼际肌的屈肌支持带起始端

肌肉附着点与骨性附着点,共同施加牵张力于支持带,并由此作用于整个筋膜复合体,这使得一些解剖学家把支持带与韧带相混淆[3]。然而支持带仍不同于韧带,韧带起始于骨并附着于骨,而支持带不仅止于骨,而且向筋膜延伸。

---

[1] 外侧环状韧带(腓骨肌上支持带和腓骨肌下支持带)和内侧环状韧带或束(屈肌支持带),与跗骨前环状韧带相比,区别并不明显。而且,它们的边缘都像跗骨前环状韧带那样与相邻筋膜相连续:近侧与小腿筋膜延续,远侧与足底筋膜延续。这种连续十分紧密,使得这些韧带可视作包绕肢体筋膜的一部分(Testut L. ,1987)。

[2] 肌纤维不应视为对两端施加均等力量的单元,而应视为肌间与肌外肌筋膜结构相互作用的结果(Can A. ,2003)。

[3] 与腕支持带相似,小腿肌群肌腱受到筋膜的限制性支持带约束。伸肌上支持带或横韧带,包绕了胫前肌腱,附着于胫骨,但在近侧与小腿筋膜相连续,一层致密结缔组织将其下缘与伸肌下支持带相结合(Gray H.)。

例如踝浅层的屈肌支持带（图9-2）延伸到十字交叉韧带下部或伸肌支持带（也称前部环状支持带）。由于附着于骨，该支持带甚至能感受到细微的关节变化。并且由于它和其他支持带相联系，该支持带能将这一变化信息传递给其他关节。

剥离浅层屈2～3个肌支持带后，可见深层的屈肌支持带[4]（图9-3）。在浅屈肌支持带连接跟骨与胫骨同时，深支持带则与屈肌腱直接相连。实际上，由于这种与肌腱的连接，该支持带受到张力的支配。因此，每当这些肌群收缩时，支持带都会被拉伸。

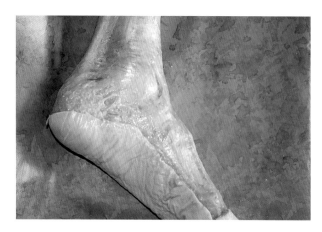

图9-2　浅层足屈肌支持带或伞状韧带（laciniate ligament）

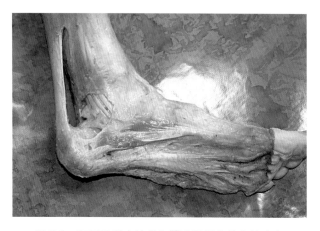

图9-3　深层屈肌支持带与蹬趾展肌在其上的止点

稍后我们将看到，后文中支持带下方的肌腱不仅可以被动地拉伸支持带，还可以同时激活高尔基腱器官。事实上，此部位肌腱是通过拉伸支持带使高尔基腱器官参与了肢体运动协调[5]。

概括地说，支持带被如下组织所拉伸：
— 直接附着于支持带的四肢小肌肉群；
— 所附着的骨的运动；[6]
— 下方的肌腱；肌腱与支持带的相互作用，不但不会与支持带的限制作用相违，还会对其限制作用有所补充。

支持带

"支持带"貌似由交织的胶原纤维按网状排列形式构成（图9-1），并因此得名。这些胶原纤维实际上分布于相互移行的不同平面，而不同层次的纤维相互平行且排列方向不同。通过解剖方法对腕部屈肌支持带的不同层次加以分离，显示深层支持带的胶原纤维与大鱼际肌部分肌纤维直接连续，并受这些肌纤维的牵张影响（图9-4）。

因此，手只要抓取物体，鱼际肌的收缩都会拉伸上述所附着的胶原纤维。

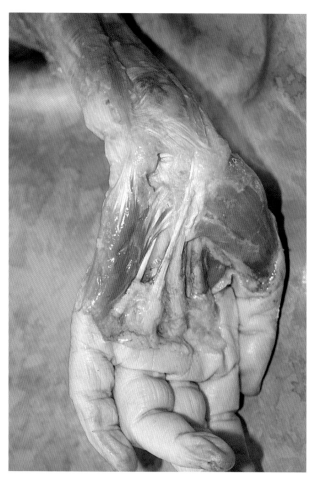

图9-4　大鱼际肌在屈肌支持带上有大量的纤维止点

---

[4] 小腿深筋膜起始于比目鱼肌的腱弓，下缘为屈肌支持带深层所加固，腓侧为腓骨上支持带所加固（Platzer W.，1979）。

[5] Anochin 和 Adams 认为，当运动发生时，由运动输出而产生的感觉反馈会控制该运动。这是一种"闭环"控制模型，这一模型突出了在运动控制中外周感觉反馈的作用。通过研究，我们认为，在嵌入筋膜系统的受体器官中，这些感受器很容易识别（Cossarini L.，2005）。

[6] 选取观察了内侧支持带中的两种支持纤维：较小的胶原纤维取自跖腱膜，较大的取自于跟骨。这两类纤维都对足跟底部起固定作用（Snow S. W.，2006）。

在前臂深筋膜内,这种拉伸会沿着斜向或螺旋形排列的胶原纤维扩散(图9-5)。胶原纤维的张力传递至肌梭,肌梭又在手臂肌肉内产生定向的神经冲动。这些肌肉随后会调整收缩活动适应手的动作和力度。

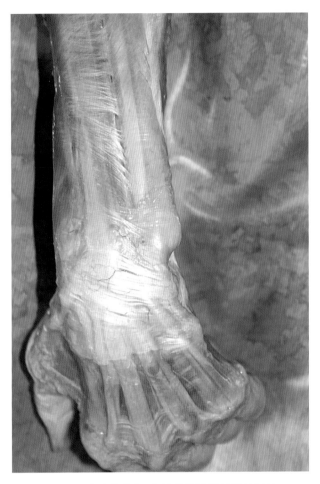

图9-5　前臂筋膜中,支持带的胶原纤维的延续

腕部伸肌支持带主要通过下方的肌腱张力、尺骨和桡骨转动参与活动。

关于肌腱和支持带的关系,最近的研究[7]表明,支持带切开术对肌肉会产生一定的影响。由于支持带切开术缩短了肌腱起止端距离,使肌纤维缩短,肌肉和关节轴之间的力臂也会显著增加。从这些实验中有人推论,支持带不仅是限制和固定肌腱,同时也能与运动的肌群相互作用。肌腱、支持带和肌腱器官的活化(兴奋、激活)三者间的相互作用可被认为是一种外周自主控制,

可与中枢神经系统控制相互协调[8]。

即使是倒一杯水这么简单的动作,中枢神经系统仅靠自身也不能驾驭其中所有的变化因素。例如,在这个过程中,拿杯子的手臂需要逐步加强用力,而另一只拿瓶子的手需要同时逐渐减力,全部细节的完成甚至不需要有意识地去控制。实际上,在关节周围软组织损伤中可以看到一些证据,表明有周围性的运动组织结构存在,有这种损伤的患者初始仅能完成的缓慢动作,因为动作的每个细节都需要注意和控制。

同样,其他支持带也存在上述特征,例如膝关节髌韧带已有充分描述[9]。但腘窝处交叉排列的胶原纤维尚鲜有提及(图9-6)。

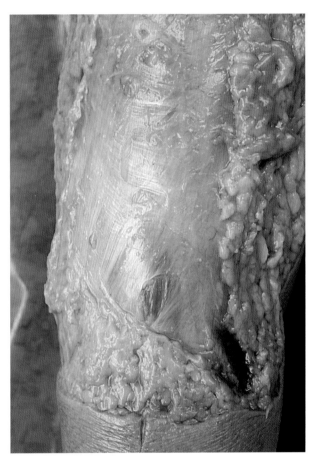

图9-6　腘窝处深筋膜胶原纤维的交叉结构

---

[7] 支持带切开术不仅仅会引起肌纤维的调整,而且会引起筋膜和肌肉组织中的细胞外基质重组(Huijing P. A.,2001)。

[8] 这一系统模型最著名的代表人物有 Gibson、Bernstein(1968)、Turvey e Kelso(1980)。系统被设定为一个可相互作用的组元复合体,其中的组元是通过特定的方式由部件连接而成。Bernstein认为,在既定运动中,特定肌肉的作用是变化的,并取决于该肌肉动作发生时所处的环境。Turkey 提出了协同结构的概念,这一概念认为,延伸横穿于多个关节的肌肉群体可看作单一的功能单元。鉴于这些理论,筋膜的作用值得进一步探究(Cossarini L.,2005)。

[9] 阔筋膜两侧为起自阔筋膜张肌和臀大肌的肌腱纤维所增厚,其下缘为髌骨支持带的胶原纤维所增厚(Hertling D.,2005)。

类似的胶原纤维交织结构还可见于肘的前后区(见图9-14)、耻骨水平以上剑突以下的胸腰段筋膜区(见图9-25)。这些支持带没有受到重视,很可能因为其胶原纤维结构无法达到腕踝支持带那样对韧带的限制能力。

支持带胶原纤维直接分布于浅筋膜下,在此情况下这两层筋膜常联合在一起。

"皮肤支持带"是另一种类型的支持带,其皮下胶原纤维由皮肤延伸至浅筋膜,再由浅筋膜延伸至深筋膜。这种韧带多见于胸壁(乳房悬韧带)、手掌及脚掌。

融合中心

正如在肌肉内运动纤维牵张力聚集处我们发现了协调中心(CC 或 cc),在支持带内也发现了对肌腱牵拉起重要作用的融合中心(CF 或 cf)。

协调中心(CC)在节段水平进行干预,使单向的肌纤维活动经由肌梭活动同步完成。

融合中心(CF)是通过高尔基腱器官的调节,在一个运动组合中,使两个或更多的肌筋膜单元同步移动一个关节。

肌腱排列于腕部、踝部、手指等部位支持带之下,类似于一个滑轮系统(图9-7)。当绳子和滑轮间角度发生变化,力量也会发生变化[10]。例如,在踝关节角度变化时,足背屈的力量也在逐渐改变。这种生物力学因素值得关注,因为在不考虑神经系统控制条件下,它是与运动相互作用的另一种要素。基于上述简短讨论,可以清楚地推断出肌腱与支持带之间可以无阻滞地滑动,而这种滑动在外周运动协调过程中极具重要性[11]。

究其根本,当身体节段从一个平面转换至另一个平面(运动组合 motor scheme),这种协调活动就会被激活。

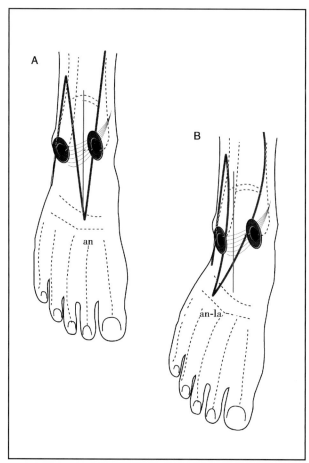

图9-8　前-外融合中心的调节。减小前面的力,同时增加外侧的力

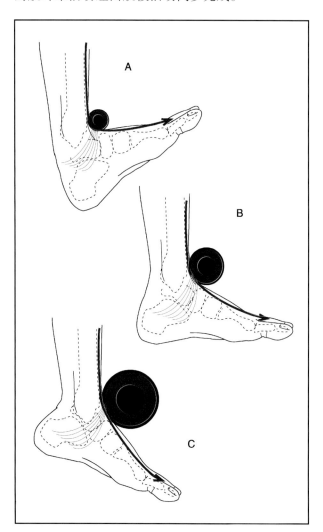

图9-7　支持带如同处于一个滑轮系统,通过肌腱完成运动传递,力量随滑轮直径的改变而改变(A,B,C)

---

[10] 总的来说,我们可以认为,肌肉骨骼生物力学中,力的传导是受分布于肌肉内外的筋膜结构影响的(Can A. ,2003)。
[11] 腕关节的稳固性是由骨和韧带间精细的相互作用决定的。横向力由环形分布的支持带抵消。任意一个部分的损伤都会严重影响整个系统的稳定(Morriggl B. ,1999)。

例如步行时,伸肌支持带下的肌腱张力在从向前运动的位置转化到侧向运动位置的过程中不断通过支持带,由此产生一个冲量的平滑调节。这样,前向运动的肌肉收缩力减小时侧向运动的肌肉收缩力随之增加(图9-8)。支持带对肌腱的张力的调节,兼具机械性与神经性,贯穿于运动中。

通过肌间隔、局部弹性以及骨面的附着点,支持带适应性调节肌腱通路,对生物力学和肌肉力量产生影响。

如同把控缰绳的马夫可以调节几匹马的力量,支持带将一个身体节段的姿势从一个逐渐转换到另一个。

位于支持带上的点被称为融合中心(CF),是因为这种点能融合两个肌筋膜单元的力量,以便驱动和协调一个运动组合。

在每个肌筋膜融合单元疼痛部位的插图中(见第11～14章),每个融合中心都由两个矢量或两个线段表示。这些矢量指向同一个节段的运动组合的肌筋膜单元的两个CC。第三种力即旋转力量,仅因常见而未提及。所有运动都可以在内旋或外旋中完成。

融合中心的命名

由于每个融合中心(centre of fusion,CF)都具有特定的部位和功能,因此每个点都被赋予独立的名称,以便能在评估表中分别记录。

定义 CF 的最简单方法,就是把特定运动中 CF 协调的两个肌筋膜单元的名字联合起来。例如,协调足部运动从前侧至外侧的 CF 点被称为"前向-外向-足节段"点(ante-latero-pes)。与人体各节段的 CC 点一样,融合中心可以记录为缩写形式前-外-足(an-la-pe),因此,每个 CF 点的命名,是它所协调运动的两个方向的缩写,加上它所在的身体节段名称。先写矢状面的方向,其次写冠状面的方向(表9-1,表9-2,表9-3)。

表9-1　上肢的 CF 和针灸穴位(括号内穴位名称为译者注)

CF 点命名	缩写	针灸穴位
后-外		
肩胛节段	后-外-肩 1,2	SI 12(手太阳小肠经的秉风),LI 16(手阳明大肠经的巨骨)
肱骨节段	后-外-肱	TE 13(手少阳三焦经的臑会)
肘部节段	后-外-肘	TE 9(手少阳三焦经的四渎)
腕部节段	后-外-腕 1,2	LI 6,7(手阳明大肠经的偏历、温溜)
手指节段	后-外-指	LI 5(手阳明大肠经的阳溪)
后-内		
肩胛节段	后-内-肩	SI 13(手太阳小肠经的曲垣)
肱骨节段	后-内-肱	SI 11(手太阳小肠经的天宗)
肘部节段	后-内-肘	TE 11(手少阳三焦经的清冷渊),SI 8(手太阳小肠经的小海)
腕部节段	后-内-腕 1,2	TE 5-7(手少阳三焦经的外关、支沟、会宗),SI 6(手太阳小肠经的养老)
手指节段	后-内-指	TE 4(手少阳三焦经的阳池),SI 4(手太阳小肠经的腕骨)
前-外		
肩胛节段	前-外-肩 1,2	LI 17(手阳明大肠经的天鼎),ST 12(足阳明胃经的缺盆)
肱骨节段	前-外-肱	LI 14(手阳明大肠经的臂臑)
肘部节段	前-外-肘	LI 13(手阳明大肠经的手五里),LU 5(手太阴肺经的尺泽)
腕部节段	前-外-腕	LU 7,8(手太阴肺经的列缺,经渠)
手指节段	前-外-指	LU 9(手太阴肺经的太渊)
前-内		
肩胛节段	前-内-肩 1,2	ST 15,16(足阳明胃经的屋翳,膺窗)
肱骨节段	前-内-肱	GB 22(足少阳胆经的渊腋),SP19(足太阴脾经的胸乡)
肘部节段	前-内-肘	HT 3(手少阴心经的少海)
腕部节段	前-内-腕	PC 5(手厥阴心包经的间使),HT 6(手少阴心经的阴郄)
手指节段	前-内-指	PC 7(手厥阴心包经的大陵)

表9-2　躯干融合中心和针灸穴位

CF点命名	缩写	针灸穴位
后-外		
头节段	后-外-头1,2,3	GB 13,17,19(足少阳胆经的本神、正营、脑空)
颈节段	后-外-颈	TE 17(手少阳三焦经的翳风)
胸节段	后-外-胸	BL 44(足太阳膀胱经的神堂)
腰节段	后-外-腰	BL 49(足太阳膀胱经的意舍)
骨盆节段	后-外-盆	BL 53(足太阳膀胱经的胞肓)
后-内		
头节段	后-内-头1,2,3	BL 5,BL 7,CV 19(足太阳膀胱经的五处、通天,任脉的紫宫)
颈节段	后-内-颈	BL 10(足太阳膀胱经的天柱)
胸节段	后-内-胸1,2,3	BL 13,17,19(足太阳膀胱经的肺俞、膈俞、胆俞)
腰节段	后-内-腰1,2	BL 23,25(足太阳膀胱经的肾俞、大肠俞)
骨盆节段	后-内-盆1,2	BL 31,BL 29(足太阳膀胱经的上髎、中膂俞)
前-外		
头节段	前-外-头1,2,3	SI 18,19(手太阳小肠经的颧髎、听宫),ST 7(足阳明胃经的下关)
颈节段	前-外-颈	SI 17(手太阳小肠经的天容)
胸节段	前-外-胸1,2	SP 18,17(足太阴脾经的天溪、食窦)
腰节段	前-外-腰1,2	SP 16(足太阴脾经的腹哀),ST 23(足阳明胃经的太乙)
骨盆节段	前-外-盆	ST 27,ST 30(足阳明胃经的大巨、气冲)
前-内		
头节段	前-内-头1,2,3	LI 20(手阳明大肠经的迎香),GV 26(督脉的水沟),CV 24(任脉的承浆)
颈节段	前-内-颈	ST 10(足阳明胃经的水突)
胸节段	前-内-胸1,2,3	KI 26,KI 24,KI 22(足少阴肾经的彧中、灵墟、布廊)
腰节段	前-内-腰1,2,3	KI 21,KI 19,KI 16(足少阴肾经的幽门、阴都、肓俞)
骨盆节段	前-内-盆1,2,3	KI 15,KI 13,KI 11(足少阴肾经的中注、气穴、横骨)

表9-3　下肢融合中心和针灸穴位

CF点命名	缩写	针灸穴位
后-外		
髋	后-外-髋	BL 36(足太阳膀胱经的承扶)
膝	后-外-膝1,2	BL 38,55(足太阳膀胱经的浮郄、合阳)
踝	后-外-踝1,2	BL 59(足太阳膀胱经的跗阳),GB 39(足少阳胆经的悬钟)
足	后-外-足	BL 60,61,63(足太阳膀胱经的昆仑、仆参、金门)
后-内		
髋	后-内-髋	BL 35(足太阳膀胱经的会阳)
膝	后-内-膝	KI 10(足少阴肾经的阴谷),BL 40(足太阳膀胱经的委中)

续表

CF 点命名	缩写	针灸穴位
踝	后-内-踝 1,2	KI 7,KI 3（足少阴肾经的复溜、太溪）
足	后-内-足 1,2,3	KI 4,5,6（足少阴肾经的大钟、水泉、照海）
前-外		
髋	前-外-髋	GB 28（足少阳胆经的维道）
膝	前-外-膝 1,2,3	ST 34,ST 36（足阳明胃经的梁丘、足三里），GB34（足少阳胆经的阳陵泉）
踝	前-外-足	GB 37,38（足少阳胆经的光明、阳辅）
足	前-外-足	ST 41（足阳明胃经的解溪），GB 41,43（足少阳胆经的足临泣、侠溪）
前-内		
髋	前-内-髋	LR 12（足厥阴肝经的急脉）
膝	前-内-膝 1,2,3	LR 8（足厥阴肝经的曲泉），SP 9,SP 8（足太阴脾经的阴陵泉、地机）
踝	前-内-踝	LR 5（足厥阴肝经的蠡沟），SP 6（足太阴脾经的三阴交）
足	前-内-足 1,2	LR 4（足厥阴肝经的中封），SP 5,SP 4（足太阴脾经的商丘、公孙）

在每个表的第一列都详述各个节段运动模式的全称，第二列列举了每个融合中心的缩写，而第三列则指出了与之相关的针灸穴位。

这些表格，汇总了与任意一个融合中心及其次要点或亚单元相对应的针灸穴位。在本书结尾，也附有针灸穴位与 CC 点及 CF 点相对应的一系列表格。

事实上，躯干部"后-内"CF 点可能与针灸手册中的一些经外奇穴（EX）相对应。然而，我们只有将这些点向中线稍许移动，才能将它们和膀胱经联系起来。这些表中的融合中心都是按照对角线排列的，而本章结尾它们又依据肌筋膜螺旋而分布排列。有趣的是，肌纤维单元螺旋所遵循的路径与经筋相似，并且大部分的 CF 点都与所谓的"针刺进针点"相对应。

B 整体复杂运动的筋膜控制

在单一节段中，我们已看到支持带在单关节运动中对两个肌筋膜单元间运动增减的调节。

现在我们将考察，支持带通过其筋膜内的螺旋状纤维，如何相互作用，以使远近两个身体节段的活动同步进行。

任何我们日常完成的普通活动，都属于整体复杂运动，如走路、开窗、铺床等。

当我们走路时，一条腿向前摆动，接着，同侧臀部前移，膝关节后移，脚向前迈出。

当我们每次拉起一根绳子时，手指卷曲成弯曲状态，手腕伸展，肘关节尽力蜷缩，肩膀展开。

这种动作类型，似乎与肌筋膜序列的表现相悖，因为筋膜干预单向的肌筋膜单元使其运动同步，这个看似谜题的答案，就在于筋膜内胶原纤维的结构：

— 深筋膜纵向胶原纤维参与调节各种单向肌筋膜单元的同步运动过程，例如直立姿势的维持（整体姿势），或者单向力量型工作中多数身体节段的固定（图9-13）；

— 在整体复杂运动中，深筋膜的斜向胶原纤维参与两个相反方向的运动节段的协调。

协调这些复杂运动（包括节段性和整体性）的 CF，可以被斜向或螺旋状的联合而激活。

肌筋膜斜线

生物进化分析显示，首先出现的运动发生在冠状面（鱼的侧屈），接着是矢状面，最后才是水平面（Stecco L,2002,2004）。当机体某节段需要从一个解剖平面转换到另一个平面，内旋和外旋就显得必要了。尽管旋转运动与所有复杂运动密不可分，但我们现在却尝试强调其中的差异。

肢体与躯干的内旋、外旋是在水平面上实现

的。例如,腰段的旋转来自于垂直于垂直轴的耦合力的合力(图9-9)。

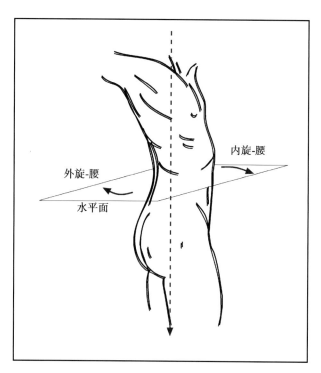

图9-9   在内旋、外旋运动中,躯干必须处于垂直状态

如果我们考察躯干旋转时肌肉间的相互作用,可以清楚地发现:它们需要一个紧张性的平衡,从而在一侧内旋肌和另一侧外旋肌之间形成合力:

— 在颈部,我们发现一侧胸锁乳突肌与对侧肩胛提肌同时启动;

— 在胸部,扭转是上后锯肌(外旋)和对侧肋间肌(内旋)同步运动的结果;

— 在腰部,下后锯肌参与外旋运动,而对侧的腹外斜肌参与内旋运动;

— 骨盆的扭转,由一侧臀小肌的内旋力和对侧臀中肌的外旋力完成。

如果我们转而认真考虑躯干同侧的内旋肌与外旋肌,很明显它们是主动肌与拮抗肌的关系(图9-10):

— 在颈部,当一侧胸锁乳突肌收缩时,同侧肩胛提肌随之松弛;

— 相同结构见于胸部、腰部等处。

颈部、胸部、腰部、盆腔部同侧的内旋性肌筋膜单元,构成前移整个躯干的肌筋膜序列;上述相同节段同侧的外旋性肌筋膜单元位于后方,并构成了拮抗序列。

任何情况下,远离垂直轴的运动都不能视为纯粹的旋转动作,即使是几种运动同时发生,它也是

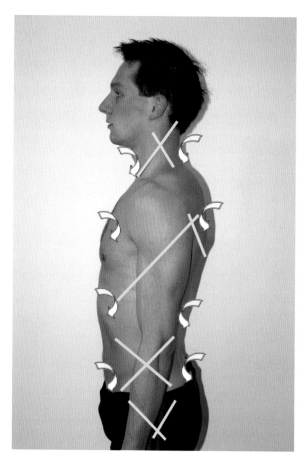

图9-10   前方的箭头示意旋内,后方的箭头示意旋外,交叉线示意螺旋方向

一个运动组合的一部分。例如,扭转躯干,同时伴随着向侧屈及向后弯,这样就启动了一个后-外-腰的运动组合(图9-11)。

这种运动不局限于单一节段,它还包含近端和远端的节段,并且遵循一条特定的斜线(后-外)。

在肢体上沿一条斜线分布的3个或4个融合中心可能会被同时激活。例如,当我们向外伸臂拿起一个瓶子,所有前-外线的融合中心被同时激活(前-外-肱、前-外-肘、前-外-腕)。

这条斜线不仅是几何空间的概念,而且也被筋膜的解剖结构所支持。

躯干四条斜线(前-外,前-内,后-内,后-外)的走向平行于躯干肌群的融合线[12]。在腹部水平,腹斜肌和腹横肌从侧面与腹直肌鞘(前-外)联合,又沿腹白线再次联合(前-内)(图9-12)。

---

[12] 腹横肌和腹内斜肌起自胸腰筋膜的一条致密白线,而这一白线是由胸腰筋膜的中层和后层结合而成的(Vleeming A.,1995)。眶上缘附近的颅骨骨缝融合线,是肌肉力量和筋膜力量协调眉毛运动时相互作用的轴点(Knize DM,1996)。

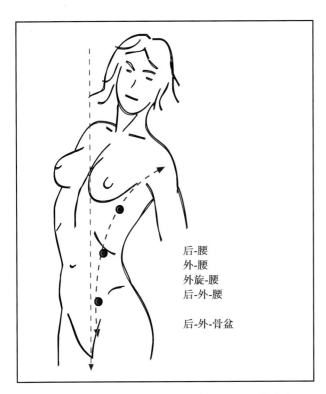

图 9-11　节段性运动组合（后-外-腰），以及整个躯干的后-外斜线

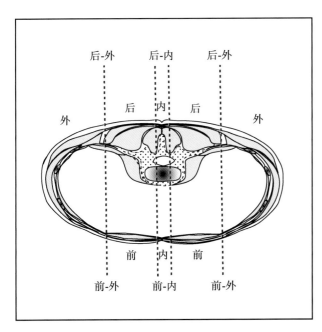

图 9-12　躯干横断面与多边形相似，其角度与斜线一致

前-外斜线形成于前线和外线序列之间，前-内线位于前线和内线序列之间。

在背部，腰背腱膜越过棘突（后-内）从外侧联合竖脊肌（后-外）；第一条斜线形成于后线外线序列之间，第二条斜线形成于后线和内线序列之间。

肌筋膜螺旋

如果我们想要把一个瓶子送到嘴边，而不仅仅是伸臂举起这个瓶子，那么我们必须激活一个肌筋膜螺旋：屈指（前-内-指），伸腕（后-外-腕），屈肘（前-内-肘），肩膀自后而上运动（后-外-肱）。这种多节段运动具有多个有相反运动，在许多复杂运动中很常见。

胶原纤维以螺旋形式排列，使得 CF 同时参与多方向的运动。

螺旋结构能适应肌肉活动的变化，而平行结构更适合于支持重量（图 9-13）。实际上，水泥柱中的钢筋提供了坚固性，但却没有提供活动性。

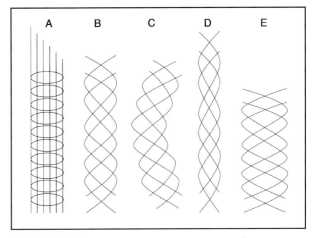

图 9-13　A 图说明平行结构的稳固性和刚性。B-E 图说明螺旋结构的灵活性和韧性

在人体中，肌筋膜序列为人体结构提供了主要的稳定性，而深筋膜中的螺旋线提供了身体节段间相互的动力。一个螺旋结构可以弯曲而不损伤结构，还能在伸长或缩短后恢复至初始静止位置。

螺旋形或螺旋结构的胶原纤维起始于腕踝支持带，以联合的螺旋状延伸。例如，交叉韧带连接的足前侧两个侧螺旋，并经踝后侧区向上向前至膝盖前区（髌韧带）。这些胶原纤维的螺旋形排列使他们能感知到一个关节运动的角度，并将这一信息传递给邻近的关节。如果考察抓取动作，我们会注意到拇指做前向、内向运动，而其他手指则做前向、外向运动（桡侧）。这个例子中，起始于手的前-外螺旋和前-内螺旋，均被同时激活。前侧肌群传递的张力，经由支持带中交叉的胶原纤维传递给后侧肌群。牵伸腕伸肌支持带对腕后侧肌筋膜单元会产生同样的作用。腕关节通过这个外周控制系统适应手的各种要求。肌筋膜螺旋向近端延续（图 9-

14），保证了近端节段通过调整自身位置来适应肢体要求。

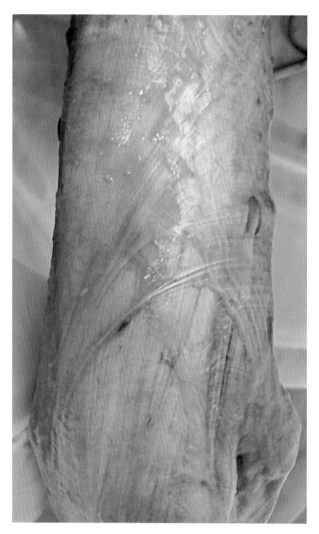

图 9-14   上肢后侧深筋膜螺旋排列的胶原纤维

肢体的螺旋状胶原纤维分布于深筋膜之中，而在躯干，大的浅层肌肉自身形成了广泛分布的螺旋。这些大肌肉的完整结缔组织框架构成了颈与躯干的螺旋。在进化过程中，轴上筋膜层逐步发展，一侧上肢与对侧下肢协同形成了一个富有张力的肌纤维网。随时间推移，这些不随意的肌纤维进化为带横纹的骨骼肌，如背阔肌、臀大肌、斜方肌、胸大肌、斜纹肌等。

背阔肌腱膜的一部分附着在棘突上，一部分越过中线为对侧臀大肌提供附着点。根据一些作者的观点[13]，这些筋膜连接参与旋转运动。我们认为，它们参与的是复杂的螺旋运动。

这种关于外周运动控制的解释，对一些作者的观点[14]（他们认为中枢神经系统占主导作用。）起到了完善和补充作用。

Schmied-Ivarsson（1993）和 Soechiting-Lacquaniti（1981）的实验已证明了人体各节段存在着恒定的运动学比率，这个结论也证实了我们的假说。在手的抓握动作中，尽管拇指和示指的接触点不断变化，但也维持了稳定的关系。

当手向一个在矢状面的明确目标移动，这个过程中运动的恒定性证明了外周运动管理的存在。

以往的研究已证明肩肘的运动紧密联合。运动时，在任何特定动作中，肩与肘所成的角度的比值保持不变，且与总体的运动速度无关。肩与肘的最大角速度比等于这两个关节的角度偏移比。

当一个人蹲下时，踝关节、膝关节和髋关节也通过这种方式发生屈曲，以维持关节角度的恒定（图 9-15）。

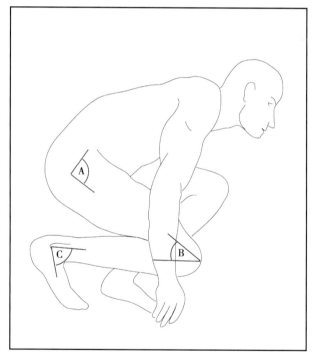

图 9-15   在屈曲时，髋关节（A）、膝关节（B）和踝关节（C）尽管角度不同，但维持着相互的稳定性

---

[13] 在骶骨处，胸腰筋膜浅层与背阔肌相连续，并和臀大肌的表层相连续。对这一层尾部的被动牵引决定了对侧的位移（Vleeming A，1995）。

[14] 神经系统是一个开放的系统，能直接与外界环境相互作用，形成一种颇为稳定的、功能协调的结构，该结构能灵活变化来适应外界环境。

在抓取这个动作中，皮层-运动-神经元系统会随之产生可变的、任务依赖性的肌肉协同效应。这种由肌肉和皮肤的传入信号调节的外周机制，能支持和调整中枢控制以及脊髓-神经-外周回路的肌肉协同效应（Rulli，Saraceni，2005）。

仅靠中枢控制确保这种角度的稳定性是不太可能的,由此推论出有一个外周滑轮系统调节着恒定性。胶原纤维的螺旋结构完美地响应了这一要求。

现在我们将要考察这些螺旋又如何干预了步态。

在神经生理学中,复杂的中枢性运动模式决定了步态,它产生了复杂的肌肉激活模式,步态反过来也会调节不同肌群之间的关系。

这些中枢支配结构势必需要一个外周易化结构。实际上,在所有身体部位都可观察到,下肢每个单节段抬升的角度,或者该节段与垂线之间的角度都有一个相对固定的即刻比例。臀部、小腿及足部提升角度在近似于同一平面内协同变化,贯穿于整个步态周期。"这种提升角度在二维平面上的共变说明,节段之间存在的协调法则,为姿势与运动的控制所共用,在向前行进和对潜在失稳因素的预期适应时,该法则可以通过调整整体的运动协同效应来维持动力平衡"。(Lacquaniti F. ,1999)。

筋膜作为能实际整合所有运动器的唯一结构,实施了这种协调作用。它经由局部附着于骨的支持带的张力辨别关节角度变化,并通过筋膜内的螺旋状胶原纤维将这些张力变化传递至近端和远端关节。例如伴随每个步伐,踝关节背屈(前-外-踝,前-内-踝)、膝关节伸展(后-外-膝,后-内-膝)、大腿前进(前-外-髋,前-内-髋)。只有按螺旋状结构排列的筋膜内部胶原纤维的连续性,才能调节这些关节在相反方向上的协同运动。

如果对四肢的筋膜解剖进行考察,我们可以注意到它的构成方式是使之能够觉察和协调运动。浅筋膜(除末端外,如手、脚、头)主要通过皮下深部的脂肪层分隔肌肉层,在一些骨性突起处(棘突、髂嵴、髁、踝)该层则缺失;浅筋膜在这些地方附着于骨,并且能在这些节段的运动过程中被拉伸。在四肢末端,由于皮下组织浅筋膜存在而深筋膜缺失,因此浅筋膜与深筋膜相连续。两者都为深层肌肉提供附着点。例如,足外侧区肌肉和手小鱼际隆起处对应的肌肉,附着于它们附近的筋膜。足内侧区肌肉和手鱼际肌也可见相同结构。特别是拇展肌包含在所附着的双层筋膜内,因而肢体末端筋膜的收缩决定了邻近两层筋膜定向的张力。我们在头

部也发现了相似的结构:枕额肌包含于帽状腱膜内,后者是浅筋膜越过斜方肌[15]后的延续。表情肌包含于浅筋膜内,后者也包绕颈阔肌。颈阔肌肌电图在无运动时显示了基础性紧张,但在颈项[16]弯曲、伸展、扭转时则不活跃。因此它可以被视为浅筋膜张肌。在颅骨方向上,颈阔肌与表情肌相延续,因此它能接受来自表情肌的张力。浅筋膜很可能具有整体性的运动感知作用,而深筋膜具有更为局部的和方向性的作用。

在接下来的篇幅中,我们将采用解剖插图,并结合下肢与躯干筋膜排列的概括性描述,阐明这些螺旋的存在。上肢螺旋描述的更多细节,已在先前的理论文献中有过报道(筋膜操作,Stecco L,2004)。基于解剖研究,我们简要描述了人体的四种螺旋。

人类运动的多变性导致了胶原纤维极为复杂的组合,以致远远超出了本书所能解释的范围。

实际上,我们在这里所描述的组合,仅仅是一种指示,以帮助治疗师治疗与螺旋分布有关的一些问题。

四种主要螺旋结构根据其起始于手脚的位置而命名。例如,前-外螺旋起自手和脚的前外侧区,更准确地说,是始动肌附着于支持带的部位。

前-外螺旋

此螺旋起自手足的前-外侧,它从脚向上延伸至小腿后-内侧区,经膝盖前-外侧,行至臀部的后-内侧;胸腰筋膜(后-内,re-me)的十字形胶原纤维将下肢螺旋与对侧上肢螺旋相连接。从左侧肩胛的后-内区开始,该螺旋经由交叉于中线的项韧带纤维向上延伸至头部的前-外侧(右侧)(图 9-18)。

---

[15] 颈部皮下结缔组织十分密集,由紧密连接皮肤和筋膜的一种小梁网状结构组成。这种结构与枕额区的发现极为相似,下方不明显。浅筋膜或因覆盖了整个斜方肌范围而得名的斜方肌筋膜,是一个不太重要的结缔组织层(Testut L. 1987)。

[16] 肌电图对有关颈阔肌的活动有了进一步澄清,证实当胸部皮肤向上拉或嘴的边缘下拉时,颈阔肌处于持续紧张状态;在弯曲、伸展和转动颈部时,颈阔肌则处于放松状态(Chiarugi G. 1975)。

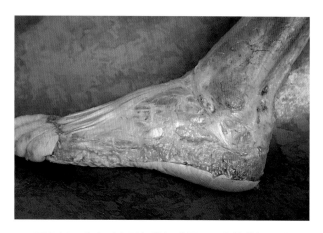

图 9-16　十字形交叉韧带与腓骨肌下支持带相延续

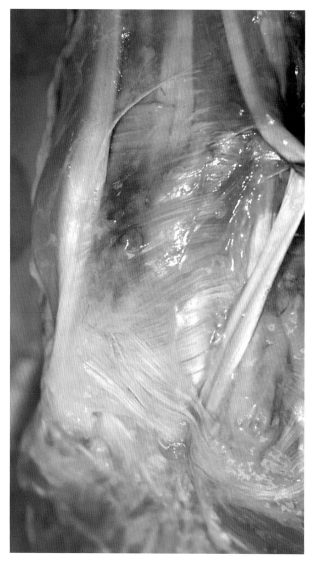

图 9-17　腕屈肌支持带的浅层和深层

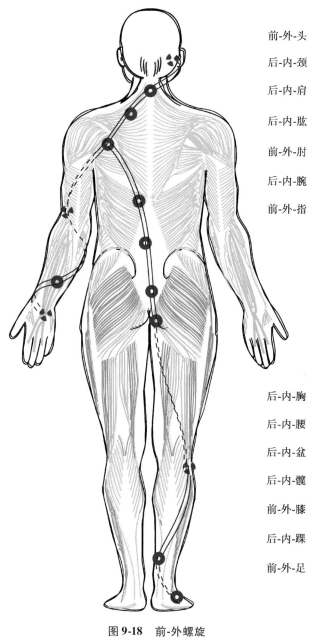

前-外-头

后-内-颈

后-内-肩

后-内-肱

前-外-肘

后-内-腕

前-外-指

后-内-胸

后-内-腰

后-内-盆

后-内-髋

前-外-膝

后-内-踝

前-外-足

图 9-18　前-外螺旋

前-内螺旋

　　该螺旋起始于手脚的前-内区域,由此向上延伸至小腿后-外区,经膝前-内区最后至臀部的后-外区;胸腰筋膜(后-外)十字形交叉的胶原纤维将下肢螺旋与对侧的同名上肢螺旋相连接(图 9-19,图 9-20,图 9-21)。从左侧肩胛的后-外区开始,该螺旋经由项韧带支持带向上延至头部的前-内区。当一侧与对侧的胶原纤维以网状结构交织时可采用术语"交织纤维"或支持带。

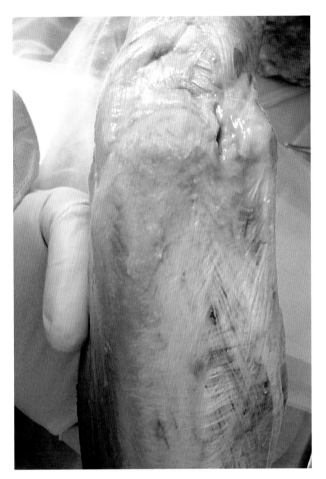

图 9-19　前臂后-外侧交叉状胶原纤维（支持带）

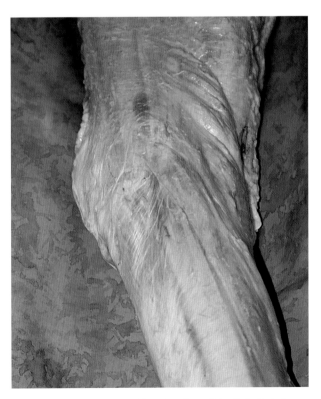

图 9-20　下肢被动扭转使大腿螺旋状纤维产生张力

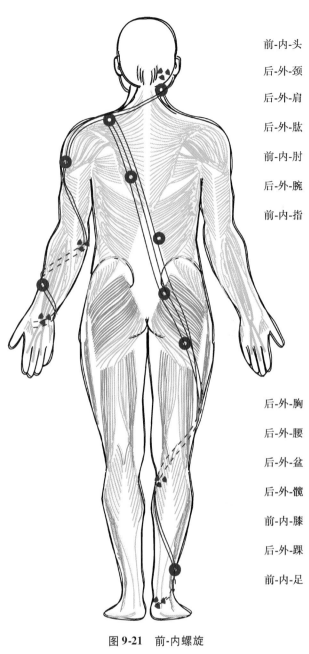

前-内-头

后-外-颈

后-外-肩

后-外-肱

前-内-肘

后-外-腕

前-内-指

后-外-胸

后-外-腰

后-外-盆

后-外-髋

前-内-膝

后-外-踝

前-内-足

图 9-21　前-内螺旋

后-外螺旋

　　该螺旋起自手足的后-外侧区，从脚向上延伸至小腿前-内侧区，经膝后-外侧继续上行至臀部前-内侧；胸腰筋膜（后-外）十字形交叉的胶原纤维将下肢螺旋与对侧同名上肢螺旋相连接。从右侧肩胛前-内侧的融合中心开始，该螺旋经由交叉于中线的胸骨部位筋膜纤维，再经过颈部筋膜（前-内-颈），向上延伸至左侧头部的后-外侧（图 9-22，图 9-23，图 9-24）。

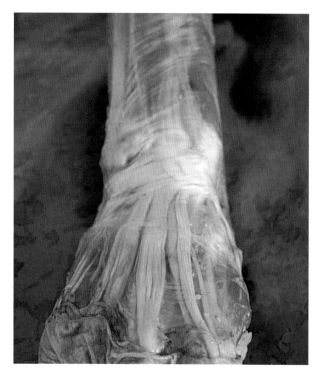

图 9-22   手腕背侧支持带

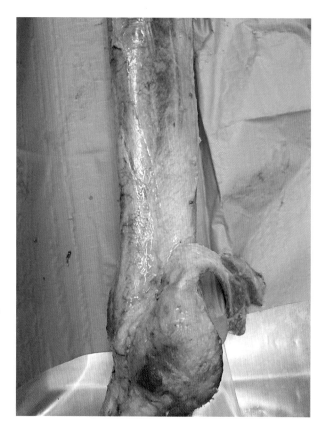

图 9-23   足后侧深筋膜:胶原纤维从足后-外侧延伸
到踝前-内侧

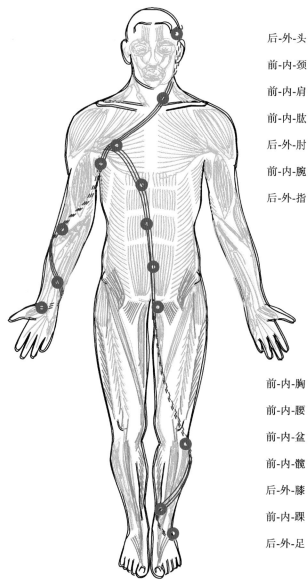

后-外-头
前-内-颈
前-内-肩
前-内-肱
后-外-肘
前-内-腕
后-外-指

前-内-胸
前-内-腰
前-内-盆
前-内-髋
后-外-膝
前-内-踝
后-外-足

图 9-24   后-外螺旋

后-内螺旋

该螺旋起自手足后-内侧,从脚上升到小腿前-
外侧,再到膝后-内侧,随后至臀部前-外侧;腹部筋
膜十字形交叉的胶原纤维连接该下肢螺旋与对侧
上肢同名螺旋。从肱前-外侧融合中心开始,该螺旋
经由横跨项中线的大量纤维上延至头部对侧的后-
内区域。(图 9-25,图 9-26,图 9-27)

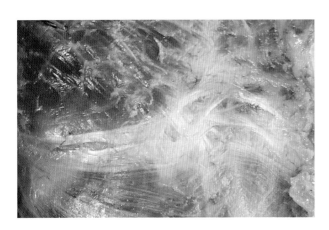

图 9-25 剑突表面相互交织的胶原纤维, Benninghoff 描述这种十字形交叉的胶原纤维结构伴行胸肌下的整个胸骨

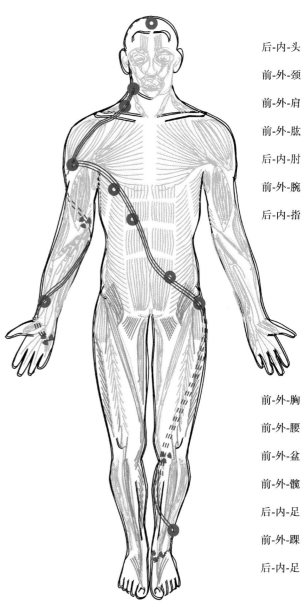

后-内-头
前-外-颈
前-外-肩
前-外-肱
后-内-肘
前-外-腕
后-内-指

前-外-胸
前-外-腰
前-外-盆
前-外-髋
后-内-足
前-外-踝
后-内-足

图 9-27 后-内螺旋

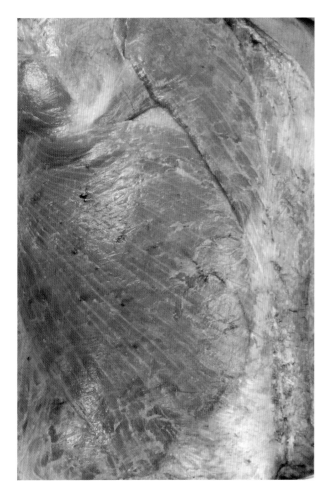

图 9-26 斜方肌和背阔肌由深筋膜浅层的裂层组成,注意该筋膜如何与分隔这些扁平的肌肉的间隔相延续

第 10 章
融合中心的治疗

正如格言"la mano sapiente è potente"(一双富有知识的手是强大的)所说,对于融合中心的治疗,操作手法越符合病人的需求,疗效就越好。在处理融合中心时,治疗师的手法技能必须更加精确,有些近似于精雕细琢。

因为很多人先天触觉不敏感,所以我们需通过推理来定位和选择正确点位。

本章提出了两种治疗模式:
— 针对单个运动节段失调,和由此导致的本节段某个运动模式的紊乱(A);
— 针对多个运动节段功能失调,和由此导致的斜线或螺旋上动力协调作用缺失(B)。

A CF 节段性治疗评估表的编制

利用融合中心(CF)的相关知识可使运动功能障碍恢复正常,而仅对 CC 点进行治疗则难有此效果。

针对节段性功能障碍采用 CF 点治疗,要求治疗师们考虑到病因可能涉及多个 CC,并且在对某个 CF 点进行治疗时,对与其相关的两个 CC 点进行联合治疗。例如,手腕尺侧偏移时疼痛时需对后-内-腕 CF 点和后-腕及内-腕两个 CC 点进行联合治疗。如有必要,水平面上的 CC 点(内旋-腕或外旋-腕)也可以和上述点位一起处理。在既定运动模式中,经常提到旋转分量,这是因为,一个运动节段必须内旋或外旋,才能从一个平面转向另一个平面。

融合中心也作用于两个毗邻的关节。例如,前述后-内-腕(re-me-ca)CF 点不仅作用于单关节水平来协调尺侧腕伸肌(后方)和尺侧腕屈肌(内侧)的收缩,而且作用于双关节水平:
— 在远端,通过第4、第5指伸肌腱连接(后-内-指,re-me-di);
— 在近端,通过内上髁的尺侧腕屈肌止点,后-内-肘位于此(后-内斜线)。

特定运动中,CF 点可在其螺旋联合中被激活,而不是沿着斜线激活。在上述案例中,支持带能整合前-外-指与后-内-腕的 CF 点,进而整合前-外-肘的 CF 点(螺旋的延续)。

人体具有多种运动变量,直接导致了这种复杂性。

原始的运动功能障碍和沿运动平面发展的运动功能障碍,都具有明确指征,但运动组合和复杂运动功能障碍极为易变,很难有明确指征。所以,我们沿着斜线对融合中心进行联合治疗。

筋膜手法是一种灵活的治疗方法,它不需要遵循死板的规则,对患者类别也没有限制。它提供的指征可便于筋膜治疗师确定很多疼痛综合征的病因。许多治疗师不会脱离节段性治疗,最多能对一个平面上的点位进行联合治疗。但是,有许多功能障碍需要一种灵活的方法,但也绝不是随意的方法。

创建评估表有助于解密 CF 点的多种变化模式。

资料

在描述 CC 点时,经常反复引用"病变"或"功能障碍"这一概念,在涉及各个 CF 点时也是如此。这是因为 CF 点分布于关节周围,而关节也是节段性肌筋膜单元的感知中心。因此,关节周围软组织(CF 点)和更近端的运动纤维(CC 点),只要其一发生变化,就会导致肌肉骨骼系统病变。例如,伸肌支持带(后-内-腕)纤维化引起的腱鞘紧张,或肌肉本身的肌外筋膜(后-腕肌筋膜单元的 CC 点)纤维化,都可引起尺侧腕伸肌肌腱炎。韧带还与尺侧腕屈肌(内-腕)相连续,因此在尺侧偏移过程中过度牵拉此肌肉也会导致韧带纤维化。

此类肌腱炎的数据资料记录如下:疼痛部位 =

腕-后区,有痛感的运动 = 后-内(手腕尺侧偏移)。如果运动测试表现出两个方向上的疼痛加重,那么对后-内-腕的 CF 点及后-腕和内-腕的 CC 点的治疗就要同时进行。触诊验证将确定位点的治疗顺序。如果一个 CF 点明显改变,它缓解了可能不再需要对相关 CC 点进行治疗。

现在我们将阐述节段性运动组合功能障碍时,数据收集、处理以及评估表记录的各个步骤(图 10-1)。

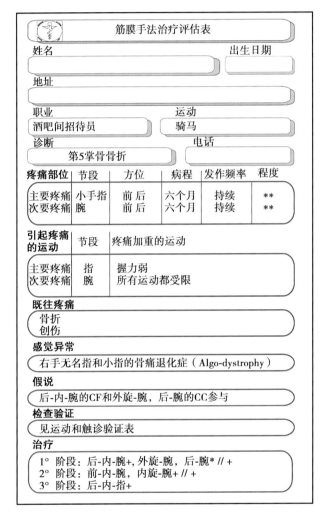

图 10-1　CF 节段性治疗评估表

一位 45 岁的酒吧男招待员 6 个月前右手第 5 掌骨骨折,因骨折造成运动失调,现寻求治疗。病人无法完全闭合手掌,难以控制精细的手指运动,工作时经常拿不住眼镜和咖啡杯。

疼痛是持续的,主要位于右手的无名指和小指。右手手腕和所有手指普遍存在运动缺陷。

对手腕的运动测试显示各个方向上关节活动度均严重受限,被动运动则使疼痛加重(表 10-1)。

表 10-1　两个节段的运动验证的表

冠状面	矢状面	水平面
内-腕*	前-腕*	外-旋腕**
内-指**	后-腕**	内旋-腕*

相比左手,右手和手指均肿胀,并伴有血管舒缩变化。

从影像学诊断来看,掌骨愈合良好。

假设

因为病人没有出现其他运动失调,所以治疗计划主要针对右手手腕和手指节段。因为受累运动是手指和手腕的复杂运动的一部分,所以假设后-内-腕(re-me-ca)的融合中心和相关 CC 点发生变化。复杂运动组合由多个单一运动组成,依次检查这些运动有助于之后对其他假定的 CF 点进行治疗。

验证

运动测试要在三个平面上检查右手手腕和手指。

表格(表 10-1)记录了手指向内运动乏力。这可能是源于掌侧骨间肌的粘连,或是石膏固定的残余影响。所有平面的运动都会引起腕关节最大程度的疼痛。

之所以选择治疗后-内-腕的 CF 点,是因为多向运动都会引起疼痛(见于表中星号),并且此 CF 点包括两个疼痛最强烈的运动。在同一阶段,包含在上述运动组合中的外旋-腕和后-腕也会得到治疗。

处理骨折后遗症时,首先松解主要肌肉十分重要,因为在关节范围内恢复力量可以促进自发复原,并促进支持带纤维化的好转。

1 周后,患者进行第二阶段的治疗。第一阶段治疗成效维持良好(++),而且其手腕的运动范围进一步扩大。

手腕、无名指和小指仍有一些乏力。因为触诊时,前-内-腕的 CF 点、前-腕和内旋-腕是致密的,所以之后对这些点要进行联合治疗。第三阶段时,为改善手指运动状况,对手指支持带沿已取得良好疗效的同一斜线(后-内-指)进行操作。

治疗

在筋膜操作中,治疗方式有两个本质差异:

— 当节段性 CC 点直接位于肌肉上方时,治疗是准确的、静态的、深入而持久的。
— 当 CF 位于关节附近时,治疗涵盖了更广泛的筋膜操作。

这种差异的产生是因为节段性 CC 点位于肌腹,而 CF 位于肌腱、肌间隔和关节周围软组织(支持带)。

处理融合中心,要像用橡皮擦一样,来恢复筋膜顺滑。对手腕和手指的支持带用指节进行操作,而对胸腰部韧带(后-内-腰)、缰绳状臀大肌筋膜(后-内-髋)和致密纤维化则用肘部进行操作。对一个 CC 的操作力度要穿透肌肉纤维(肌外膜、肌束膜、肌内膜),而对一个 CF 的操作则需松解到深筋膜(支持带)的胶原纤维。

松解 CF 期间,肘部或指节必须紧压皮肤来松解表层下的深层。类似于对协调中心的处理方法,一旦纤维化的胶原纤维分离,就继续进行操作直到恢复顺滑。

结果

对 CF 操作后,病人感觉良好并能自由运动。

CC 和 CF 之间的最显著差异是前者呈单一点状集合,而后者每节段通常都是由 2～3 个单元构成。例如,前-膝 CC 位于大腿外侧股直肌;在前-外-膝的 CF 的第一点位于膝关节囊底部,第二点位于髌韧带的侧面,第三点位于腓骨头的前面。

据此能推理出一个功能解剖原理:
— CC 位于肌腹某点上,牵张力从固定附着于某点的肌筋膜纤维集中于该点处;
— CF 位于关节附近,牵张力随关节角度而变化。

总结

如果病人表现出单一节段疼痛,我们需要:
— 询问在单向或多向运动是否会加剧疼痛;
— 若疼痛在某一运动组合下加剧,则确定引起疼痛的 CF 点;
— 若此 CF 点是由 2～3 个子单元构成,则触诊确定病变最严重的点;
— 如果单独治疗此 CF 点不能取得最佳疗效,则对此 CF 点协调的两个 CC 点进行联合治疗;
— 如果此节段疼痛缓解,而近端或远端运动节段产生了新的疼痛,那么可以假设是整体失衡。

B CF 整体治疗评估表的编制

了解融合中心(CF)如何相互作用,有利于筋膜治疗师研究两种类型的机体功能障碍:
— 如果纵向排列的 CF 点疼痛,那么治疗可扩展到包括了这些 CF 点的整条斜线上;
— 如果 CF 点位于某一运动节段的外侧区或连续运动节段的内侧区,则可怀疑是螺旋功能障碍。

后一种情况也可假设是两条拮抗的斜线失衡,但临床经验表明,更有可能是螺旋功能障碍:
— 描述疼痛时,病人表明痛感呈螺旋状分布于整个肢体;
— 我们发现,某些病理情况累及了两个协同的螺旋(前-外和前-内,或后-外和后-内),而不是两个拮抗的螺旋(前-外和后-内)。

当疼痛分布在大腿后部和足前部时,很多专家会假设为某一神经根受累。但各种骨科检查(例如直腿抬高加强试验)的结果通常呈阴性。这正和我们提议的节段性运动测试的结果相同。

当病人报告足部疼痛,但针对此节段的运动和触诊检查并未得出显著结果时,应在近端节段寻找病因。这是因为有时病人会忽略或忘记以前骨盆或腰区出现过疼痛。有关序列、斜线和螺旋分布的知识可以帮助我们追溯到代偿性(肌肉)紧张的本质,就像"阿丽安公主的线球"帮助她的爱人走出迷宫那样。

数据资料

某些针灸的文章(Lai Sheng,2005)认为只有一些精确的穴位组合才能取得最佳疗效。针灸书通常列举了很多和病理相关的穴位。但这种观点显然忽略了个体之间张力代偿的巨大差异。

穴位的组合不便于治疗师做筋膜手法。而本推理方法可以帮助我们推断出是哪些位点使不同的病人产生了代偿性张力,因而是可取的。这也正是评估表的重要性及创建它的原因,只有个体化的数据才能使我们按照空间平面或斜线及螺旋方式将痛点组合起来。

这不是一个简单的过程。有时,只有通过不断排查才能找到问题根源。如果第一阶段中,挑选出的位点治疗效果低于预期,那么第二阶段则必须放弃这些位点，并改变治疗策略或计划。

某种程度上来说，所有运动变量都源于筋膜结构本身：

— 单一肌纤维只能收缩；但多个肌纤维能在筋膜嵌入点的调节下协同作用，进而参与更多运动。

— 单条肌腱是独立杠杆，但由于它位于支持带之下，所以其作用也不尽相同。

以下临床病例就是一个呈螺旋分布的整体功能障碍的例子（图 10-2）。

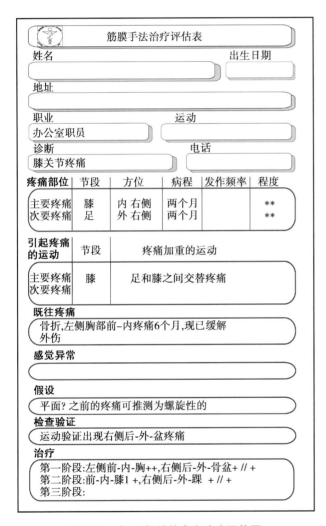

筋膜手法治疗评估表

姓名　　　　　　　　出生日期

地址

职业		运动			
办公室职员					

诊断　　　　　　　　电话

膝关节疼痛

疼痛部位	节段	方位	病程	发作频率	程度
主要疼痛	膝	内 右侧	两个月		**
次要疼痛	足	外 右侧	两个月		**

引起疼痛的运动	节段	疼痛加重的运动
主要疼痛	膝	足和膝之间交替疼痛
次要疼痛		

既往疼痛
骨折，左侧胸部前-内疼痛6个月，现已缓解
外伤

感觉异常

假设
平面？之前的疼痛可推测为螺旋性的

检查验证
运动验证出现右侧后-外-盆疼痛

治疗
第一阶段：左侧前-内-胸++，右侧后-外-骨盆+ // +
第二阶段：前-内-膝1 +,右侧后-外-踝 + // +
第三阶段：

图 10-2　与 cf 相关的全身治疗评估图

某女性患者，46 岁，上班族，过去 2 个月内右膝内侧区和右脚踝外侧区之间疼痛反复交替发作。首先假设是额状面功能障碍，但运动测试表明，该位置无疼痛或功能障碍，由此假设是腰部引传痛。躯干斜线的运动测试证明了以下两点：

— 后-外斜线运动测试中，骨盆右后侧区域疼痛；

— 前-内斜线运动测试中，左前胸腔疼痛。

这表明下肢疼痛可能是一种代偿性策略，以此来抵消躯干疼痛。当问到在前几个月是否出现过胸痛时，患者明确表示之前左胸部位相当剧烈的疼痛一直存在了 6 个月。各科专家交流分析病因，并检查排除了心脏问题，与此同时，胸痛症状逐渐消退。

而后，决定对前-内-胸的 CF 点进行触诊验证，触诊时 6 个月前的"旧症"—胸痛立即再度出现。在 3 分钟左右的筋膜松解后，胸腔疼痛完全消退，而后进行运动测试，症状没有复现。

然后，对右侧后-外-骨盆进行治疗，并由此引发右膝内侧区域的引传痛。骨盆筋膜松解后，对后-外-盆进行运动测试，不再疼痛。

然而，因为膝盖和脚踝疼痛持续了 2 个月之久，所以这些节段很可能发生了筋膜组织改变。事实上，第二阶段治疗中，触诊前-内-膝 1 和后-外-踝 1 有显著疼痛。

治疗后，病人称"重新找回了腿"，而之前存在某种不自然的僵直感。

这个病例的治疗方法可能基于治疗师对螺旋路径的理解。

事实上，此病例中的痛感并非沿某条斜线或者某种序列分布。

在对弥漫性疼痛的治疗中，螺旋中的 CF 联合突出显现。弥漫性疼痛会产生一种扩散性的运动受限感，并且在一个运动节段和另一个运动节段间周期性转换。这种疼痛通常与肠道紊乱有关。总的来看，弥漫性疼痛十分类似于纤维肌痛的症状（Nava T. ,2006）。

假设

基于不同资料做出假设，用于制定治疗计划。此阶段要审慎，因为：

— 单平面治疗构思需以运动测试的正确性为前提；

— 任何基于已知相似病例而非患者个人资料的假设，都是有误导性的；

— 只是因为病例复杂难解，就基于某种医疗方案做假设，不会有效；

— 在第二阶段中，任何未对先前治疗策略进行评估的假设，都是不完整的。

每一种疼痛都是一个挑战，克服它需要技能和坚韧。

筋膜手法最常见的错误之一，就是因为病例的解决方案看似显而易见而跳过某些特定步骤（如治疗前和治疗后的测试)。

测试

一般来说,运动测试中,我们通常会找到能加剧疼痛的运动。有时,也可以调查找到缓解疼痛的位置。例如,如果一个患有严重肩痛的病人表示,抬高手臂到头部会缓解疼痛,那么这就是一个对锁骨上窝筋膜进行触诊验证的指征(前-外-肩胛)。

综合来说,整体运动测试中,需遵循以下步骤:

1. 在所有三个平面上,对相关关节进行运动测试;

2. 如果只在一个平面上运动时疼痛加剧,那么可以对此节段进行触诊比较;

3. 如果在 2~3 个平面上运动时疼痛均加剧,那么可以沿斜线进行运动测试;

4. 对完整肢体或躯干部分(见摘要表)的两条拮抗斜线进行运动测试。

没有具体针对螺旋的运动测试。事实上,无限的运动变化明显是由无限的螺旋组合调节的。

尽管如此,我们在测试过程中,仍可以观察到螺旋参与以下方面:

— 身体两侧运动延迟;

— 任何居中的策略都能不能缓解疼痛;

— 病人可能会报告呈螺旋状的牵引感。

本书中提到的筋膜内螺旋状或呈螺旋状排列的胶原纤维,宏观上更为可见。这是因为在整个进化过程中,更普遍的日常活动增强了这一结构。

在触诊中,我们尽力寻找我们想找的和已知的东西。如果一个治疗师,不知道前-内-膝的疼痛与过去后-外-踝扭伤及对侧胸痛相关联,那也就不会知道需要治疗哪些位点来解决这些问题。

触诊感知(表 10-2)有助于培养触觉敏感性并区分正常和病理组织。所以,触诊可以从比较患侧和健侧开始。

表 10-2　触诊不同的感觉

正常	病理性
均匀的、质地软的组织	条索状的僵硬组织
局部敏感的组织	痛性组织,传导痛
顺滑的、可移动的组织	改变的、颗粒状组织

触诊要揭示或确认至少两个要素:疼痛的动作+改变的 CC 点;改变的 CC 点+传导痛;组织硬化+僵硬。只选择一个要素有时就会误入歧途。

治疗

科学期刊中,越来越多地刊登以下标题的文章:

- 职业性肌骨疼痛
- 重复性劳损
- 累积性创伤性功能紊乱
- 职业性过度使用综合征

这实际上提出了一个问题:哪种组织的可塑性如此之强,会因使用而结构改变,并因此形成痛感传入? 答案是结缔组织,尤其是筋膜基质,它同细胞和纤维一起构成细胞外基质。

基质是一种无定形的胶状物,其作用:

- 抗体的防御屏障
- 营养介质
- 代谢产物的收集器
- 纤维间的润滑系统
- 胶原纤维束的分隔

基质黏弹性的任何改变将减少筋膜弹性(使组织致密),进而影响到肌肉,随后影响到周围的血管(MaCChi V.,2005)。

随着时间的推移,这种改变可以导致胶原纤维排列的紊乱(纤维化)。接下来,修复性增殖将超出筋膜和韧带的限制,在相邻结构之间形成瘢痕(粘连)。

一些学者(Fredericson M,2005,Schleip,R.,2006,Gagey O.,2006)表明胶原纤维固化会导致:

- 胶原纤维之间出现异常的网状物;
- 胶原代谢的动力学改变(合成和降解);
- 新生胶原纤维紊乱;
- 无定形基质数量和质量的变化——水和糖胺聚糖(GAGs)的减少。

除固化外,其他导致筋膜改变的原因如下:

机械性:

- 急性:扭伤、骨折、直接创伤;
- 慢性:过度使用、姿势、工作、运动;

物理性:

- 热量:热、冷、风、湿度;
- 心理紧张:焦虑、矛盾、抑郁;

化学性:

- 营养:过剩、失衡、中毒;

- 内分泌:激素
  传染:
- 新陈代谢

致密筋膜无法在肌肉、骨骼和关节间传导张力。后续的动作失调表现在:

- 游离神经末梢的紧张性刺激所导致的肌筋膜单元的关节痛;
- 筋膜内生物电的势能压导致的沿肌筋膜序列传导的疼痛;
- 整体运动功能紊乱导致的位置和强度不明确的疼痛(筋膜螺旋)。

身体一般试图通过创建一个新的姿势来适应、代偿这些异常情况。这种情况一直持续,直到一个新的失衡打破已经岌岌可危的旧平衡状态。

新失衡的原因包括:

机械性:

- 急性:微小扭伤,失控的运动;
- 慢性:静态位置保持时间过长;

物理性:

- 热力学:狂风,气候不稳定;
- 心理压力:始料不及的情绪压力。

化学性:

- 营养:消化不良、肠道紊乱,营养不足;
- 传染病:流感。

正如上述应力(机械、物理和化学)可以导致筋膜改变(或代偿状态下的再次失衡),筋膜手法也同样可以利用这些因素来取得修复反应,并恢复体内动态平衡:

- 机械性:运动-摩擦
- 物理性:热-发炎
- 化学性:新陈代谢-修复

手法会导致局部体温升高,引起胶状基质液化,使其恢复正常状态。

为了达到这种效果,必须将压力集中在一点上:如果压力大小不变,施压面积越小,产生的摩擦力越大(通过压力+运动)。产热系数正比于接触面的粗糙程度。因此,分辨出更加粗糙的、颗粒状的、和已改变的筋膜组织就显得尤为重要。

在筋膜手法中,我们对同一诊断结果可以应用不同治疗方案。我们认为,治疗膝盖外侧疼痛有两种方法,即操作协调中心 CC 或融合中心 CF。

如下原因时可以使用 CC 见表 10-3:

— 外-膝的单一肌筋膜单元改变;

— 主动肌和拮抗肌之间协调缺乏;

— 外侧运动序列过度紧张;

— 控制额状面姿势的肌筋膜单元之间失衡。

融合中心 CF(表 10-4)可以提示筋膜的改变(以膝盖外侧痛为例),原因如下:

— 前-外-膝 CF 失衡;

— 沿后-外斜线的失衡;

— 后-内-踝和前-外-膝的螺旋失衡。

表 10-3　同一诊断下应用 CC 点的四个不同治疗方案

诊断	结构	治疗
膝盖疼痛	节段性功能障碍	从感知中心(CP)到协调中心(CC) 膝 外侧＝外-膝
膝盖疼痛	主动肌拮抗峥失衡	从 CP 到 CC 拮抗肌 膝 内侧＝外-膝
膝盖疼痛	斜线失衡	张力 外-髋　　外-踝
膝盖疼痛	平面失衡	平衡 外-髋　　内-膝

表 10-4　同一诊断下应用 CF 点的三种不同治疗方案

诊断	结构	治疗
膝盖疼痛	节段性功能障碍	前-外-膝、外-膝
膝盖疼痛	斜线失衡	前-外-髋、膝、踝
膝盖疼痛	螺旋失衡	后-内-踝、前-外-膝、后-内-髋

本书的第一部分,曾建议治疗一条斜线或一个平面的失衡时,操作单向的 CC。但是现在针对不同平面的一个融合中心和两个协调中心,我们建议联合操作。这两种方式对应不同的功能特征,所以并不矛盾。序列的精准张力可以协调姿势,而执行多向运动则需要两个运动程序的协同:一个位于中心,一个位于周围。此外,这两个程序还可再分为静态和动态成分。事实上,在外周我们可以找到控制静态姿势的 CC 点和控制动态运动的 CF 点。不同的传入纤维提供定向的、本体感受的刺激(可由嵌入纵向纤维序列的受体感知)或复杂的、多节段本体感受的刺激(可由嵌入斜向螺旋纤维的受体感知)。

因此,手法至关重要,因为它可以通过恢复筋膜的基础张力,利用恰当的本体感觉的传入信息,来重建动、静态运动的协同。

结论

在诊断方面,与服用止痛药相比,通过筋膜操作缓解疼痛的方式更有意义。如果对筋膜手法修复了纤维化组织，那么接下来可以通过触诊进行验证，且病人能够觉察到症状的变化。所以，我们可以立即在客观和主观上验证我们对此问题的解释。

筋膜操作需要筋膜治疗师的全身心投入，必须做到：

— 不因症状改善而满足，不因暂无成效而挫败，不断根据疗效改进自身；

— 不断核实每个点的变化，把握任何症状演变。

— 给病人选择权，决定是否继续疗程；有时，按计划要处理 5 个点位，但如果病人在 3 个之后就对现有成效表示满意，那么他可以选择中止治疗。

— 如果处理某点后症状恶化，则及时调整治疗方案。

例如，如果一个病人患了头痛、恶心和眩晕，而针对外-颈 CC 点进行的治疗导致症状恶化，那么治疗策略就应该由深层操作变为浅表松解，做前-外-颈的 CF。这应该能缓解症状，并为第 2 个疗程（也就是外-颈 CC 的慢性纤维化）的治疗做好准备。

后续章节阅读指南：

● 首页图示为完整的斜线。它联合了不同的纵向 CF，而不是依照螺旋状排列。CF 位于两个序列之间，以斜线命名。例如，后-外斜线（见图 11-1）位于后侧序列（实线）和外侧序列（虚线）之间。

● 接下来的页面将阐述四肢和躯干斜线的整体运动测试。同时，这些测试检查了所有运动节段 CF 的效用。

● 一些 CF 的位置已在解剖照片上标出。我们选择的图片能够突出显示出螺旋形排列的胶原纤维，这在解剖书中很少看到。

● 单个 CF 的图与先前介绍的单个 CC 类似，唯一的区别在于验证方式。我们着重强调触诊 CF 及其子单元来确定解剖位置，而非做相关运动测试。

● 当多个点组成一个 CF 点时，其子单元编号如下（就像头节段的 CC 点）：1 号在近端或头端，2 号位于中间，3 号位于远端或尾端。

● 患者既往史中有痛感的动作（PaMo）仅与一些 CF 点有关。这些引发疼痛的动作类似于一些常见的骨科检查（写于括号内）。

● 当涉及三个子单元组成的 CF 时，治疗照片仅显示其中之一。治疗其他子单元时治疗师和病人的位置无须改变。

第 11 章
后-外融合中心

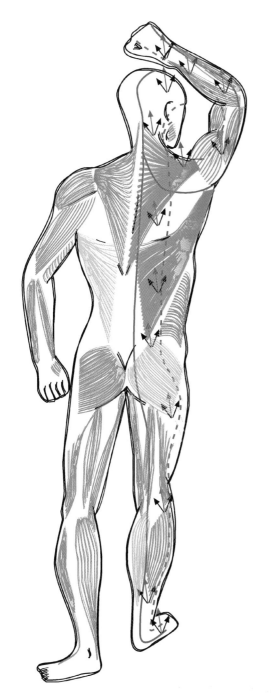

后-外斜线

这个肌筋膜斜线使身体节段做后-外向运动,包括以下融合中心:

躯干

后向-外向-头节段	后-外-头
后向-外向-颈节段	后-外-颈
后向-外向-胸节段	后-外-胸
后向-外向-腰节段	后-外-腰
后向-外向-骨盆节段	后-外-盆

上肢

后向-外向-肩胛节段	后-外-肩
后向-外向-肱骨节段	后-外-肱
后向-外向-肘节段	后-外-肘
后向-外向-腕节段	后-外-腕
后向-外向-手指节段	后-外-指

下肢

后向-外向-髋节段	后-外-髋
后向-外向-膝节段	后-外-膝
后向-外向-踝节段	后-外-踝
后向-外向-足节段	后-外-足

图 11-1 后-外融合中心

后-外斜线的运动验证

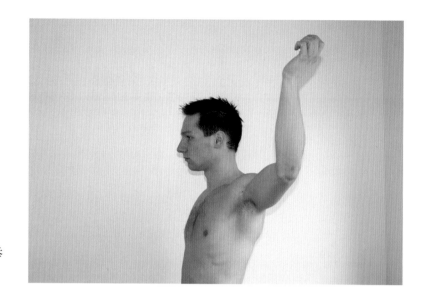

图11-2   上肢运动验证

患者手臂伸展或半屈曲,向上向外举起上肢。抗阻和非抗阻均可。

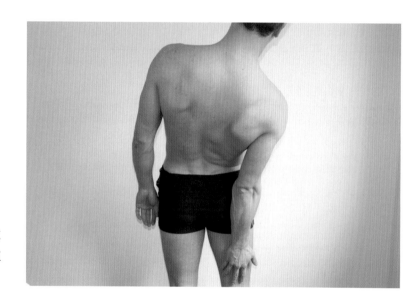

图11-3   躯干运动验证

患者将手掌置于同侧臀部外侧,沿大腿向膝关节滑下,这时胸、腰和骨盆会产生后-外运动。

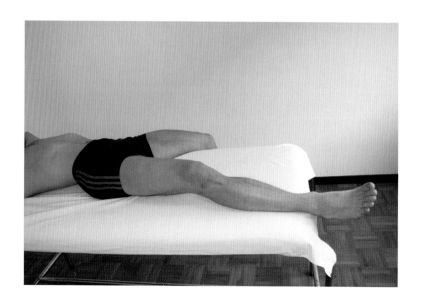

图11-4   下肢运动验证

请患者将患侧腿沿治疗床垂下,这个外向运动同时会引起膝盖弯曲。也可请患者在腿的前-内位置抗阻后伸。

上肢的后-外融合中心

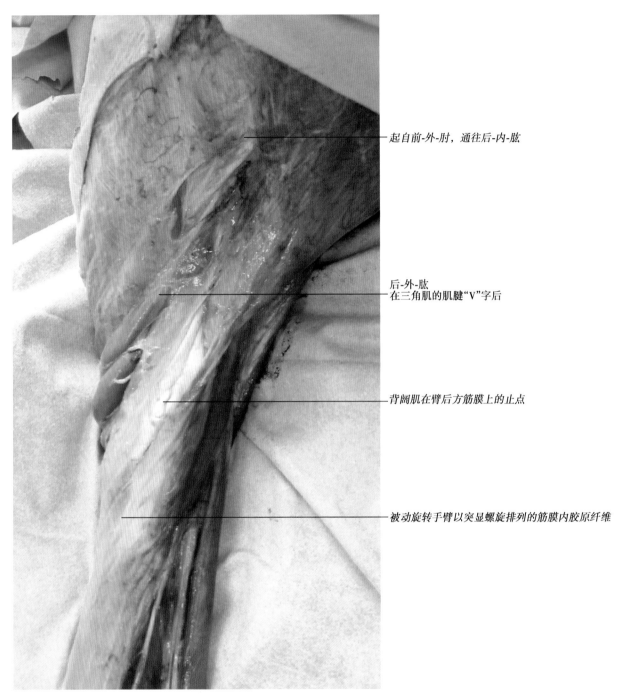

起自前-外-肘,通往后-内-肱

后-外-肱
在三角肌的肌腱"V"字后

背阔肌在臂后方筋膜上的止点

被动旋转手臂以突显螺旋排列的筋膜内胶原纤维

图 11-5　上肢后侧臂筋膜。旋臂时,注意螺旋牵引如何从后-内-肱延伸到前-外-肘,而三角肌的外展纤维和内侧肌间隔则保持在纵向上

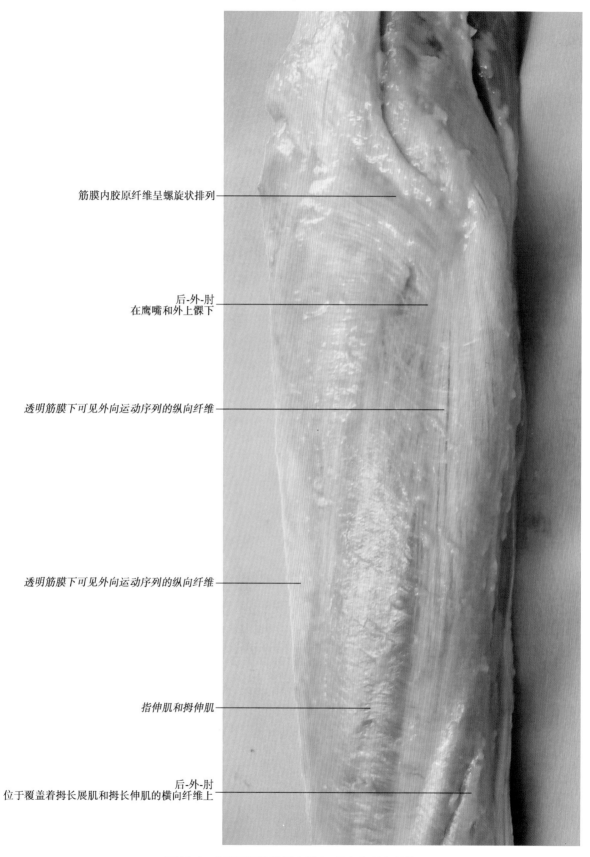

筋膜内胶原纤维呈螺旋状排列

后-外-肘
在鹰嘴和外上髁下

透明筋膜下可见外向运动序列的纵向纤维

透明筋膜下可见外向运动序列的纵向纤维

指伸肌和拇伸肌

后-外-肘
位于覆盖着拇长展肌和拇长伸肌的横向纤维上

图 11-6　前臂后侧筋膜具有纵向、横向和斜向纤维

手指的后-外融合中心

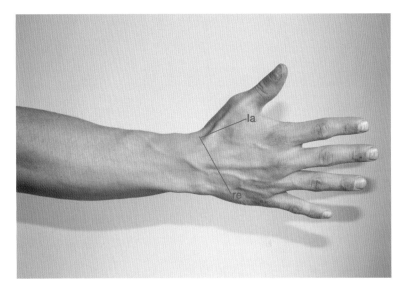

图 11-7　融合中心及相关 CC

疼痛部位：
位于腕部，具体定位在两条线的交点。

功能的障碍的起源或 CF：
背侧支持带从手的尺侧（后方）延伸至桡侧（外），把拇指和四指展开的动作联合在一起；若缺乏此协同作用，就会引起某个或多个手指疼痛。

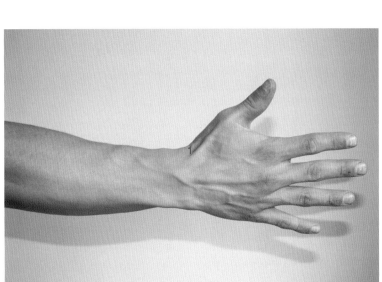

图 11-8　触诊检查

1）位于腕背的桡侧，拇指竖起时，该点位于拇长伸肌和伸拇短肌肌腱之间的腔隙。

引起疼痛的动作：患者可能主诉拇指基底部失稳

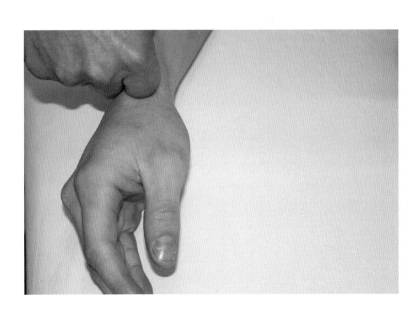

图 11-9　治疗

患者仰卧或取坐位，治疗师将指节力度深入至两肌腱之间以松解支持带纤维。
注意：治疗此 CF 点可与后-指和外-指 cc 点的治疗相结合。

腕部的后-外融合中心　　　　　　　　　　　　　　　后-外-腕

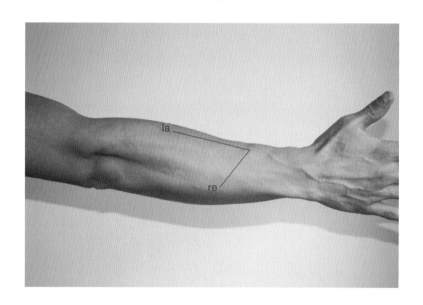

图 11-10　融合中心和相关 CC 点

疼痛部位：
腕部桡侧疼痛。

功能障碍的起源或 CF：
此融合中心位于拇长伸肌和拇长展肌肌腱结合处,后-腕的 CC 和外-腕的 CC 节则位于这些肌肉近端上。

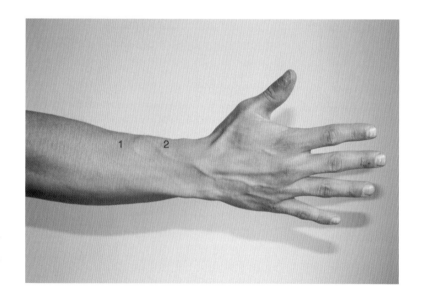

图 11-11　触诊检查

1）指伸肌和拇短伸肌之间的缝隙的近端
2）同一缝隙的远端

引起疼痛的动作：当手腕尺侧偏移（Finkelstein 试验,用于检查拇外展肌肌腱炎）时,疼痛加重。

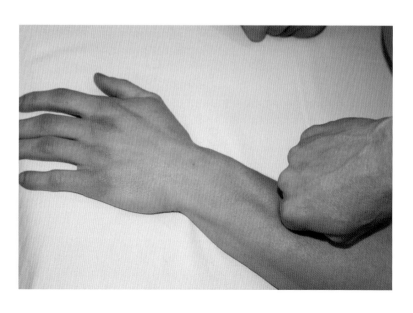

图 11-12　治疗

患者俯卧,将手掌置于治疗床上；治疗师将指节置于上述位点,在伸肌之间的缝隙中,使胶原纤维活化。

肘部的后-外融合中心　　　　　　　　　　　　后-外-肘

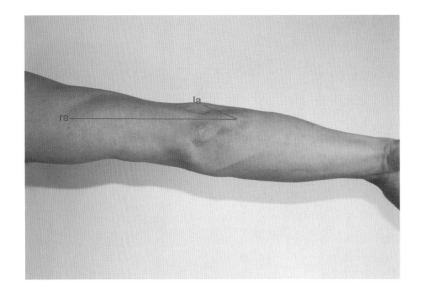

图 11-13　融合中心及相关 CC

疼痛位置：
前臂及肘关节疼痛,尤其在两条力线
的交汇处。

功能障碍的起源或 CF：
任何一个 CF 的功能障碍都会在多个
位置引起疼痛,因为 CF 连接到多个
肌筋膜单元,也连接在支持带上。而
支持带又连接了不同区域。

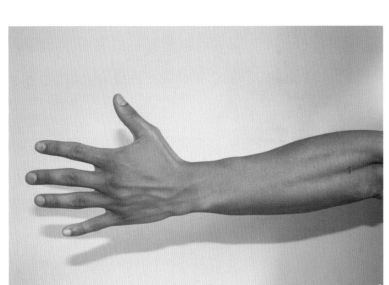

图 11-14　触诊检查

1）在桡侧伸腕短肌和腕伸长肌后方
　　的缝隙中,位于前臂筋膜后方的横
　　向及斜行纤维构成的支持带上。

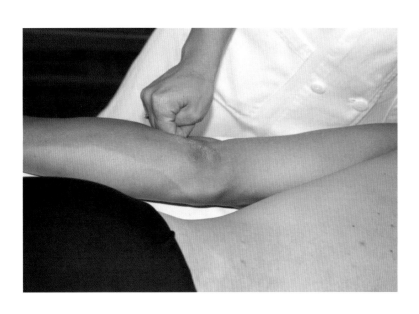

图 11-15　治疗

患者俯卧,手臂伸展于两侧;以外髁
炎为例,此 CF 常与后-肘和外-肘的
CC 一起操作。

肱骨的后-外融合中心

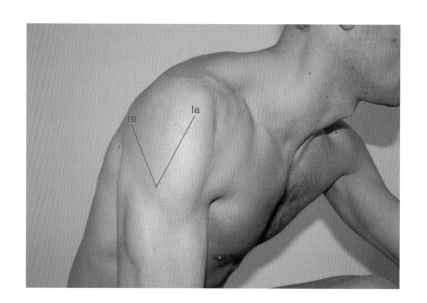

图 11-16　融合中心及相关 CC

疼痛位置：
后伸和外展运动时肩痛。

功能障碍的起源或 CF：
三角肌参与了肱骨的很多运动，因而
其腱区范围十分广泛。实现伸展及
外展的作用力汇聚在后-外区域。

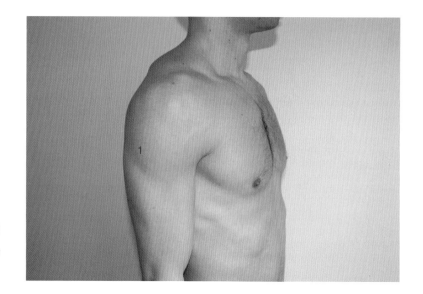

图 11-17　触诊检查

1）三角肌后侧缘，远端肌腱上。

有痛感的运动：当患者上臂向后、向
外活动时，肩部疼痛尤其明显（Jobe
试验，用于评估冈上肌）

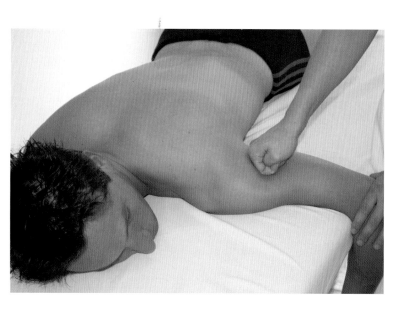

图 11-18　治疗

患者俯卧，外展手臂，治疗师将肘部
或指节置于三角肌后-外肌腱部分，
操作此处使组织更顺滑。

肩胛的后-外融合中心

后-外-肩

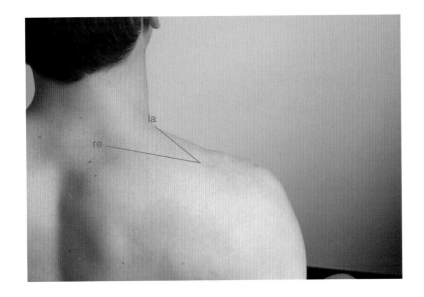

图 11-19　融合中心及相关 CC

疼痛位置：
诊断为肩周炎或冈上肌肌腱损伤的肩关节疼痛。

功能障碍的起源或 CF：
冈上肌筋膜的近端与后-肩和外-肩的 CC 连接，其远端延伸至肩袖上。

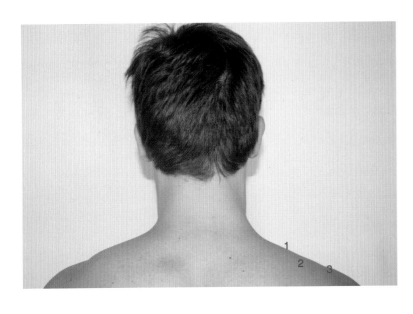

图 11-20　触诊检查

1）冈上肌筋膜中部；
2）肩锁韧带。

有痛感的运动：被动抬肩之后，患者无法抗阻维持姿势，且手臂会突然坠落（肩坠落试验，用于鉴别肩袖病变）

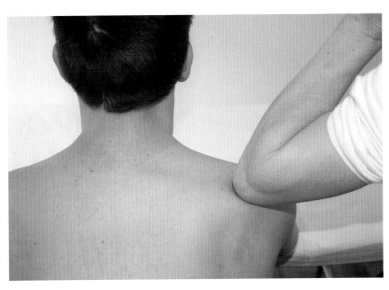

图 11-21　治疗

患者取坐位，治疗师操作上述的一个或两个点位。不同数字位于不同结构，代表不同子单元。这些子单元的作用是在肱骨超过 90°时协调肱骨和肩胛骨的运动。

头部及颈部的后-外融合中心

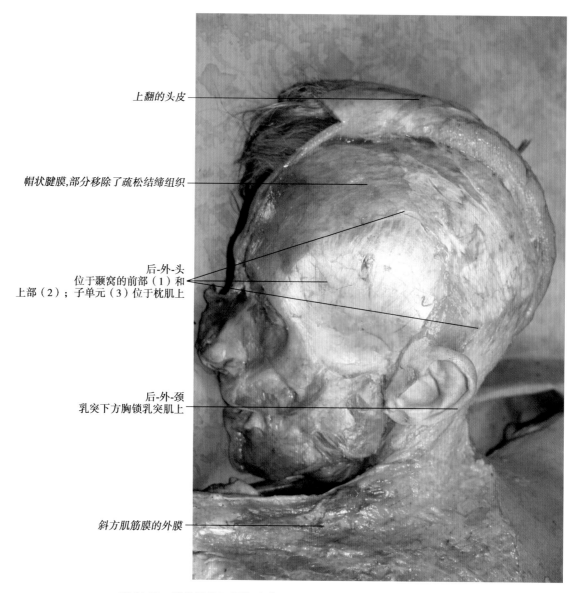

上翻的头皮————

帽状腱膜,部分移除了疏松结缔组织————

后-外-头
位于颞窝的前部(1)和
上部(2);子单元(3)位于枕肌上————

后-外-颈
乳突下方胸锁乳突肌上————

斜方肌筋膜的外膜————

图 11-22 颞筋膜位于帽状腱膜之下,后部可见到皮下疏松结缔组织

自额枕肌和眼轮匝肌向后的牵张力汇聚于颞筋膜前部,因而后-外-头 1 CF 位于此处。外-头 CC 位于该筋膜中部,是因为一个单向力在此处占优势。只明确操作部位,确切的操作部位,就可以相应地调整操作强度。

躯干的后-外融合中心

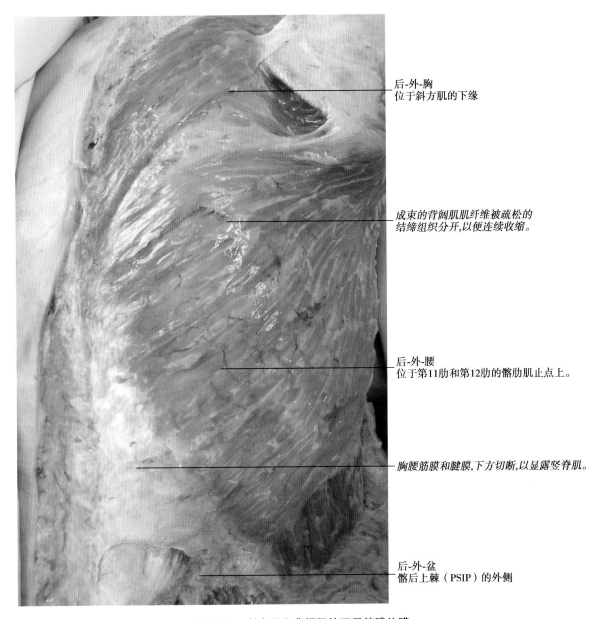

后-外-胸
位于斜方肌的下缘

成束的背阔肌肌纤维被疏松的
结缔组织分开,以便连续收缩。

后-外-腰
位于第11肋和第12肋的髂肋肌止点上。

胸腰筋膜和腱膜,下方切断,以显露竖脊肌。

后-外-盆
髂后上棘(PSIP)的外侧

图 11-23　斜方肌和背阔肌的深层筋膜外膜

　　背阔肌的筋膜与对侧臀大肌的筋膜相延续,肌肉的收缩相互传递(Baker PJ 2004),这样的连续性构成了广泛的肌筋膜螺旋。

头部的后-外融合中心   后-外-头

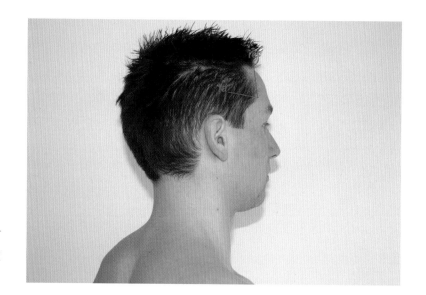

图 11-24   融合中心及相关 CC

疼痛位置：
牙痛、头痛、耳鸣，咀嚼也出现问题。

功能障碍的起源或 CF：
头痛是多发的问题之一。感觉器官
位于颅骨内，为正常行使功能，要求
其筋膜维持完好的基础张力。

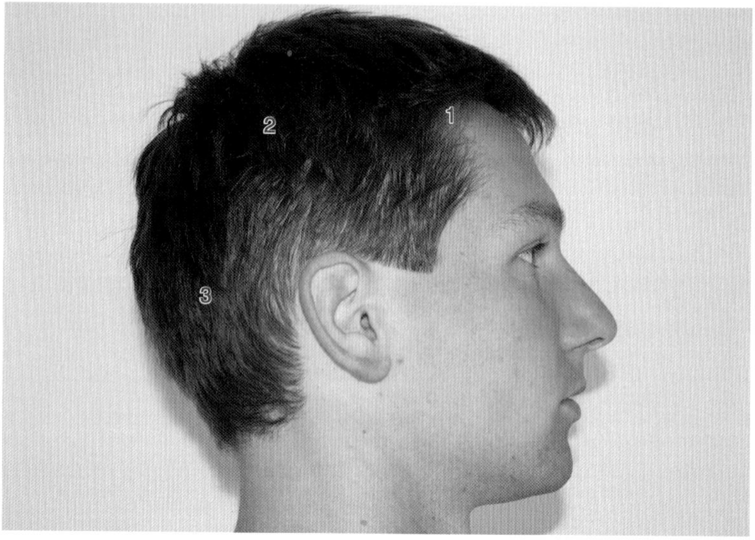

图 11-25   触诊检查

1）位于颞肌前缘，额骨、顶骨和蝶骨
     连接处的冠状缝上。
2）颅顶高点和耳轮连线的中点。
3）枕骨粗隆和耳轮连线的中点。

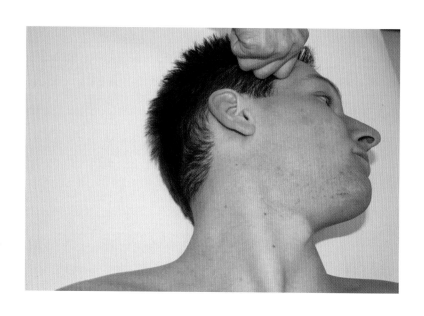

图 11-26   治疗

患者仰卧，头转向一侧，治疗师用指
节松解颞前区筋膜。治疗第二个子
单元时，可取同一体位，而治疗第三
个子单元时患者最好取坐位。

颈部的后-外融合中心

后-外-颈

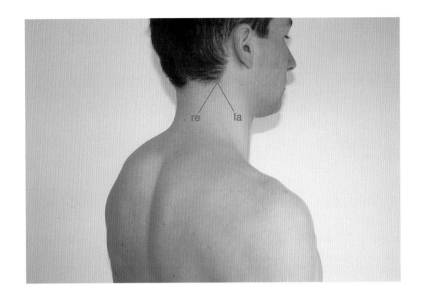

图 11-27 融合中心及相关 CC

疼痛位置:
乳突和颈部后侧和外侧疼痛。

功能障碍的起源或 CF:
对于一般颈强直,可处理后-颈(re-cl)、外-颈(la-cl)的 CC 以及后-外-颈(re-la-cl)的 CF,因为胸锁乳突肌(外)和部分竖脊肌(后)会在此处汇聚。

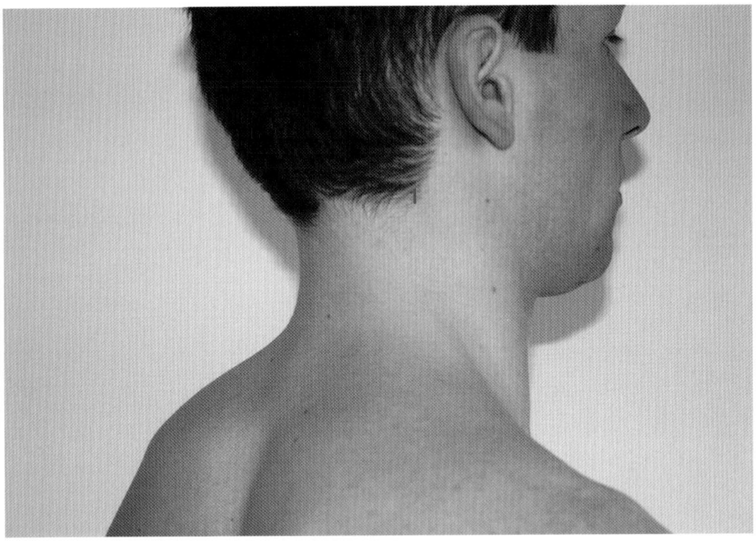

图 11-28 触诊检查

1) 如果触诊时发现 CF 比节段性 CC 更致密,则以操作此 CF 为先,因为解决此点同时能影响其他两个点。

有痛感的运动:患者会提到当颈部旋转和伸展时肩部疼痛加剧(用推挤试验鉴别椎间盘病变)。

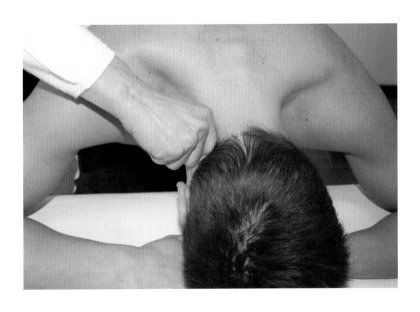

图 11-29 治疗

患者取坐位,头部置于手上,筋膜治疗师用指节在乳突上的多束肌肉止点上操作。

胸部的后-外融合中心   后-外-胸

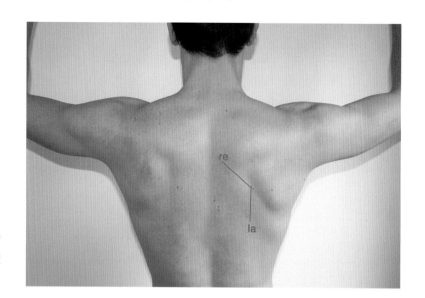

图 11-30　融合中心及相关 CC

疼痛位置：
伸展,侧屈和旋转时出现背痛。

功能障碍的起源或 CF：
只有该部位四层肌肉的筋膜之间滑
动完好,才能保证运动时不伴有痉挛
或刺痛。

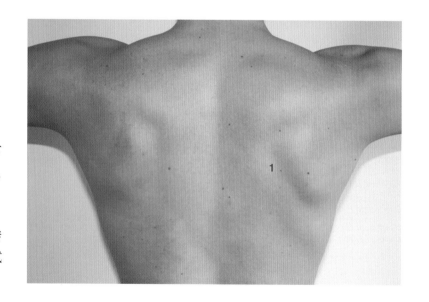

图 11-31　触诊检查

1）此 CF 位于外旋-胸节段的 CC 下
　方,外-胸 CC 的上方,解剖上讲,
　是位于斜方肌下缘。

有痛感的运动:患者会讲到背部旋转
和伸展过度时疼痛加剧(用 Kemp 试
验评估椎间盘疾病)。

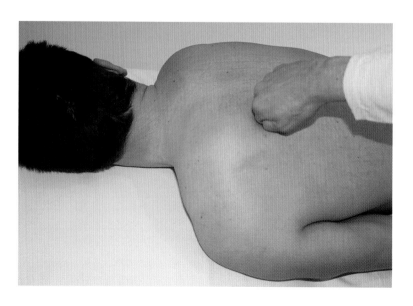

图 11-32　治疗

患者俯卧,手臂伸展于两侧;治疗师
松解斜方肌下缘,持续操作最敏感的
点。传导痛的分布范围和治疗外旋-
胸 CC 时所触发的疼痛位置相似。

腰部的后-外融合中心

后-外-腰

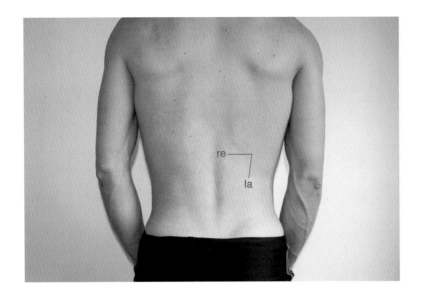

图 11-33　融合中心及相关 CC 点

疼痛位置：
扭转、侧屈及伸展时出现腰痛。

功能障碍的起源或 CF：
筋膜之间的纤维化会在相关肌筋膜单元中产生一系列干扰,而不是节段性 CC 的特定疼痛。

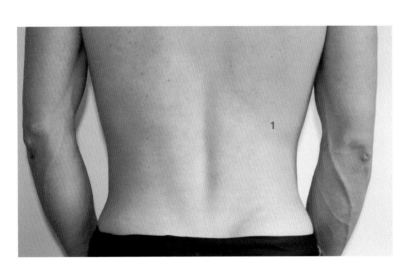

图 11-34　触诊检查

1）此 CF 位于背阔肌中部,后下锯肌上缘上,髂肋肌的肋骨止点。

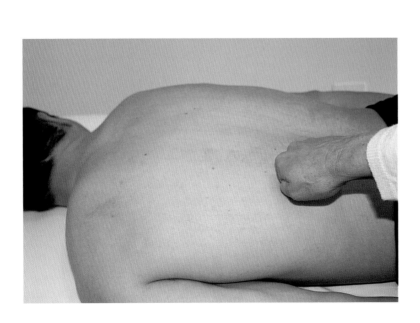

图 11-35　治疗

患者俯卧,治疗师用指节或肘部松解多个肌肉层面,在阻力最大的点上持续做。

骨盆的后-外融合中心

后-外-盆

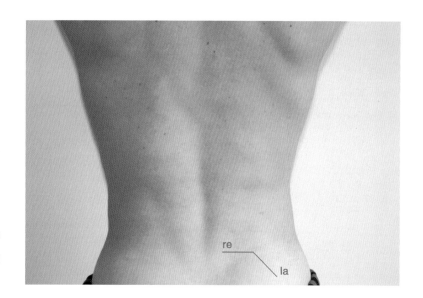

图 11-36　融合中心及相关 CC 点

疼痛位置：
由于止于此区域的韧带受牵拉而引起骶骨痛。

功能障碍的起源或 CF：
竖脊肌纤维、臀中肌纤维及臀大肌纤维止于髂后上棘，这些肌肉在躯干伸展时必须同步运动。

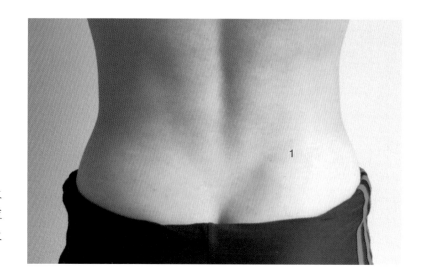

图 11-37　触诊检查

1）后-盆（re-pv）的 CC 位于髂后上棘内侧，外-盆（re-pv）的 cc 点位于臀大肌上缘，此 CF 位于髂后上棘外缘。

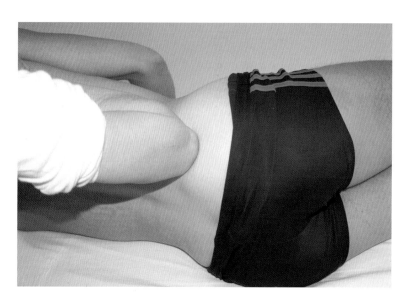

图 11-38　治疗

此 CF 常和骨盆-外的 CC 一同治疗。为此，患者侧卧，以便治疗师交替操作臀大肌（外-盆）及后-外-盆的 CF。

后-外-盆

下肢的后-外融合中心

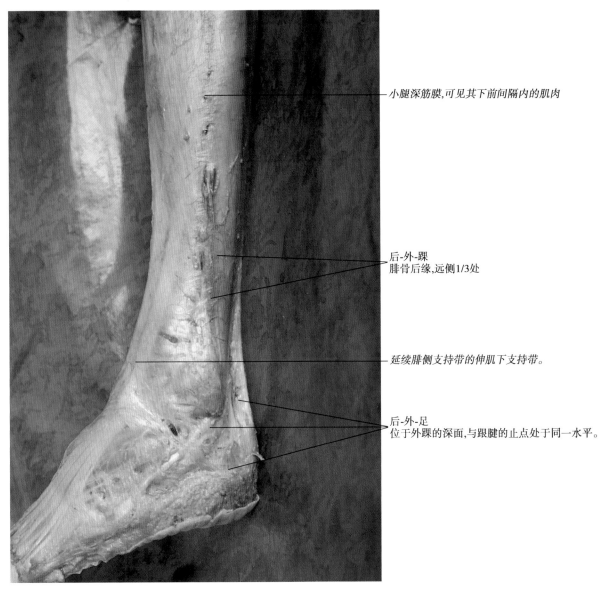

小腿深筋膜,可见其下前间隔内的肌肉

后-外-踝
腓骨后缘,远侧1/3处

延续腓侧支持带的伸肌下支持带。

后-外-足
位于外踝的深面,与跟腱的止点处于同一水平。

图 11-39　小腿深筋膜,外侧区域

下肢的后-外融合中心

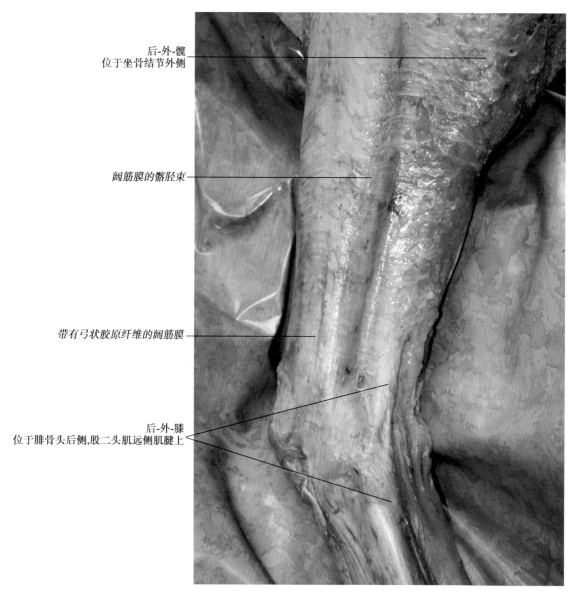

后-外-髋
位于坐骨结节外侧

阔筋膜的髂胫束

带有弓状胶原纤维的阔筋膜

后-外-膝
位于腓骨头后侧,股二头肌远侧肌腱上

图 11-40   阔筋膜和小腿近侧筋膜外侧区域

足部的后-外融合中心　　　　　　　　　　后-外-足

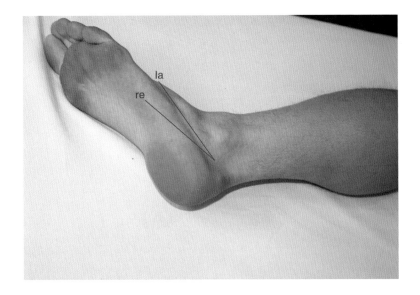

图 11-41　融合中心及相关 CC 点

疼痛位置：
足痛，类坐骨神经痛，肌腱炎，痛性营养不良以及肌腱端病。

功能障碍的起源或 CF：
跟骨是小腿三头肌及足部肌肉的附着点，多条支持带分布于此，表明了它在整个下肢周围运动结构中的重要性。

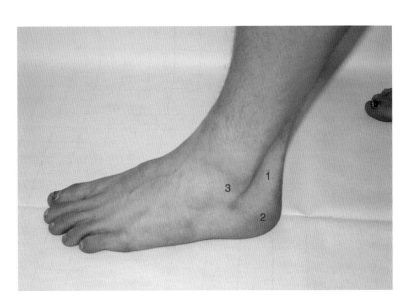

图 11-42　触诊检查

此融合中心包括三个子单元以对上腓骨支持带和下腓骨支持带产生影响：
1）外踝与跟腱之间；
2）跟腱的骨性止点同水平外侧；
3）外踝尖正下方。

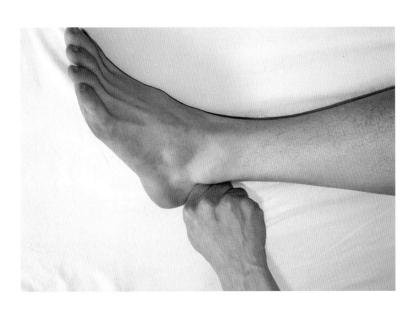

图 11-43　治疗

在触诊检查中，选取某个子单元集中进行较长时间操作。螺旋线起自手足，因此这些节段的 CF 能协助诊断哪条螺旋线发生功能障碍。

踝部的后-外融合中心

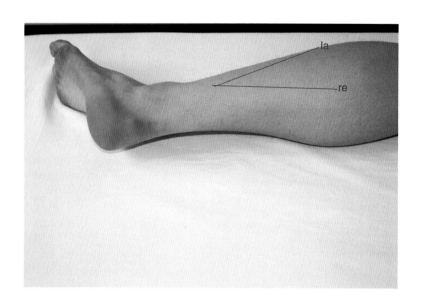

图 11-44 融合中心及相关 CC 点

疼痛位置：
踝关节疼痛,腓骨肌肌腱炎,坐骨神经样疼痛。

功能障碍的起源或 CF：
踝前支持带连接腓骨肌,或与向后外移动踝关节的力相联系。

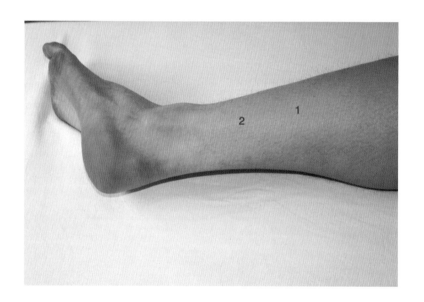

图 11-45 触诊检查

此融合中心有两个子单元：
1）在跟腱与腓侧筋膜腔室之间
2）位于腓骨长肌与腓骨短肌肌腱上

有痛感的运动:患者主诉踝关节外侧失稳（内翻试验或被动牵拉跟腓韧带）。

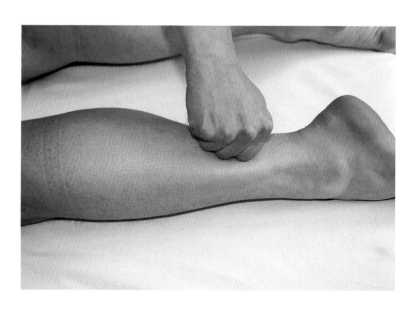

图 11-46 治疗

腓骨肌引起足外翻,有时同步介入,有时不同步。筋膜张力来调节这种同步-异步现象,然而如果此张力不完善,就会产生摩擦,后续伴发炎症。

膝部的后-外融合中心

后-外-膝

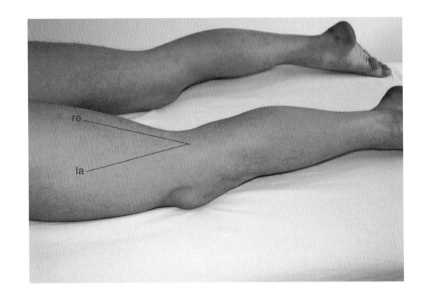

图 11-47　融合中心及相关 CC 点

疼痛位置：
膝部、小腿及大腿疼痛，或见于单节段，或见于三个节段。

功能障碍的起源或 CF：
腓肠肌和股二头肌都有张力性纤维附着在腘窝支持带上，这个支持带发挥了筋膜连结的作用，使这两块肌肉能同步活动。

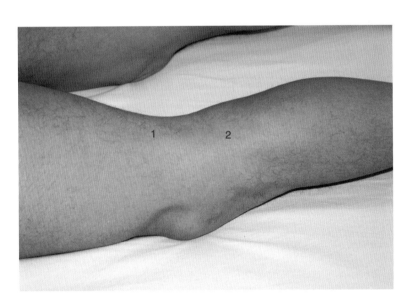

图 11-48　触诊检查

1）位于股二头肌远侧肌腱中部；
2）外侧腓肠肌近侧，腓骨头后侧。

有痛感的运动：患者主诉在过伸膝关节时能感觉到肌肉阻力（膝关节过伸试验，用于评估半月板病）。

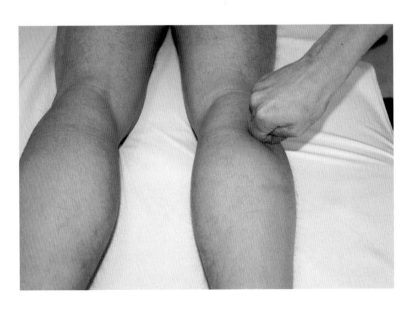

图 11-49　治疗

熟练的手极为敏感，能快速找到阻力更强的点位，操作此点位直到组织恢复顺滑，且不需患者通过描述加以引导。

髋部的后-外融合中心

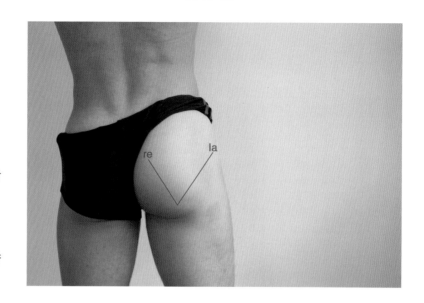

图 11-50　融合中心及相关 CC 点

疼痛位置：
坐骨神经痛，股二头肌拉伤，久坐后坐骨结节疼痛；

功能障碍的起源或 CF：
完成膝关节后向运动的骶结节韧带（后-髋）和肌群，止于坐骨结节。

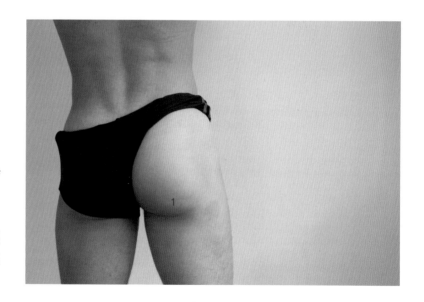

图 11-51　触诊检查

1）指尖力度很难深入肌肉团块，治疗师需用肘关节触诊这个 CF。

有痛感的运动：患者主诉侧卧时（梨状肌牵拉试验）可感觉到大腿明显紧张。

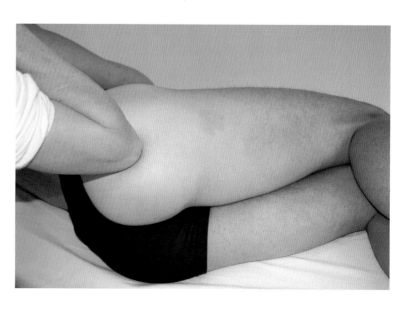

图 11-52　治疗

患者侧卧并屈曲下肢，治疗师用肘关节操作坐骨结节外侧，直至症状缓解。

应用 CC 点与 CF 点的治疗示例

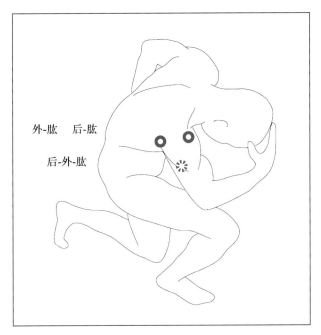

外-肱　后-肱

后-外-肱

图 11-53　某一动作姿势中 1 个 CF 联合其所协调的 2 个 CC

为了偷懒,我们尝试对相似功能障碍,制定相同的治疗方案。但在现实中,是特定点位的组合才决定了不同的疼痛。正如我们每个人有着不同的相貌,每个人的疼痛与他人既看似相似,却又有所不同。

每个人都有着独特的身形和步态,事实上,我们能够凭借脚步声或脚步节奏分辨出一个人。这说明,人们的运动结构是由个性化的肌筋膜结构调节的。

适当的姿态或背景是所有运动的基础,所以螺旋和序列密不可分。出现功能障碍时,节段性协调中心 CC 与融合中心 CF 都会发生变化,因而在治疗某个 CF 时,常有必要联合治疗与其相关的两个 CC。此方法多用在单一节段治疗中,倘若病变涉及多个节段,最好还是在某个空间平面、斜线或螺旋上治疗。

例如肩周炎中,有几个动作会引起疼痛。

如果向后外运动痛感最强烈,则联合治疗后-外-肱的 CF 和参与这个运动模式的两个 CC:后-肱和外-肱。

临床案例:此案例治疗了 1 个 CF 和 1 个节段性 CC。

患者右肩中等程度疼痛,肩上举和外展时加重。已经持续 6 个月,且在夜间加重。

运动测试发现,向外运动及外旋时会出现疼痛,但触诊检查仅发现外-肱 CC 点与后-外-肱 CF 改变。

治疗 CF 取得疗效良好后,再治疗外-肱的 cc 点。

贯穿三角肌内部的胶原纤维网构成了后-外-肱 CF 点,同样密集的臀大肌肌纤维网构成了后-外髋 CF 点。因此,这两个点都需要深入且持久的治疗。

为了让后-外-肱 CF 治疗取得良好疗效,在治疗中,让患者俯卧,上臂外展置于垫上,以便施加肌筋膜操作中那样的强大压力。处理非常粗壮的胶原纤维上的 CF 时,此种压力十分必要。

现将治疗后的 cc 点、暂时疗效(+)、1 周后疗效(\\++)等资料记录如下:

如何在评估表上记录数据	如何总结本次治疗
上臂　后-外　右侧　6 个月　夜间** <	后-外-肱　右侧++,肱-外　右侧+\\++

第 12 章
后-内融合中心

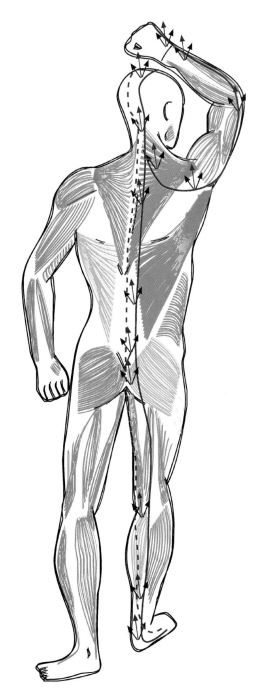

后-内斜线

此肌筋膜斜线使身体节段在后–内向运动，包括以下融合中心：

躯干

后向-内向-头节段	后-内-头
后向-内向-颈节段	后-内-颈
后向-内向-胸节段	后-内-胸
后向-内向-腰节段	后-内-腰
后向-内向-骨盆节段	后-内-盆

上肢

后向-内向-肩胛节段	后-内-肩
后向-内向-肱骨节段	后-内-肱
后向-内向-肘节段	后-内-肘
后向-内向-腕节段	后-内-腕
后向-内向-手指节段	后-内-指

下肢

后向-内向-髋节段	后-内-髋
后向-内向-膝节段	后-内-膝
后向-内向-踝节段	后-内-踝
后向-内向-足节段	后-内-足

图 12-1　后-内融合中心

后-内斜线运动测试

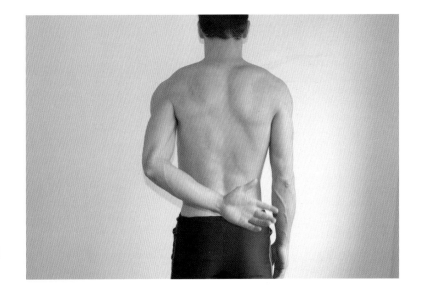

图 12-2　上肢运动测试

患者将手臂屈曲或后伸,向后、向内运动。抗阻和非抗阻均可。

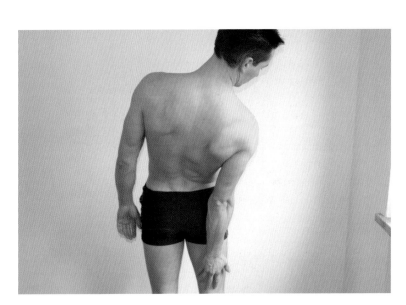

图 12-3　躯干运动测试

患者将一手掌置于身体同侧臀部区域,沿大腿向下朝膝部滑动,使胸部、腰部和骨盆部产生后-内运动,这种运动模式与后-外测试类似,但疼痛集中于脊柱,而不是脊柱两旁。

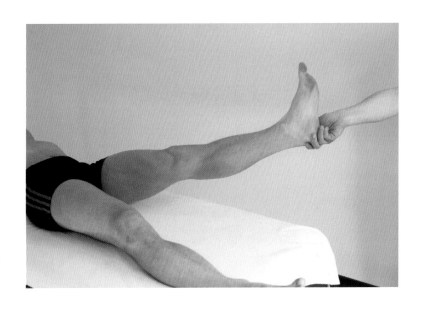

图 12-4　下肢运动测试

患者将受检腿由前-外位置降至中线。此运动可伸膝抗阻进行。

上肢的后-内融合中心

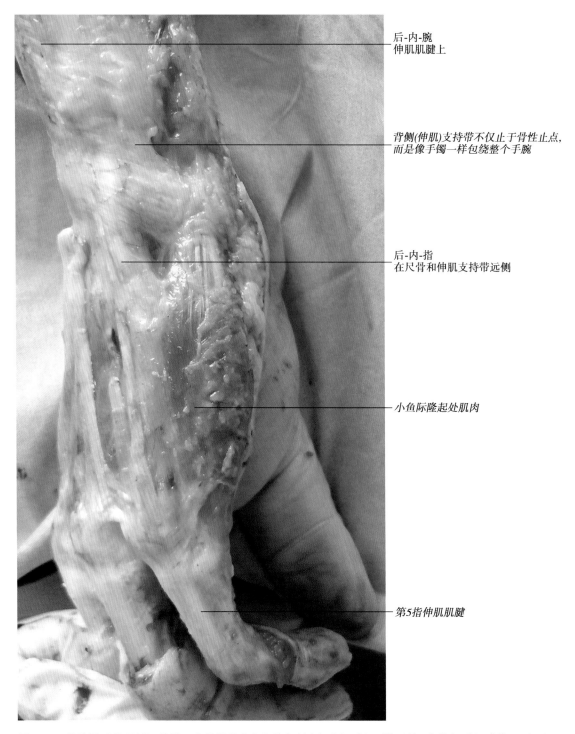

后-内-腕
伸肌肌腱上

背侧(伸肌)支持带不仅止于骨性止点,
而是像手镯一样包绕整个手腕

后-内-指
在尺骨和伸肌支持带远侧

小鱼际隆起处肌肉

第5指伸肌肌腱

图 12-5   前臂及手的尺侧深筋膜。支持带从小鱼际隆起处(向内运动)开始延伸,连接向后运动的肌腱,止于腕前区(前-外-腕)

上肢后-内融合中心

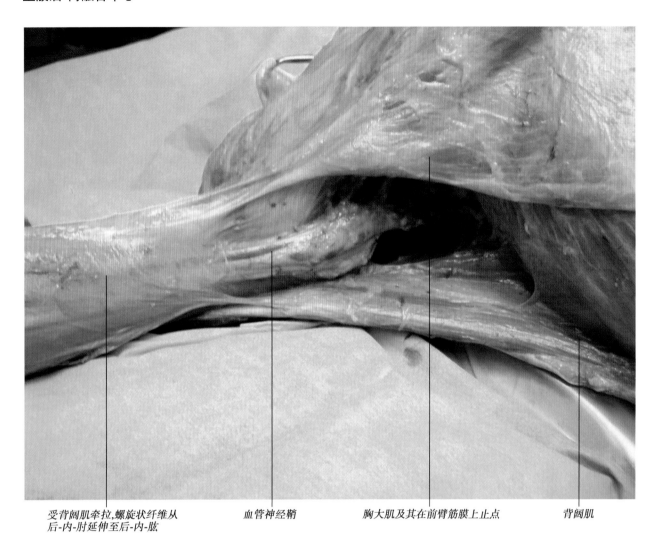

| 受背阔肌牵拉,螺旋状纤维从后-内-肘延伸至后-内-肱 | 血管神经鞘 | 胸大肌及其在前臂筋膜上止点 | 背阔肌 |

图 12-6　上臂和腋部深筋膜内侧

手指的后-内融合中心

后-内-指

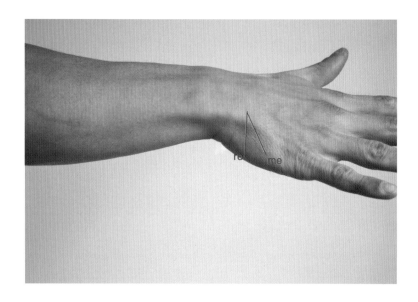

图 12-7　融合中心及相关 CC

疼痛部位：
手指运动轻微受限，尤其是伸展和尺偏运动障碍。

功能的障碍的起源或 CF：
功能障碍的起源或 CF：小鱼际肌群收缩沿伸肌支持带近端方向传递。

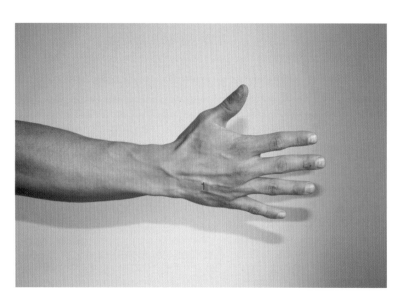

图 12-8　触诊检查

背侧腕横纹远端，伸肌肌腱和小指伸肌肌腱之间。

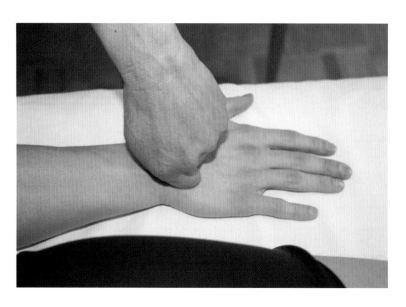

图 12-9　治疗

CF"隐藏"于沟和凹陷处，难以找到，如果这些深层锚定点不能液态化，那整个支持带的松解就不会达到预期效果，所以清楚其定位至关重要。

腕部的后-内融合中心　　　　　　　　　　　　后-内-腕

图 12-10　融合中心及相关 CC

疼痛部位：
手腕及腕尺侧肌腱疼痛。

功能障碍的起源或 CF：
功能障碍的起源或 CF：腕关节尺偏是尺侧腕屈肌（内）和尺侧腕伸肌（后）共同作用的结果，后-内-腕 CF 使这两个肌筋膜单元同步运动。

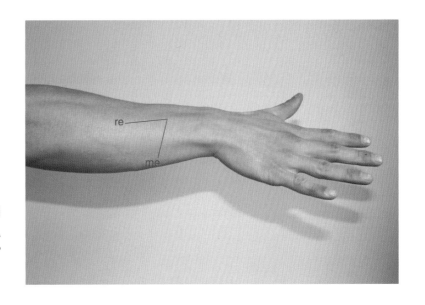

图 12-11　触诊检查

1) 1 指的是位于伸肌腱上的后-内-腕 CF 的近端子单元；
2) 2 指的是位于腕尺侧伸肌腱的内侧的远端子单元。

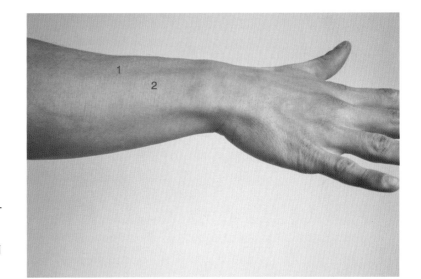

图 12-12　治疗

患者俯卧，治疗师在松解后-内-腕的同时，交替操作后-腕及内-腕的 CC 点，两个 CC 位于肌腹上，CF 位于支持带和肌腱上。

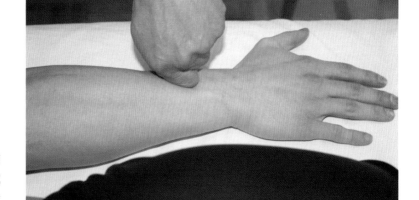

肘部的后-内融合中心

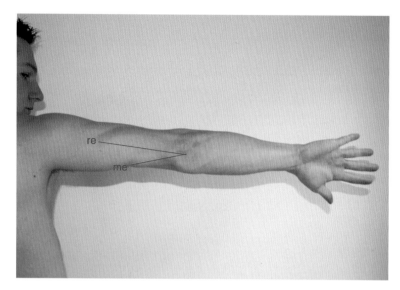

图 12-13　融合中心及相关 CC

疼痛部位:
内上髁炎,腕及手指尺侧感觉异常。

功能的障碍的起源或 CF:
功能障碍的起源或 CF:可能是尺神经半脱位,或由内侧间隔紧张引起,或由上髁后尺神经沟内不规则纤维化引起。

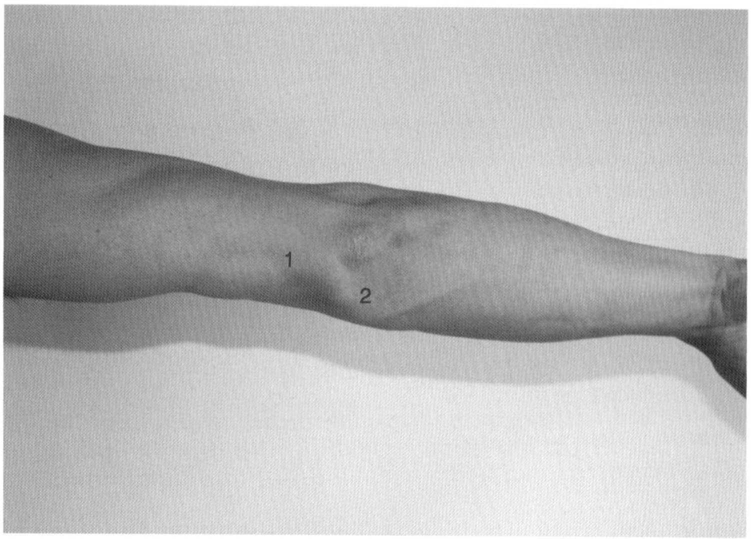

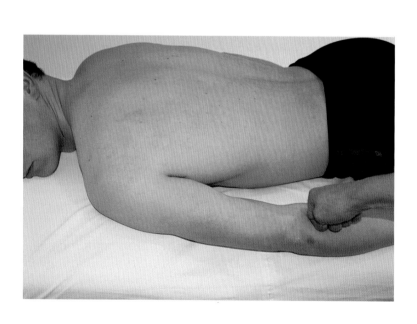

图 12-14　触诊检查

1）纤维化可发生在尺神经沟近端,近内侧肱三头肌肌腱;
2）有时纤维化也发生在肱骨内上髁和鹰嘴之间的尺神经沟内。

图 12-15　治疗

患者俯卧,治疗师触诊肘关节后内区域,尤其是尺骨鹰嘴和内上髁之间区域。必须注意,松解筋膜结构时要避免刺激到神经。

肱骨的后-内-肘融合中心　　　　　　　　　　　　后-内-肱

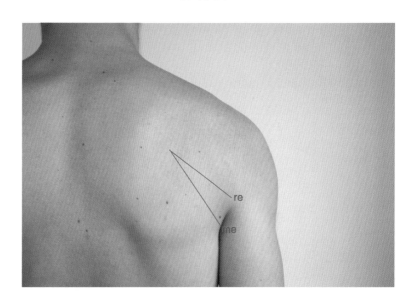

图 12-16　融合中心及相关 CC

疼痛部位：
手后伸及内收时（手置于背后）肩周炎症状加重

功能障碍的起源或 CF：
冈下肌肌筋膜连接着背阔肌、大圆肌和其他参与肱骨内收及向后运动的肌肉。

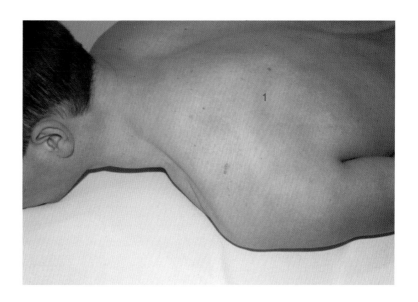

图 12-17　触诊检查

1）肩胛冈以下，冈下窝上部。

有痛感的运动：患者主诉后伸时疼痛，例如手摸裤子后兜或者是系文胸时（手臂后举检查（lift-off test），用于评估肩胛下肌功能）。

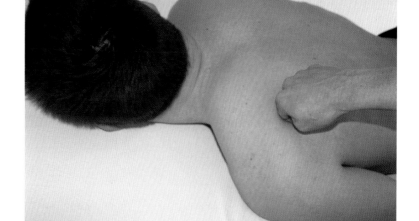

图 12-18　治疗

患者俯卧，治疗师像用橡皮擦一样，用指间关节前后松解冈下肌肌筋膜。

肩胛的后-内融合中心

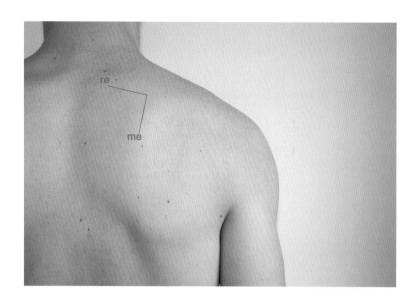

图 12-19 融合中心及相关 CC

疼痛部位：
肩痛扩展至上肢(颈臂神经痛)

功能的障碍的起源或 CF：
功能障碍的起源或 CF：小菱形肌(后-肩)和起于冈下窝内侧的前锯肌上部(内-肩)。

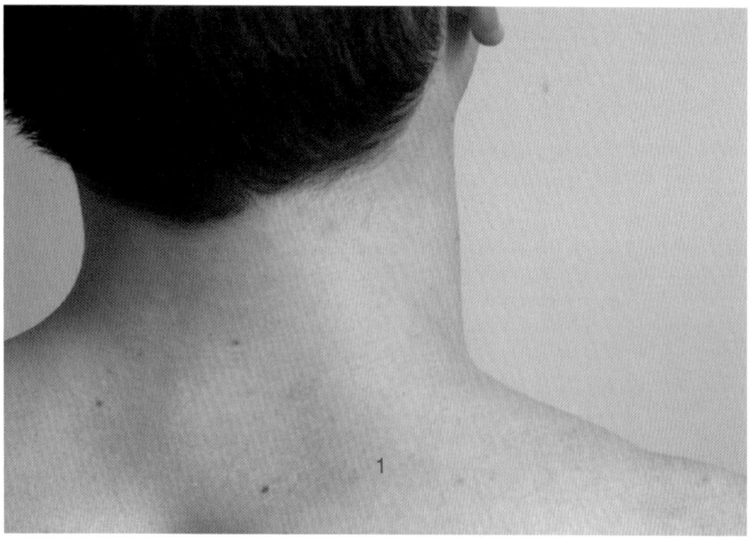

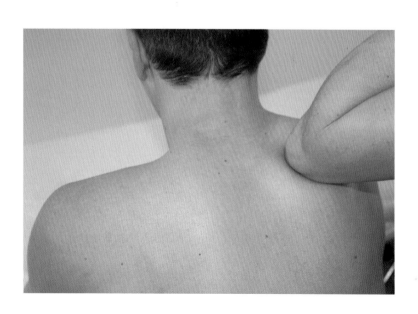

图 12-20 触诊检查

1) 因多个点位可引起肩和(或)颈部疼痛,所以肩痛出现时,单凭触诊检查也可确定所需治疗点位。

有痛感的运动：患者主诉,头转向患侧时的颈椎后伸,可诱发疼痛向下扩散至同侧手臂[椎间孔挤压试验(Spurling),用于评估颈椎神经根]。

图 12-21 治疗

患者坐位,治疗师用肘尖或指间关节顶在肩胛骨上角和内侧缘,并依据患者感觉,探查引起肩部或头和(或)颈牵涉痛的点位。

胸部的后-内融合中心　　　　　　　　　　　　　　　　　　后-内-胸

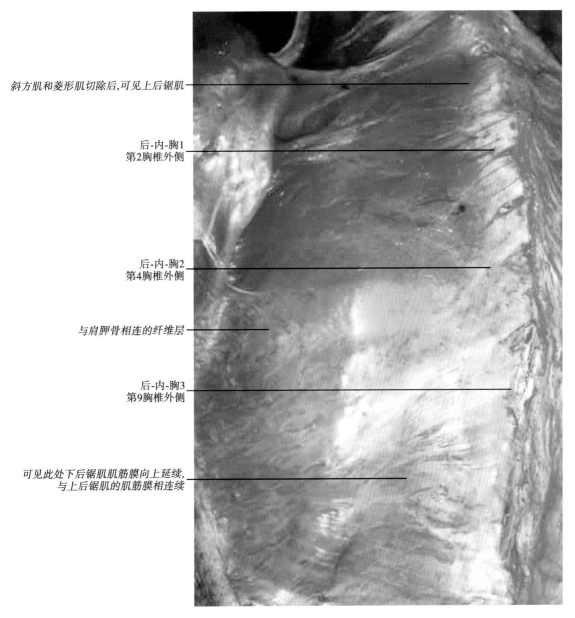

斜方肌和菱形肌切除后,可见上后锯肌

后-内-胸1
第2胸椎外侧

后-内-胸2
第4胸椎外侧

与肩胛骨相连的纤维层

后-内-胸3
第9胸椎外侧

可见此处下后锯肌肌筋膜向上延续,
与上后锯肌的肌筋膜相连续

图 12-22　切除背阔肌和胸腰筋膜(深筋膜,浅层)后,可见上后锯肌和下后锯肌之间的筋膜(深筋膜,中层)

　　有两层筋膜连接了前锯肌筋膜和后部的上下锯肌间筋膜,在于肩胛骨下方可见。每一人体结构都有其特定功能;我们认为这些连接的作用是协调躯干与上肢的内旋和外旋。

躯干的后-内融合中心

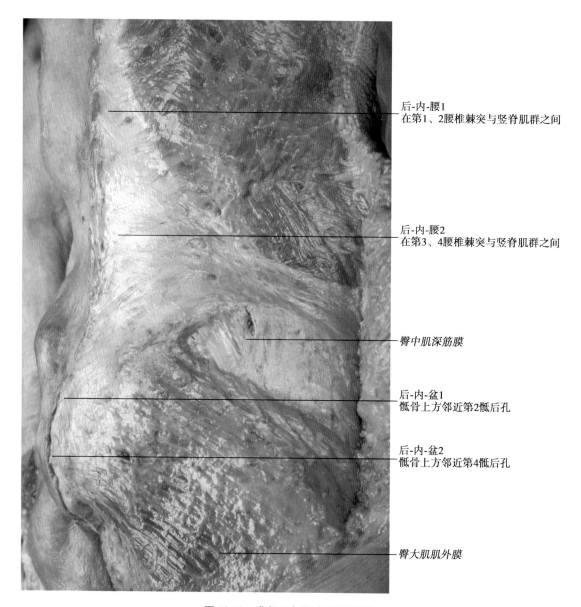

后-内-腰1
在第1、2腰椎棘突与竖脊肌群之间

后-内-腰2
在第3、4腰椎棘突与竖脊肌群之间

臀中肌深筋膜

后-内-盆1
骶骨上方邻近第2骶后孔

后-内-盆2
骶骨上方邻近第4骶后孔

臀大肌肌外膜

图12-23　背阔肌与臀大肌肌外膜

头部的后-内融合中心

后-内-头

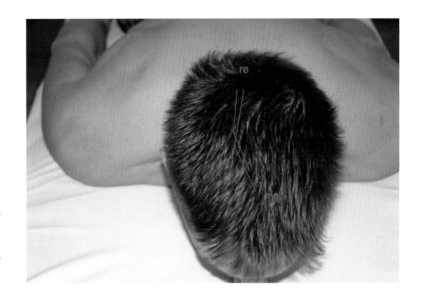

图 12-24　融合中心及相关 CC

疼痛部位:
头痛,眼痛和(或)头皮痛。

功能障碍的起源或 CF:
外伤可导致帽状腱膜与颅顶筋膜粘连,还能引起各种头皮感觉异常。
注意:所谓的"内"(me),是指整个身体的中轴线。

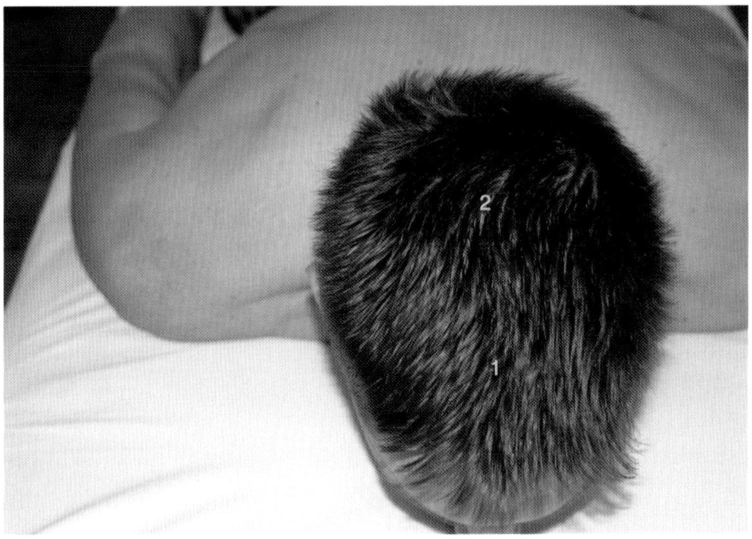

图 12-25　触诊检查

从眼睛开始,逐渐向后:
1) 发际与颅顶高点连线的中点;
2) 颅顶高点的外侧和后侧;
3) 颅顶与枕骨隆凸连线的中点。

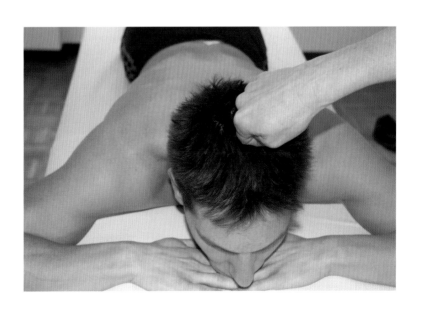

图 12-26　治疗

患者俯卧,下颌置于手上,治疗师用指间关节或指尖推拿各层组织(头皮、帽状腱膜、头皮浅筋膜),使各层之间可自由滑动。

颈部的后-内融合中心

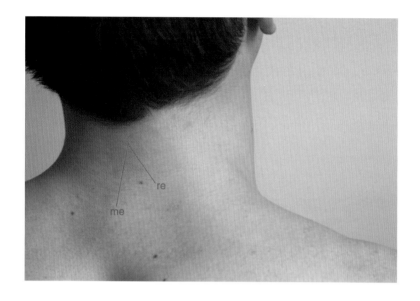

图 12-27　融合中心及相关 CC

疼痛部位：

颈部捻发音,颈背痛或第 7 颈椎处疼痛。

功能障碍的起源或 CF：

多条肌肉止于两侧项韧带,韧带的纤维变性会抑制主动肌活化,同时也抑制拮抗肌,这导致颈项肌肉同步挛缩或僵硬。

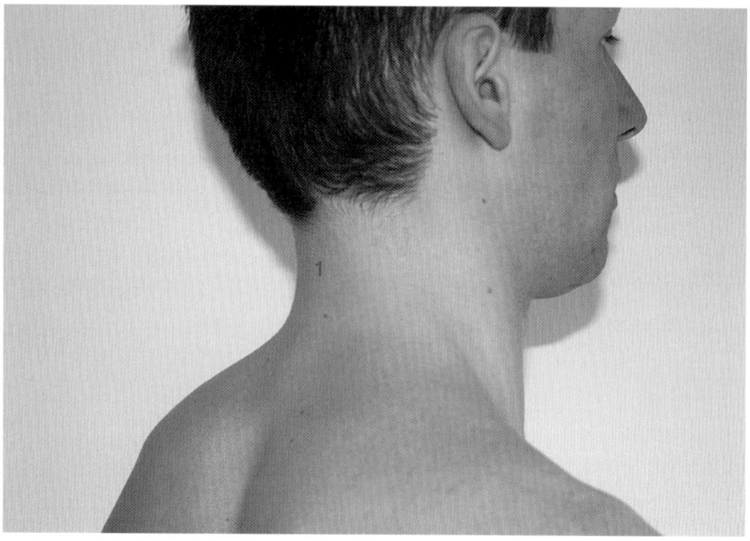

图 12-28　触诊检查

1) 斜向按压触诊项韧带。重点检查颈部中间,但考虑个体差异,也需关注近侧和远侧区域。

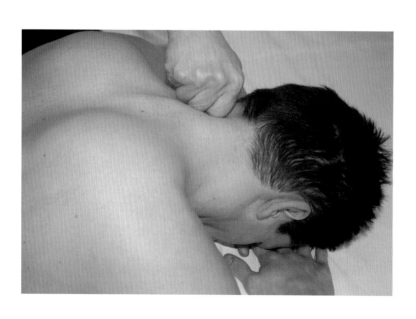

图 12-29　治疗

项韧带侧面可触诊到组织改变和变态反应,集中松解此处。

胸部的后-内融合中心

内-后-胸

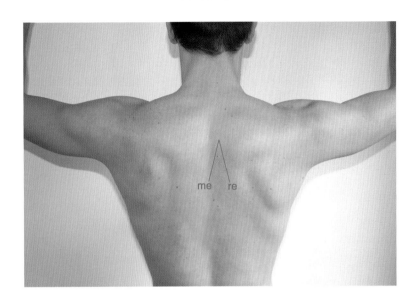

图 12-30　融合中心及相关 CC

疼痛部位：
背痛,脊柱炎,退行性关节疾病,脊柱后凸。

功能障碍的起源或 CF：
处理脊柱短肌肌群,可缓解冈下肌和棘下韧带（内-胸）的疼痛及变态反应。

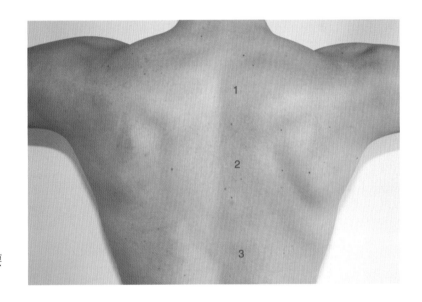

图 12-31　触诊检查

1) 第 2、3 胸椎旁；
2) 第 4-6 胸椎旁；
3) 第 7-11 胸椎旁。

有痛感的运动：患者主诉,向前弯腰时椎旁肌肉紧张（Lhermitte 征）。

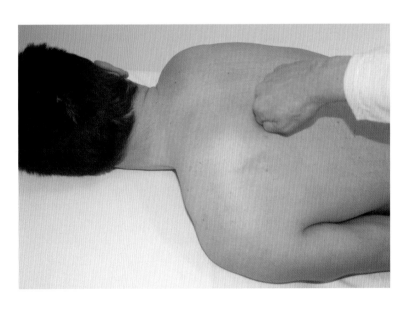

图 12-32　治疗

患者俯卧,仅当组织长期病变时,治疗师才用肘部处理,否则用指节松解骶棘肌和棘突间凹槽内的组织。

腰部的后-内融合中心

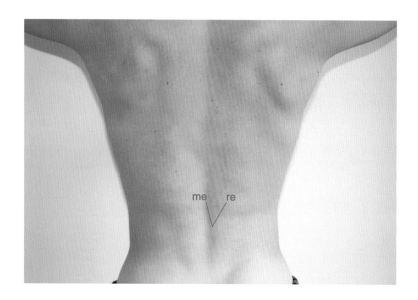

图 12-33   融合中心及相关 CC

疼痛部位：
腰痛,脊柱强直,腰椎小关节疼痛。

功能障碍的起源或 CF：
此 CF 协调了棘上韧带(内)的伸缩
与椎旁肌收缩(后)。

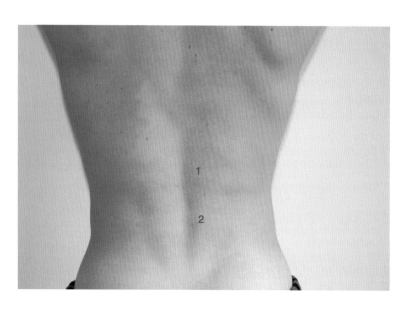

图 12-34   触诊检查

1) 第 1、2 腰椎的棘突和竖脊肌之间
   的沟；
2) 第 3、4 腰椎棘突侧面的沟。

有痛感的运动：患者呈坐位,将下肢
放在凳子上,坐骨神经痛加重(Slump
试验,用于评估椎间盘突出)

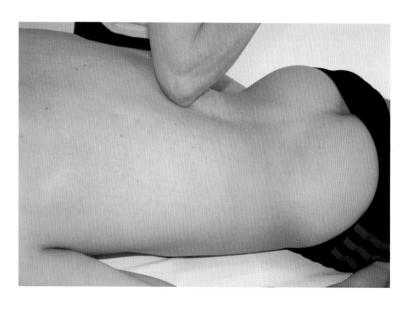

图 12-35   治疗

患者俯卧,治疗师用肘自沟内侧向竖
脊肌群的方向横向松解,不要直接推
拿这些肌肉(见后-腰)

骨盆部的后-内融合中心　　　　　　　　后-内-盆

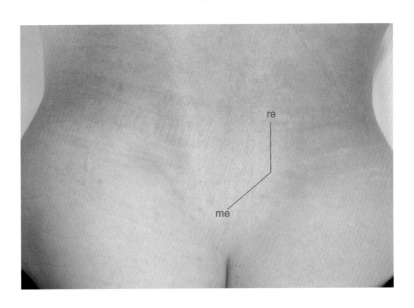

图 12-36　融合中心及相关 CC

疼痛部位：
骶髂关节及周围软组织刺痛。

功能障碍的起源或 CF：
止于骶骨的竖脊肌（后侧）和多条韧带，起到稳定骨盆和脊柱的作用，一条韧带的伤害性传入就会造成肌肉收缩以防止疼痛。

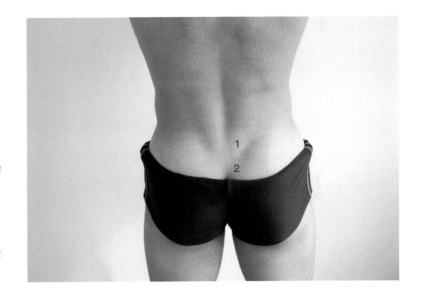

图 12-37　触诊检查

1）髂后上棘和骶正中棘高点之间的凹陷处；
2）上述点位的远端，骶骨角水平。

注意：这些点位常导致下腹区的牵涉痛。

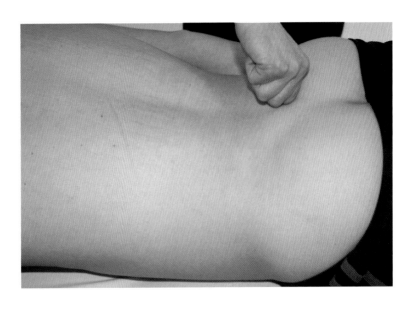

图 12-38　治疗

患者俯卧，治疗师用指关节或肘仔细触诊，寻找最敏感的点和结节点。

下肢的后-内融合中心

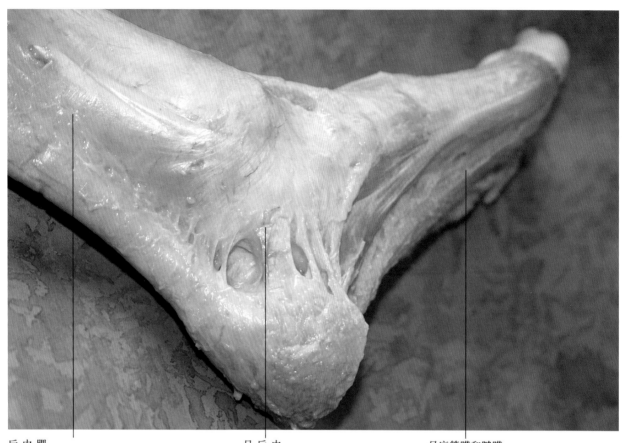

后-内-踝
位于屈肌与跟腱之间的凹陷处

足-后-内
屈肌支持带上

足底筋膜和腱膜

图 12-39 足踝深筋膜包括与伸肌支持带相连的屈肌支持带

下肢的后-内融合中心

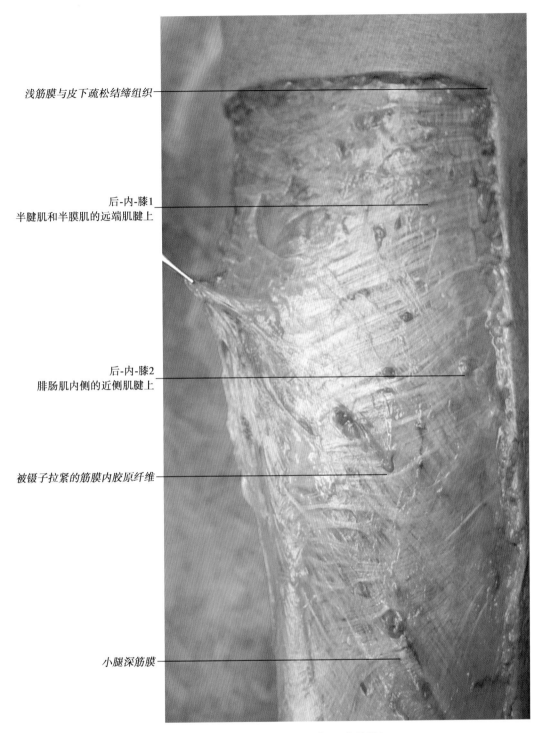

浅筋膜与皮下疏松结缔组织

后-内-膝1
半腱肌和半膜肌的远端肌腱上

后-内-膝2
腓肠肌内侧的近侧肌腱上

被镊子拉紧的筋膜内胶原纤维

小腿深筋膜

图 12-40　大腿和膝后部深筋膜(腘支持带)

足部的后-内融合中心　　　　　　　　　　　后-内-足

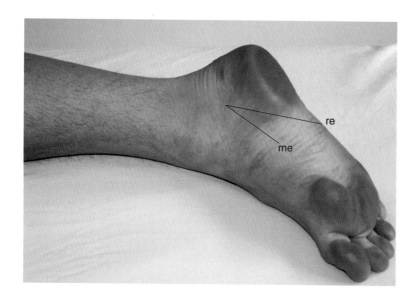

图 12-41　融合中心及相关 CC

疼痛部位：
足底筋膜炎，跟骨骨刺，肌腱炎。

功能障碍的起源或 CF：
跖腱膜与跟腱相连续，所以小腿三头肌张力过大可引起足底软组织发炎。

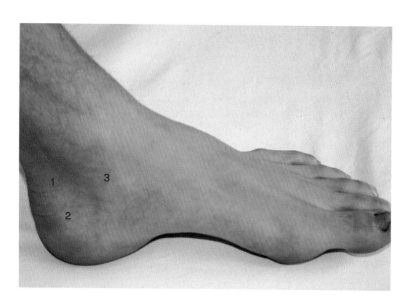

图 12-42　触诊检查

1）内踝与小腿三头肌肌腱之间；
2）跟结节上小腿三头肌腱止点内侧；
3）内踝尖正下方。

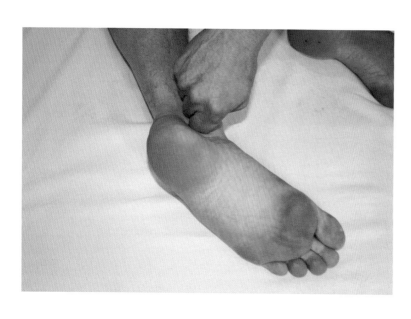

图 12-43　治疗

患者俯卧，足外侧贴于床面，治疗师用指关节在跟腱内侧韧带触压，寻找细小结节点，这样治疗范围可从前述三点缩小至一点。

踝部的后-内融合中心　　　　　　　　　　　　后-内-踝

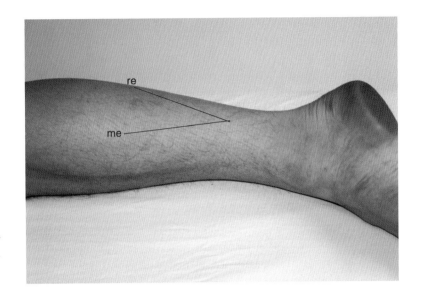

图 12-44　融合中心及相关 CC

疼痛部位：
足部运动不协调,足跟内侧疼痛。

功能障碍的起源或 CF：
足部向后运动需要小腿三头肌(后-踝)和趾屈肌(内-足,内-踝)同步运动。

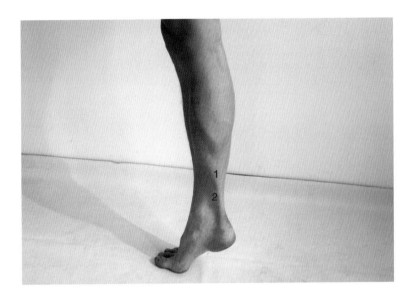

图 12-45　触诊检查

1)跟腱与趾屈肌之间凹陷中；
2)上述凹陷的远端。

有痛感的运动：患者感觉踝关节内部失稳(外翻试验,用于检查三角骨或内侧韧带的正确位置)。

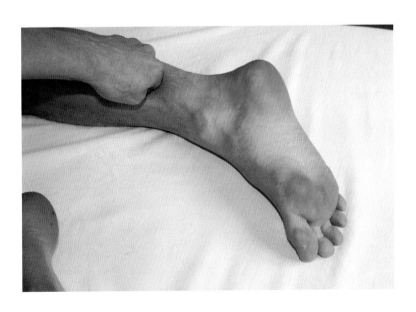

图 12-46　治疗

患者俯卧,治疗师用指关节按压,使力渗透于跟腱前方的缝隙中,使粘连或纤维化的点可以活动。

膝部的后-内融合中心

后-内-膝

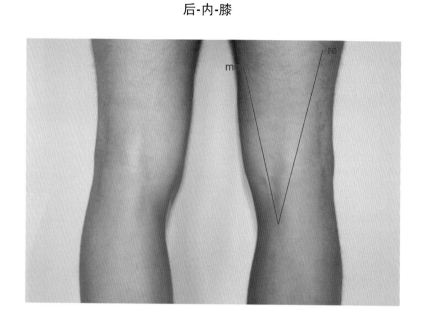

图 12-47　融合中心及相关 CC

疼痛部位：
膝痛，尤其是内侧。

功能障碍的起源或 CF：
小腿三头肌近端和大腿肌肉远端协同运动使膝关节屈曲，腘筋膜在两个运动中起桥梁作用。

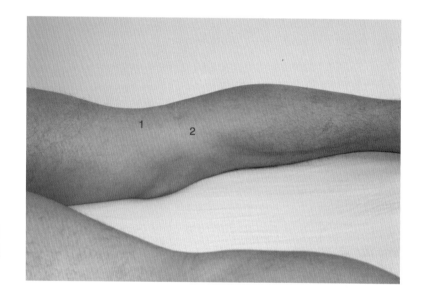

图 12-48　触诊检查

1）半腱肌与半膜肌的肌腱之间；
2）在肌腱和腓肠肌内侧上。

注意：内侧肌群促进了膝盖伴有内侧偏移的向后运动，因而内-膝与内-踝的 CC 联合可有帮助。

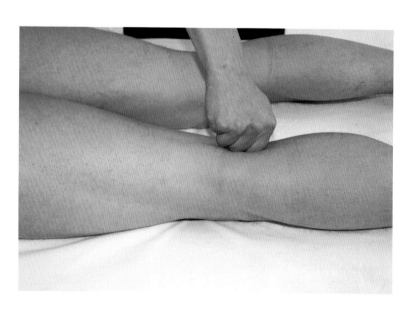

图 12-49　治疗

患者俯卧，CF 位于包绕肌腱的支持带上，松解这些软组织部分足以恢复相应张力结构的秩序。

髋部的后-内融合中心

后-内-髋

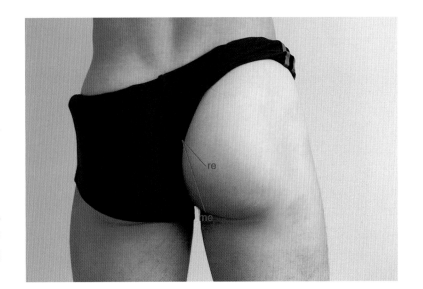

图 12-50　融合中心及相关 CC

疼痛部位：
尾骨痛，肛周疼痛和盆底疼痛综合征，坐位时尤其明显。

功能障碍的起源或 CF：
骶结节韧带和起于骶骨的臀大肌（后-髋）后向运动纤维；起于尾骨的耻尾部韧带，汇集大腿（内-髋）全部内收力量。

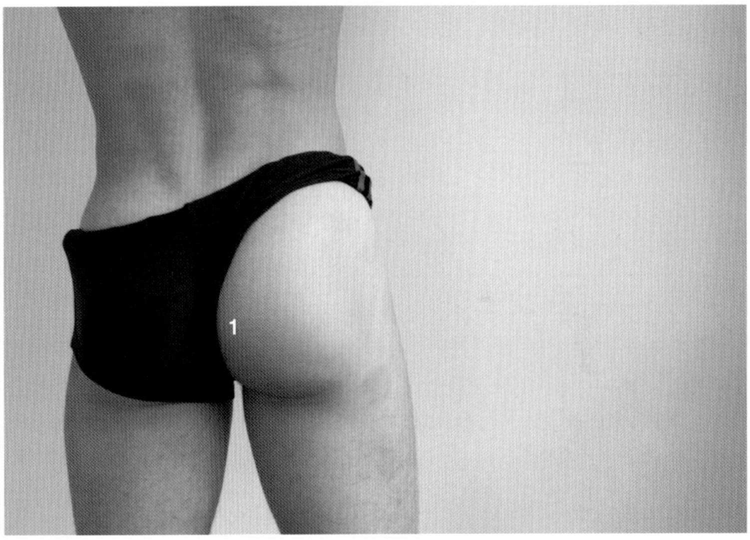

图 12-51　触诊检查

1）尾骨下端外侧；即使一侧疼痛，也有必要触诊双侧，以排除隐性 CC 的可能性。

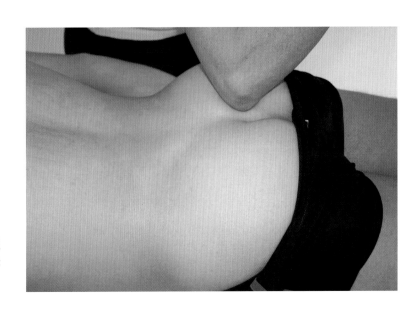

图 12-52　治疗

患者俯卧，治疗师用肘斜向缓慢按压尾骨，在向骶棘韧带施压之前，给臀大肌一定时间放松。

筋膜螺旋 CF 的治疗示例

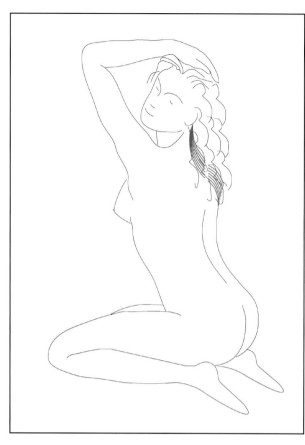

图 12-53　后-外-颈和后-外-胸之间的连续

研究肌筋膜螺旋结构可能略显乏味,但同时也令人着迷。假设隐性融合中心也可以导致失衡,那么解剖学中筋膜的连续性就是其基本依据。

例如,针对伴有腰椎侧方疼痛(右侧外-腰)的额状面失衡,可假设对侧 CC(例如左侧外-胸)改变。同样,当失衡分布于螺旋旁,显性 CF 的存在表明同一个螺旋旁边或近或远存在隐性 CF 改变。例如,一侧后-外-颈融合中心改变会导致对侧胸后疼痛(后-外-胸)。

临床案例:一个 35 岁的药剂师,因右肩胛区持续疼痛约 2 个月后就医。第一治疗阶段,因患者还存在颈部旋转困难,所以推测为同侧外旋-胸 CC。初期疗效仅持续了 1 周,随后疼痛就完全回复至此前水平。第二阶段,患者记起腰部右侧区域曾出现过疼痛,所以推测为上行性失衡。治疗右侧外旋-盆及外旋-腰似乎解决了肩胛间疼痛,但疗效仅持续几天后,疼痛就再次出现如前,且在双侧太阳穴区出现了新的疼痛。

第三阶段,运动测试再次证实患者水平面活动明显受限。考虑到肌筋膜螺旋与水平面运动同步形成,决定触诊融合中心。发现左侧后-外-颈 CF 呈结节状并伴有疼痛,这十分出乎意料。更令人惊奇的是,一旦松解此融合中心至恢复顺滑,对侧肩胛痛和旋转受限即消失。

一侧夹肌肌筋膜与对侧锯肌肌筋膜后上方(图 12-53)相连续是这种代偿的结构基础。且近侧太阳穴区域双侧疼痛可能是因为机体试图缓解颈部紧张。现将三个治疗阶段、疗后暂时疗效、1 周后疗效(\\)等资料记录如下:

如何在评估表上记录数据	如何总结本次治疗
1)肩胛　后方　右侧　2 月**	1)外旋-头　右侧,外旋-胸　右侧++*
2)肩胛　后方　右侧,腰　骨盆　后　右侧**	2)外旋-腰　右侧,外旋-盆　右侧++*
3)肩胛　后方　右侧,头　外　双侧**	3)后-外-颈　左侧++肩胛　右侧\\++

第 13 章
前-外融合中心

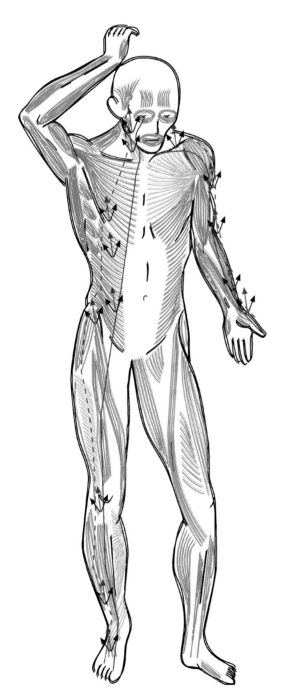

前-外斜线

此肌筋膜斜线使身体节段做前-外向的组合运动,包括以下融合中心:

上肢

前向-外向-肩胛节段	前-外-肩
前向-外向-肱骨节段	前-外-肱
前向-外向-肘节段	前-外-肘
前向-外向-腕节段	前-外-腕
前向-外向-手指节段	前-外-指

躯干

前向-外向-头节段	前-外-头
前向-外向-颈节段	前-外-颈
前向-外向-胸节段	前-外-胸
前向-外向-腰节段	前-外-腰
前向-外向-骨盆节段	前-外-盆

下肢

前向-外向-髋节段	前-外-髋
前向-外向-膝节段	前-外-膝
前向-外向-踝节段	前-外-踝
前向-外向-足节段	前-外-足

图 13-1 前-外融合中心

前-外斜线运动测试

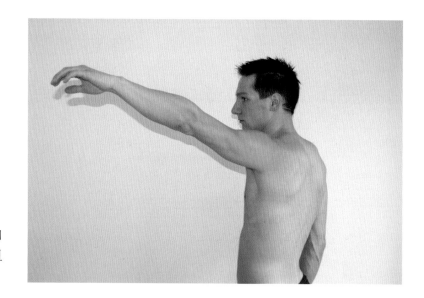

图 13-2   上肢运动测试

患者将手臂完全伸展或半屈,同时向上、向前并向外举起。抗阻和非抗阻均可。

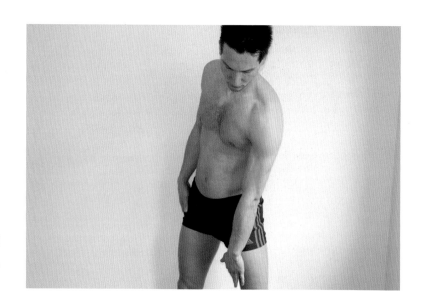

图 13-3   躯干运动测试

令患者将手掌放在同侧大腿前,并向膝盖移动。这一运动包括了同侧胸、腰、骨盆的前-外运动。

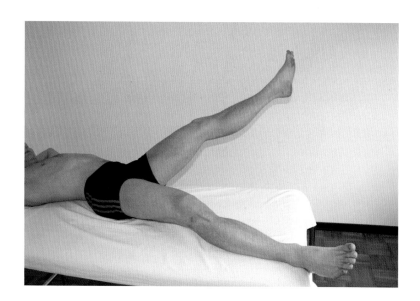

图 13-4   下肢运动测试

患者仰卧并向上向外抬起患侧腿,可从后-内位(腿放在治疗床上)伸膝抗阻完成此运动。

上肢的前-外融合中心

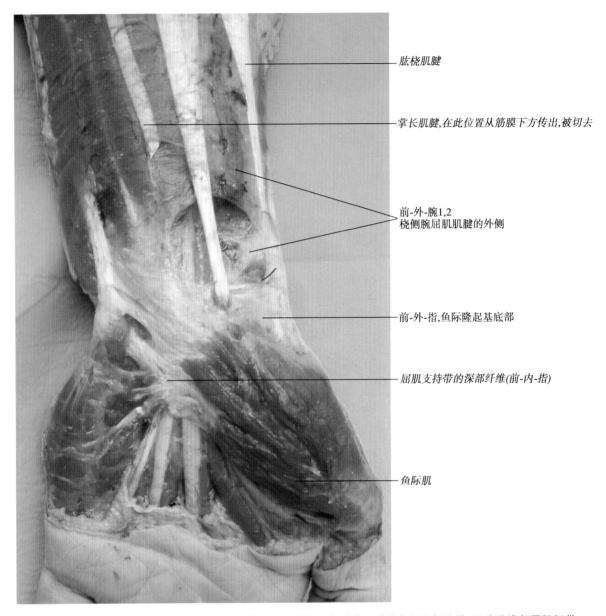

肱桡肌腱

掌长肌腱,在此位置从筋膜下方传出,被切去

前-外-腕1,2
桡侧腕屈肌肌腱的外侧

前-外-指,鱼际隆起基底部

屈肌支持带的深部纤维(前-内-指)

鱼际肌

图 13-5　手和前臂掌侧区的深筋膜。为突出胶原纤维与参与对掌运动的鱼际肌相连续,已移除浅部屈肌韧带

上肢前-外融合中心

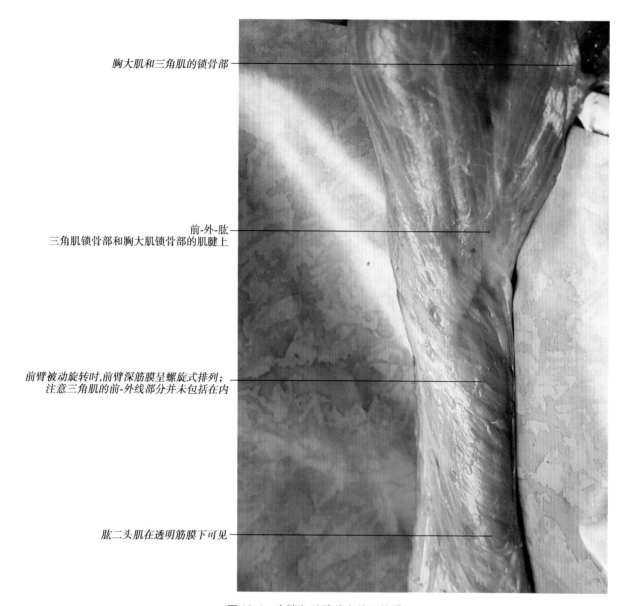

胸大肌和三角肌的锁骨部

前-外-肱
三角肌锁骨部和胸大肌锁骨部的肌腱上

前臂被动旋转时,前臂深筋膜呈螺旋式排列；
注意三角肌的前-外线部分并未包括在内

肱二头肌在透明筋膜下可见

图 13-6　肩膀和手臂前方的深筋膜

手指的前-外融合中心　　　　　　　　前-外-指

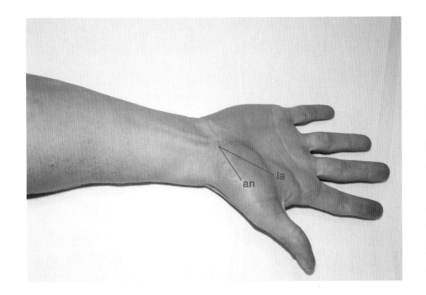

图 13-7　融合中心及相关 CC

疼痛部位：
位于鱼际和手掌的疼痛。

功能障碍的起源或 CF：
部分掌腱膜和鱼际肌起于掌长肌腱和屈肌韧带；这些筋膜结构的纤维化会导致手指精细运动失调。

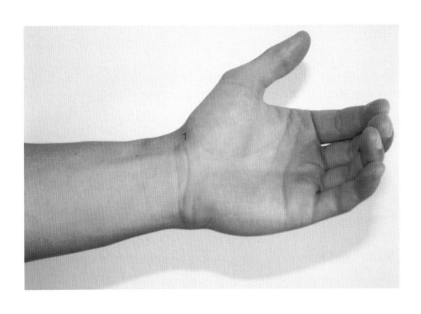

图 13-8　触诊检查

1）此 CF 位于掌侧腕横纹外侧。

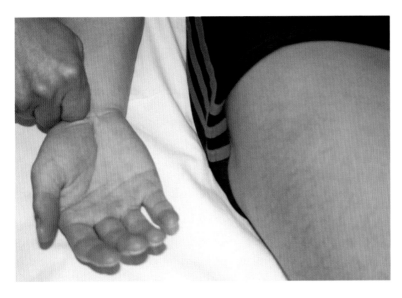

图 13-9　治疗

患者仰卧,治疗师松解其屈肌支持带外侧部,如果发现阻力尤其明显的点位,则集中对这些点位进行深层松解。

腕部的前-外融合中心

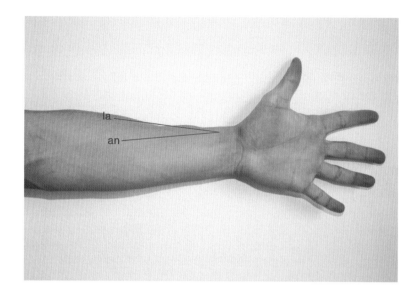

图 13-10　融合中心及相关 CC

疼痛部位：
第 1 掌骨骨关节炎,腕关节痛,肌腱炎。

功能障碍的起源或 CF 点：
拇长屈肌(前)肌腱和拇长展肌(外)肌腱在下方经过,并被各自的韧带分隔。如果韧带僵硬,那么肌肉上的肌腱结构就会以异常方式激活,并影响关节。

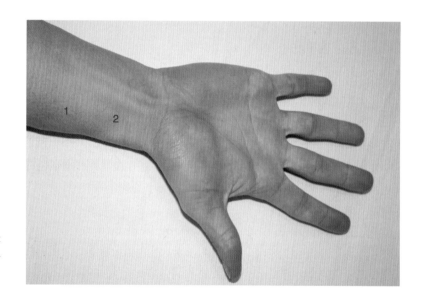

图 13-11　触诊验证

1) 桡动脉沟的近端；
2) 桡动脉沟的远端,拇长屈肌腱上。
有痛感的运动:患者主诉,拇指外展时腕桡侧疼痛(舟骨移位试验,用于评估舟骨-月骨失稳)。

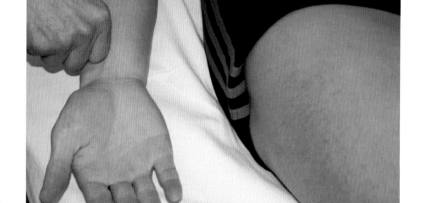

图 13-12　治疗

患者仰卧,治疗师用指间关节触诊,并松解桡动脉沟的近端和远端。

肘部的前-外融合中心

前-外-肘

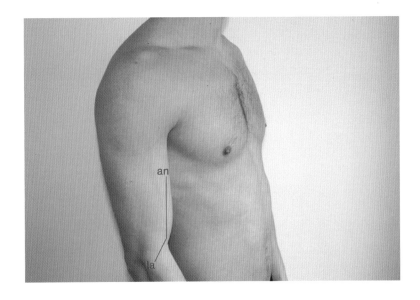

图 13-13　融合中心及相关 CC

疼痛部位：
上髁炎，肩周炎，臂神经痛。

功能障碍的起源或 CF：
肱二头肌参与屈肘（前）和肩外展（外）。因此，其筋膜改变可影响到肩和肘。

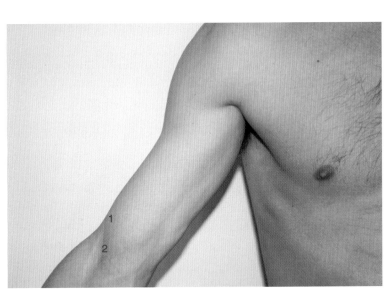

图 13-14　触诊验证

1）外侧肌间隔的远侧；
2）肱二头肌腱外侧。
有痛感的运动：整个肱二头肌疼痛，当患者上举或外展手臂时疼痛会加剧（仰掌心测试 Palm-up test，用于评估肱二头肌长头损伤）。

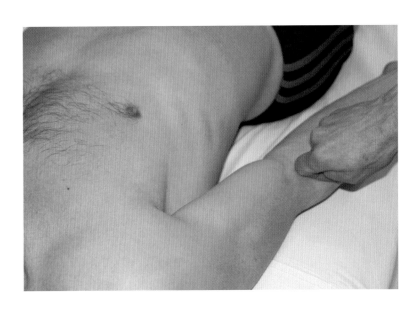

图 13-15　治疗

患者仰卧，治疗师用指间关节检查半月形的筋膜，它从肘横纹延展至外侧肌间隔；此筋膜的前部更多地参与了肘的前向运动，而外侧部分则参与了外向运动。

肱骨的前-外融合中心

前-外-肱

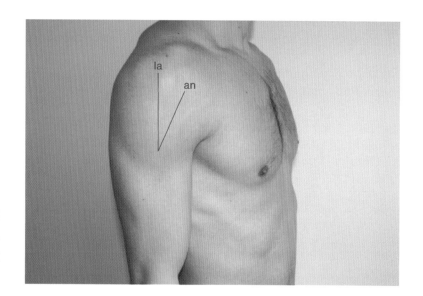

图 13-16   融合中心及相关 CC

疼痛部位:
肩周炎,肩峰下撞击症。

功能障碍的起源或 CF:
如果三角肌筋膜不能协调三角肌的外展(外)和屈曲(前)的力量,那么其中一种肌力将占优势,导致肱骨过度向上运动,引起肩峰下撞击症。

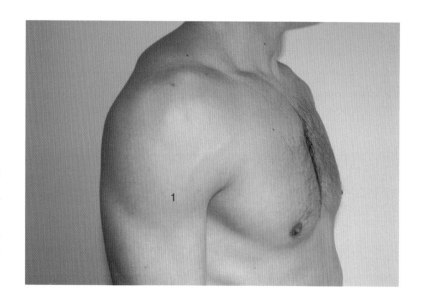

图 13-17   触诊验证

1) 通过检查三角肌肌腱的前-外部分来找到引发患者症状复发的点位。

有痛感的运动:当患者前举或外展手臂时,肩前部疼痛加剧(Neer 试验,用于检查肩峰撞击综合征)

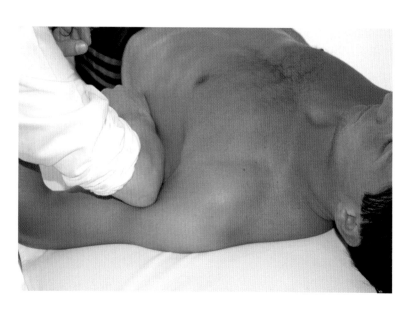

图 13-18   治疗

患者侧卧,治疗师可交替松解此 CF 和外-肱 CC,这两个点通常与盂肱关节功能障碍有关。如有致密纤维化,可令患者改为仰卧,并改用肘部对此 CF 进行治疗,如右图所示。

肩胛的前-外融合中心

前-外-肩

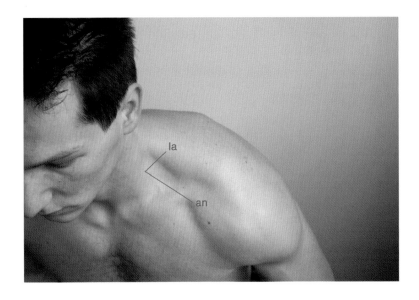

图 13-19　融合中心及相关 CC

疼痛部位：

斜角肌综合征，颈肋异常伴有臂丛神经受压。

功能障碍的起源或 CF：

筋膜鞘将臂丛完全包裹，使其与周围分离，任何筋膜粘连都会阻碍神经传导。

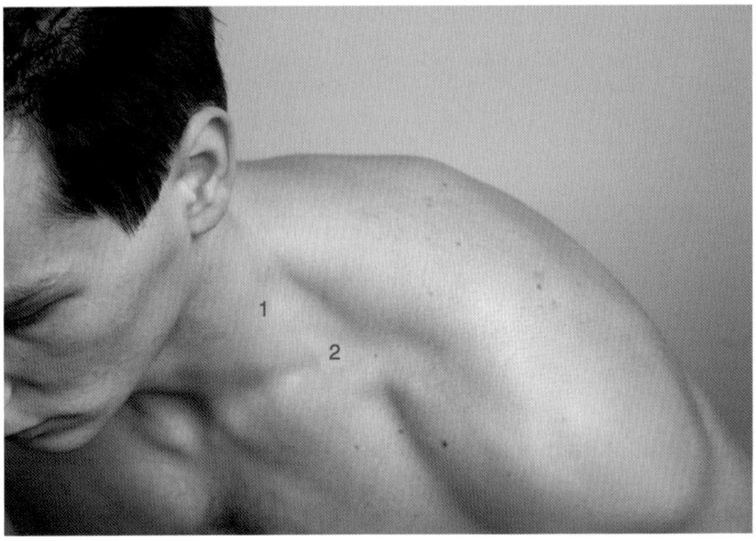

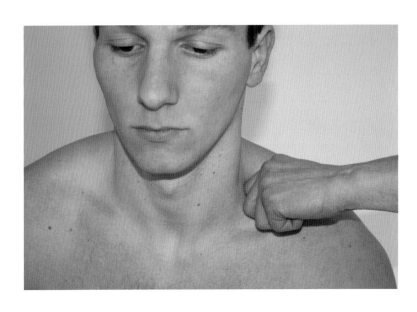

图 13-20　触诊验证

1）触诊中斜角肌上方的纤维化；
2）用示指插进锁骨上窝并对锁骨进行触诊（肋锁压迫）。

患者主诉，颈部的后伸会加重手臂麻木（Adson 试验，用于评估胸廓出口综合征）

图 13-21　治疗

患者坐位，治疗师通过指尖触诊确定颈部纤维化点位后，就可以用食指指间关节进行操作。

躯干的前-外融合中心

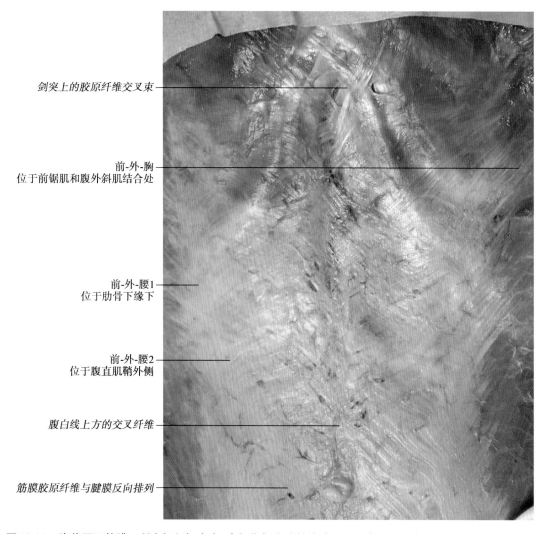

剑突上的胶原纤维交叉束

前-外-胸
位于前锯肌和腹外斜肌结合处

前-外-腰1
位于肋骨下缘下

前-外-腰2
位于腹直肌鞘外侧

腹白线上方的交叉纤维

筋膜胶原纤维与腱膜反向排列

图 13-22   腹前区深筋膜。所有解剖标本中,我们将部分疏松结缔组织留在原处以便显示不同结构之间的连续,并避免损坏躯干部十分脆弱的深筋膜

躯干的前-外融合中心

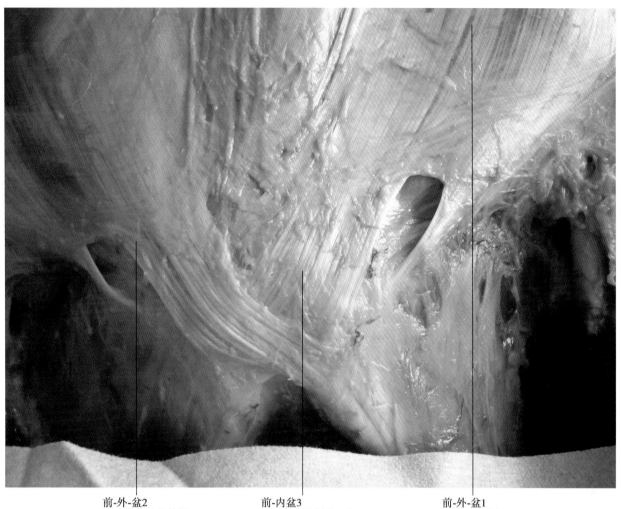

前-外-盆2　　　　　　　　　前-内盆3　　　　　　　　前-外-盆1
位于耻骨结节外侧,　　　　　耻骨联合外侧的上方;　　腹直肌鞘外侧,
腹股沟管上　　　　　　　　　内-盆3在耻骨联合上　　耻骨和脐的中间

图 13-23　下腹部和耻骨区的深筋膜。右侧腹外斜肌的腱膜的胶原纤维,越过耻骨,拉紧左侧大腿深筋膜。对侧也存在相同结构

头部的前-外融合中心   前-外-头

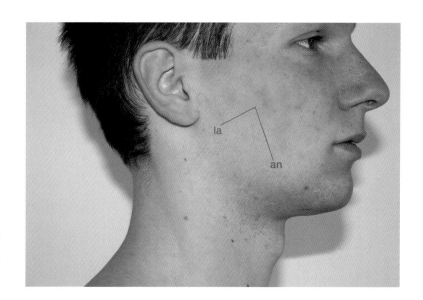

图 13-24   融合中心及相关 CC

疼痛部位：
面部神经痛,颞下颌关节紊乱,面瘫。

功能障碍的起源或 CF：
很多面部表情肌止于浅筋膜,而浅筋膜通过胶原蛋白细丝与皮肤连接,刺激该筋膜会影响肌肉张力。

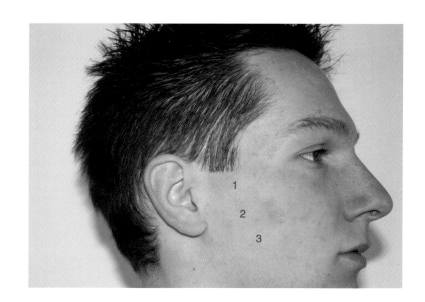

图 13-25   触诊验证

1）颧骨上缘；
2）颧骨下缘下的凹陷中；
3）正对咬肌前缘的部位。

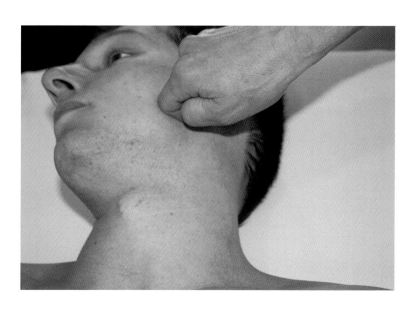

图 13-26   治疗

患者仰卧,治疗师通过左右比较来检查这三个子单元。令患者开闭口以便触诊颞颌关节附近区域。

颈部的前-外融合中心

前-外-颈

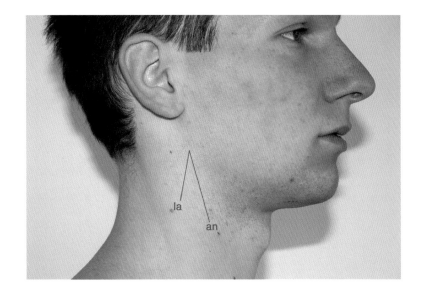

图 13-27 融合中心及相关 CC

疼痛部位：
颈痛，咽喉痛，颈部僵硬。

功能障碍的起源或 CF：
外-颈 CC 位于胸锁乳突肌肌腹外侧，在其前方是前-颈 CC，在其近端是前-外-颈 CF，协调前向和外向的力量。

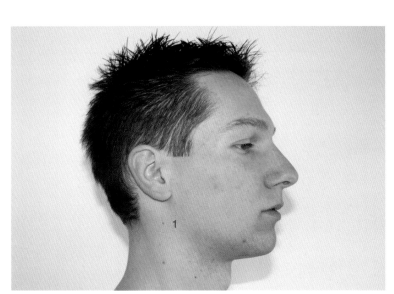

图 13-28 触诊验证

1）下颌角后，胸锁乳突肌前缘，正对下颌舌骨韧带。

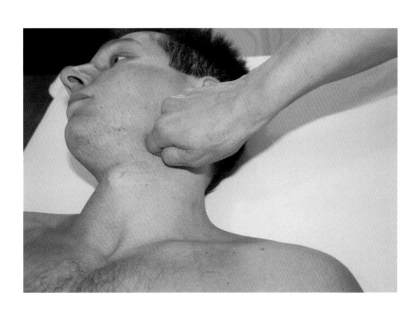

图 13-29 治疗

患者仰卧，治疗师用指节按压下颌骨和胸锁乳突肌之间的凹陷，调整用力方向直到发生筋膜改变。

胸部的前-外融合中心   前-外-胸

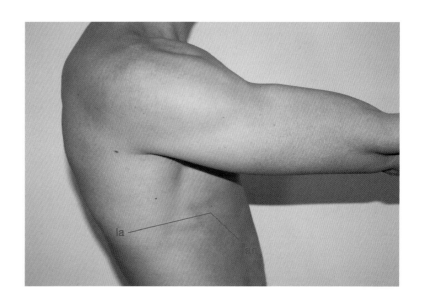

图 13-30 融合中心及相关 CC

疼痛部位：
肋间神经病变，单侧尖锐痛。

功能障碍的起源或 CF：
在胸部侧屈运动此 CF 与外-胸 CC 一起工作。

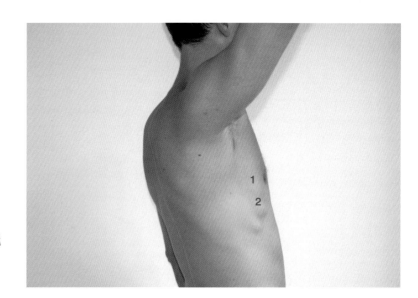

图 13-31 触诊验证

1）第 4 肋间隙，锁骨中线和腋中线之间的中点，乳头旁；
2）第 5 肋间隙，前锯肌起点上。

图 13-32 治疗

患者仰卧，治疗师通过触诊肋间隙找到颗粒状突出点位；第一子单元更多作用于乳房和淋巴腺，而第二子单元作用于延伸到单侧季肋区的疼痛。

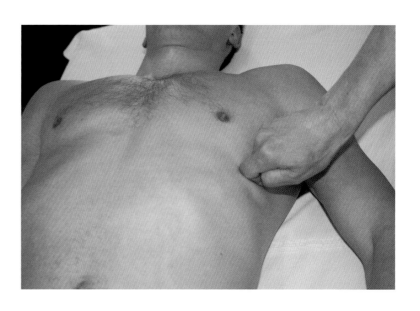

腰部的前-外融合中心　　　　　　　　　　　前-外-腰

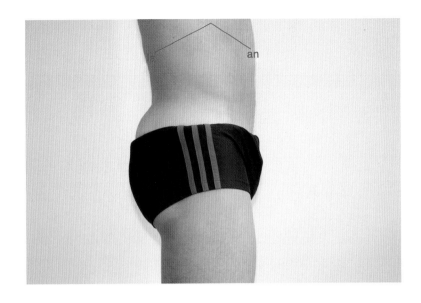

图 13-33　融合中心及相关 CC

疼痛部位：
腹部和季肋部疼痛。

功能障碍的起源或 CF：
膈肌止于胸廓下缘，因而此点还可作
用于治疗内脏肌肉。

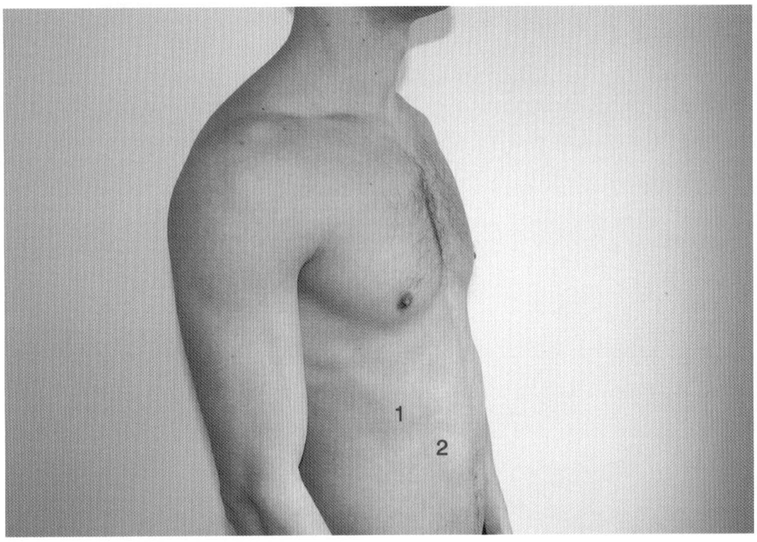

图 13-34　触诊验证

1）锁骨中线与肋骨下缘的交点；
2）正对腹直肌鞘，在脐和肋缘的中
　　点。

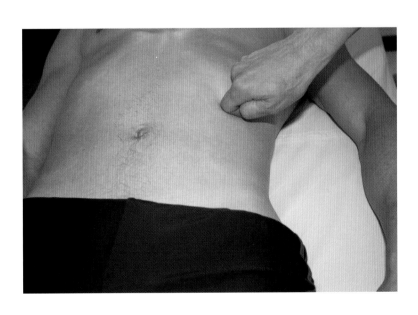

图 13-35　治疗

患者仰卧，治疗师用中指和无名指的
指间关节按压肋骨边缘，保持肋骨位
于两指指节之间，以免刺激骨膜。

骨盆的前-外融合中心　　　　　　　　　　　　　　**前-外-盆**

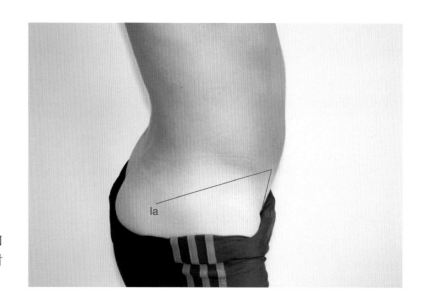

图 13-36　融合中心及相关 CC

疼痛部位：
脐下腹部疼痛。

功能障碍的起源或 CF：
通常认为腹痛源于内脏，但实际上内脏很少受到神经刺激，而腹壁筋膜对张力变化却很敏感。

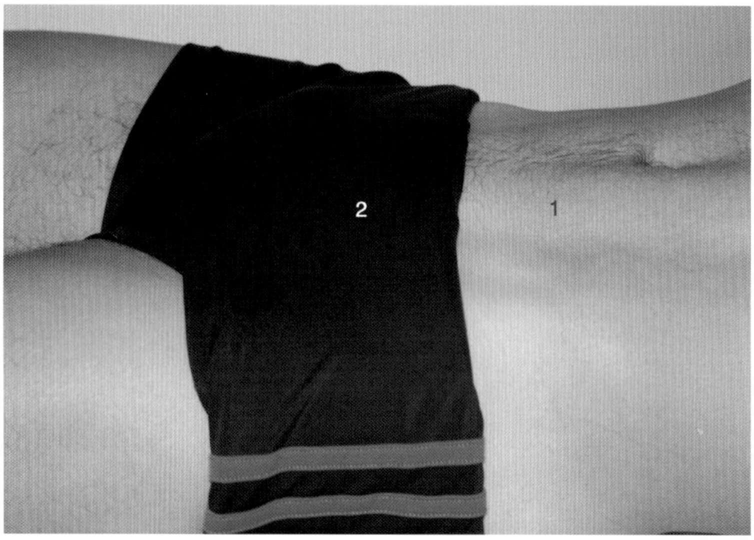

图 13-37　触诊验证

1）正对腹直肌鞘的外侧缘，在脐和耻骨之间的中点；
2）正对着耻骨结节，位于腹股沟管上。

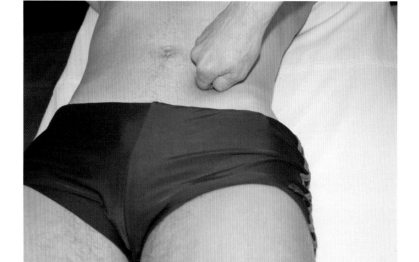

图 13-38　治疗

患者仰卧，第一子单元用指节按摩腹直肌鞘，第二子单元按摩耻骨结节。

下肢的前-外融合中心

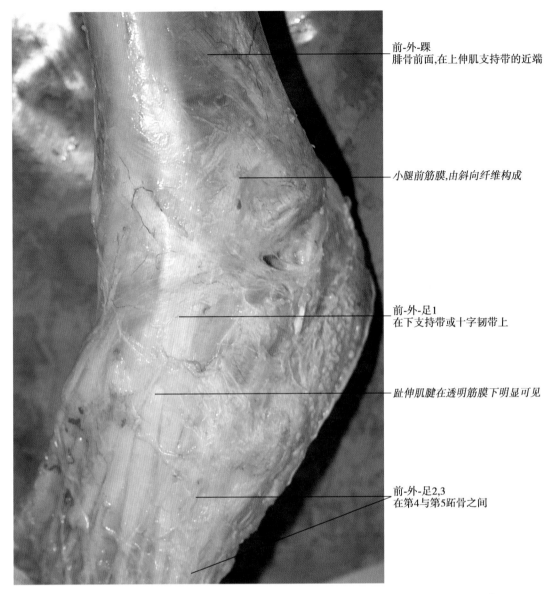

前-外-踝
腓骨前面,在上伸肌支持带的近端

小腿前筋膜,由斜向纤维构成

前-外-足1
在下支持带或十字韧带上

趾伸肌腱在透明筋膜下明显可见

前-外-足2,3
在第4与第5跖骨之间

图 13-39　足前区深筋膜。从外面观察时,深筋膜看似第二层皮肤,但从里面观察时,可见深筋膜发出许多间隔连接至深层肌肉和肌腱

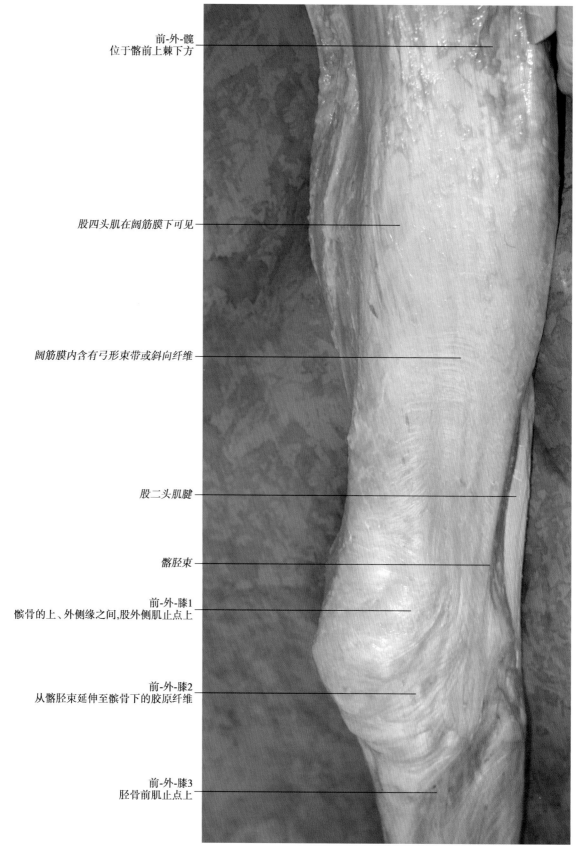

前-外-髋
位于髂前上棘下方

股四头肌在阔筋膜下可见

阔筋膜内含有弓形束带或斜向纤维

股二头肌腱

髂胫束

前-外-膝1
髌骨的上、外侧缘之间,股外侧肌止点上

前-外-膝2
从髂胫束延伸至髌骨下的胶原纤维

前-外-膝3
胫骨前肌止点上

图 13-40 阔筋膜,大腿和膝前区

足部的前-外融合中心

前-外-足

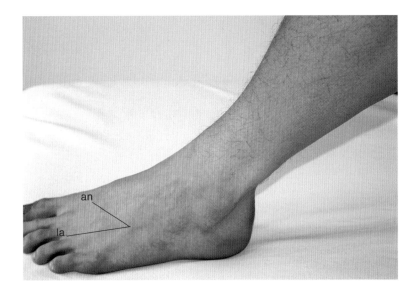

图 13-41　融合中心及相关 CC

疼痛部位：
足痛，脚趾、足痉挛，骨痂形成。

功能障碍的起源或 CF：
伸肌下支持带与足背部筋膜相连续，任何纤维化都影响高尔基腱器官的功能，导致肌张力增高或降低。

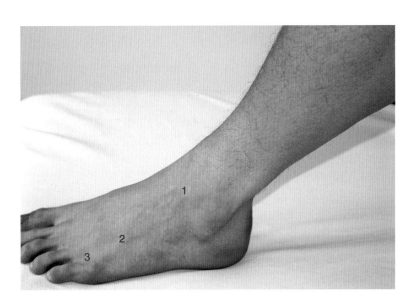

图 13-42　触诊验证

1）外踝与趾长伸肌腱之间；
2）第 4、5 跖骨之间凹陷的近端；
3）第 4、5 跖骨之间凹陷的远端。

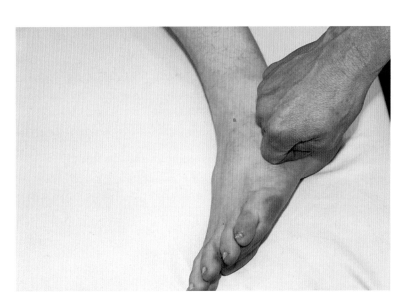

图 13-43　治疗

患者放松足部仰卧于治疗床上，治疗师松解十字韧带或第 4、5 跖骨之间凹陷的足背筋膜。

踝部的前-外融合中心

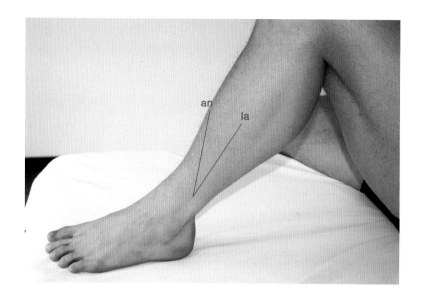

图 13-44   融合中心及相关 CC

疼痛部位：

此 CF 功能障碍会引起远侧疼痛，同时大多数 CF 因邻近关节或感知中心（CP），也会出现局部疼痛。

功能障碍的起源或 CF：

足踝扭伤可造成伸肌鞘和第 3 腓骨肌拉伸，并引起支持带下的各种修复性粘连。

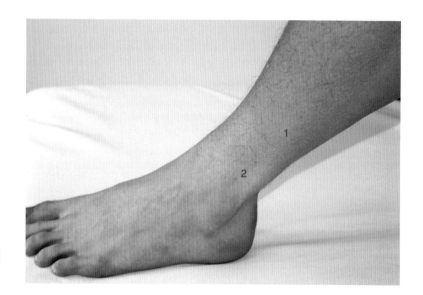

图 13-45   触诊验证

1）腓骨前缘，第 3 腓骨肌起点上；
2）腓骨前缘，上支持带的胶原纤维上。

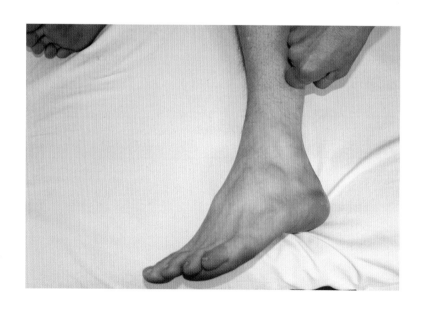

图 13-46   治疗

患者仰卧于治疗床上，放松小腿内侧，治疗师沿着腓骨前-外缘松解筋膜，操作较致密或颗粒状的点。

膝部的前-外融合中心

前-外-膝

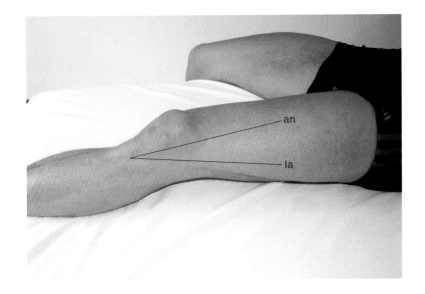

图 13-47　融合中心及相关 CC

疼痛部位：
膝部的前-外痛。

功能障碍的起源或 CF：
膝痛通常是由肌筋膜单元功能障碍引起,但有时由髌支持带与股四头肌(前)和股二头肌(外)运动不同步造成。

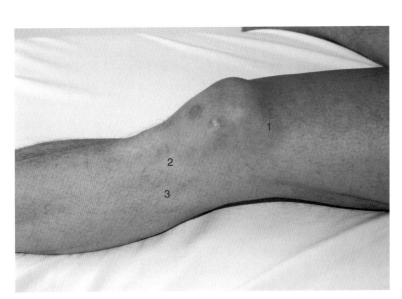

图 13-48　触诊验证

1) 髌骨上缘和外缘之间,股外侧肌止点；
2) 髌韧带外侧；
3) 胫骨粗隆外侧面胫骨前肌止点上。
注意:第一子单元与前-内-膝的螺旋线相连续,但在纵向上它是附着于斜向胶原纤维的。

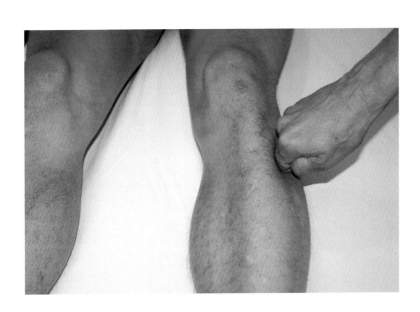

图 13-49　治疗

患者仰卧,治疗师用指间关节按压,力度深入到胶原纤维与腱纤维之间,在小凹陷内寻找颗粒状组织。

髋部的前-外融合中心   前-外-髋

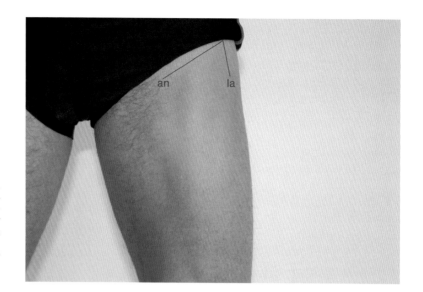

图 **13-50**   融合中心及相关 CC

疼痛部位：
臀部痛,以及感觉异常性股痛。

功能障碍的起源或 CF：
推动大腿做前向运动(缝匠肌,股直
肌)和外向运动(阔筋膜张肌)的力汇
聚于髂前上棘下;这些肌腱的汇聚并
非偶然形成,是复杂运动中运动同步
的必要条件。

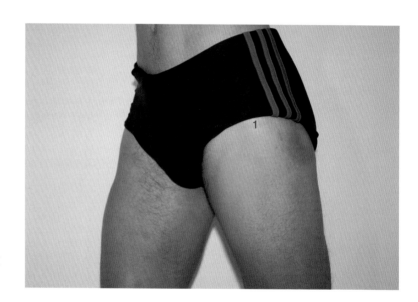

图 **13-51**   触诊验证

1）将肘放在髂前上棘的下方,在不
    同肌腱间移动。

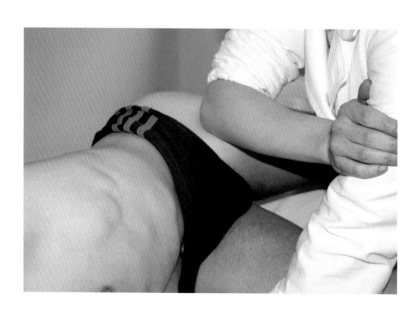

图 **13-52**   治疗

患者侧卧,治疗师用肘按摩肌腱和其
上的支持带。

螺旋和斜线之间失衡的治疗示例

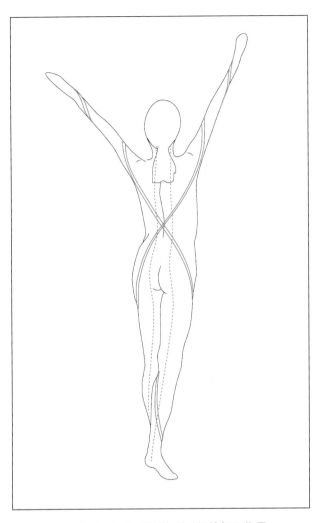

图 13-53　螺旋和序列之间的相互作用

对于哺乳动物而言,躯干既是一种内脏容器,又是联结四肢的马达。它不能太硬也不能太软;像瓶子这样的刚性容器,不能适应其内容物的体积变化,反之像气球那样太软的容器,又不能支撑保护其内容物。

骨骼通常被认为是人体躯干的唯一支撑元素,然而腹壁肌筋膜网与脊柱共同支持着内脏。实际上,即使没有骨的支撑,腹壁依然是小肠最理想的容器。纵向的肌筋膜纤维(序列和斜线)和斜向的纤维(肌筋膜螺旋)共同构成了腹壁(图 13-53)。这种序列有助于躯干的稳定和体位适应;螺旋有助于它的灵活性。在更深平面,纤维和筋膜是分节或水平排列的(腹横肌和肋间肌),几乎直接与下面的内脏相连。可以说,这种序列和斜线给内脏提供了一个更为全面的、纵向的支撑。

显然,系统功能的正常行使,需要肌筋膜网中单个的纤维之间能够自由滑动。筋膜间的粘连或筋膜内的纤维化都会造成僵化,使"容器"的生理功能失效。

以下案例,论证了此"容器"中仅一个点改变是如何沿着螺旋传导张力,进而导致远侧节段出现问题的。

一位女性患者表现为间歇性的右肩痛并伴随左季肋疼痛。经过一系列专家诊断后,已确诊为左侧卵巢囊肿。运动测试没有发现任何使肩膀或骨盆疼痛的动作。第 1 个疗程中治疗右侧外-肱和右侧外-肩的 CC。由于疼痛是间歇发作,治疗后不能立即再评估此治疗方案。1 周之后,第 2 个疗程开始时,患者说明病症并未减轻。

第 2 个疗程中治疗针对前-外螺旋(左侧卵巢囊肿区)的两个点位,从前-外-盆向对侧前-外-肩进行治疗。随后的 1 周内,肩痛明显减轻。

现将治疗、暂时疗效、1 周后疗效(\\+)等资料记录如下:

如何在评估表上记录数据	如何总结本次治疗
肱 外 右侧 多年 ** 反复发作,腰 前-外 左侧 多年 ** 反复发作	1) 外-肩,肱 右侧 \\ = 2) 前-外-盆 左侧 ,+ 肱 右侧 \\++ 肱 右侧

第 14 章
前-内融合中心

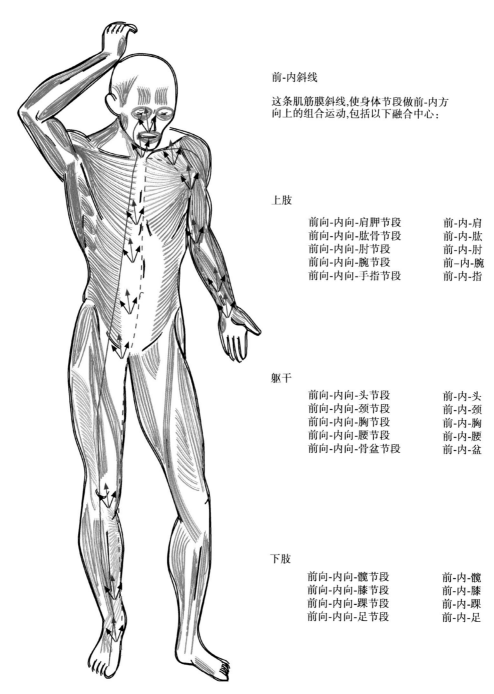

前-内斜线

这条肌筋膜斜线,使身体节段做前-内方向上的组合运动,包括以下融合中心:

上肢

前向-内向-肩胛节段   前-内-肩
前向-内向-肱骨节段   前-内-肱
前向-内向-肘节段   前-内-肘
前向-内向-腕节段   前-内-腕
前向-内向-手指节段   前-内-指

躯干

前向-内向-头节段   前-内-头
前向-内向-颈节段   前-内-颈
前向-内向-胸节段   前-内-胸
前向-内向-腰节段   前-内-腰
前向-内向-骨盆节段   前-内-盆

下肢

前向-内向-髋节段   前-内-髋
前向-内向-膝节段   前-内-膝
前向-内向-踝节段   前-内-踝
前向-内向-足节段   前-内-足

图 14-1   前-内融合中心

前-内斜线运动测试

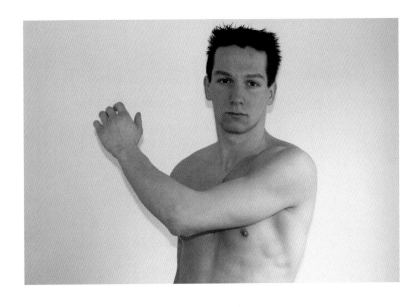

图 14-2　上肢运动测试

病人将手臂向上、向前、向内举起，伸展或屈曲均可。有无可抗阻均可。

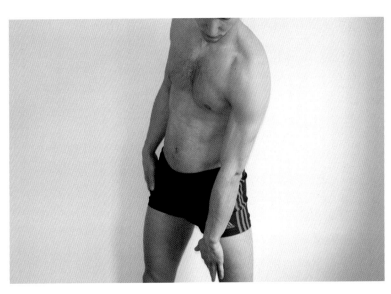

图 14-3　躯干运动测试

让患者将手掌放在同侧大腿前部，并向膝盖下滑动。这一运动包括了同侧胸、腰和骨盆的前-内运动。

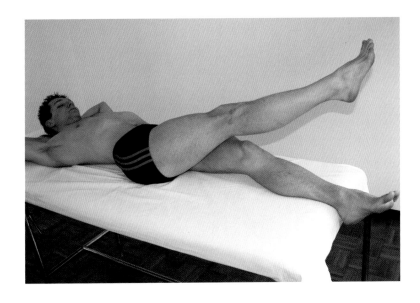

图 14-4　下肢运动测试

病人仰卧并向上、向内抬腿。此运动主要是髋部（前-内-髋）发力。病人从后-外位置开始伸展腿部，也可抗阻完成此运动。

上肢的前-内融合中心

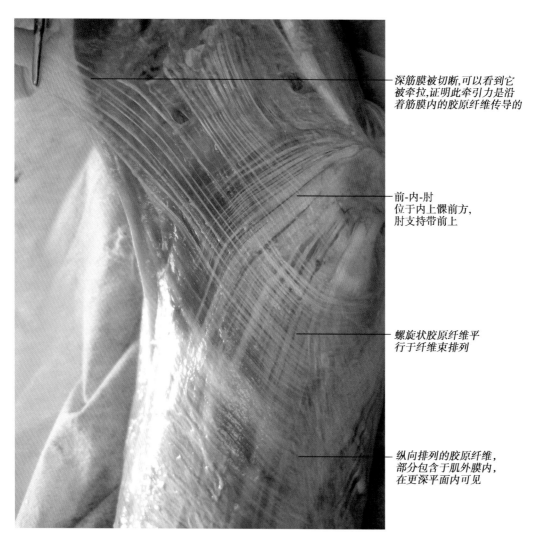

深筋膜被切断,可以看到它被牵拉,证明此牵引力是沿着筋膜内的胶原纤维传导的

前-内-肘
位于内上髁前方,
肘支持带前上

螺旋状胶原纤维平行于纤维束排列

纵向排列的胶原纤维,部分包含于肌外膜内,在更深平面内可见

图 14-5   前臂深筋膜的近距离观察展现了胶原纤维的交叉结构(支持带)

上肢的前-内融合中心

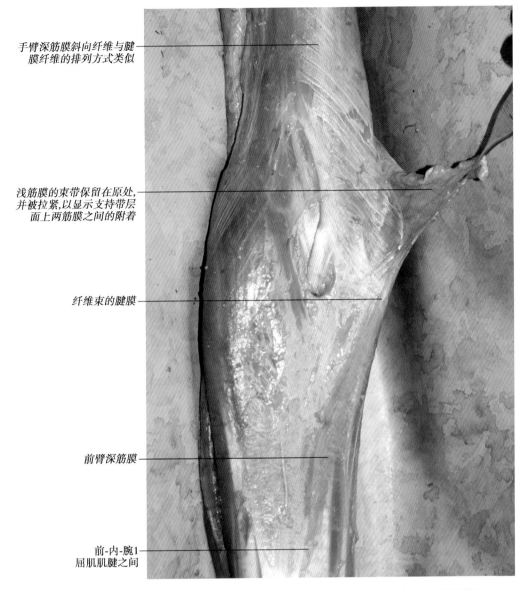

手臂深筋膜斜向纤维与腱膜纤维的排列方式类似

浅筋膜的束带保留在原处,并被拉紧,以显示支持带层面上两筋膜之间的附着

纤维束的腱膜

前臂深筋膜

前-内-腕1屈肌肌腱之间

图 14-6　前臂深筋膜。在前臂筋膜中,胶原纤维与腱膜纤维束的排列方向相同(螺旋)

手指的前-内融合中心   前-内-指

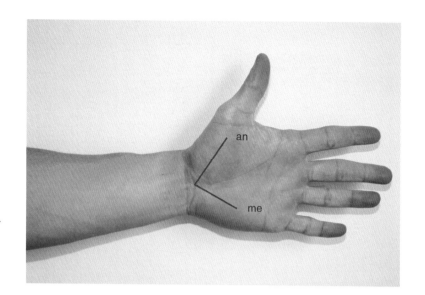

图 14-7   融合中心和相关 CC 点

疼痛部位:
手指感觉异常,腕部疼痛。

功能障碍的起源或 CF:
鱼际肌是止于屈肌支持带的主要肌
肉,其收缩控制着拇对掌或前-内-指
的运动。握住一个物体需要拇指和
其他手指的协同作用。

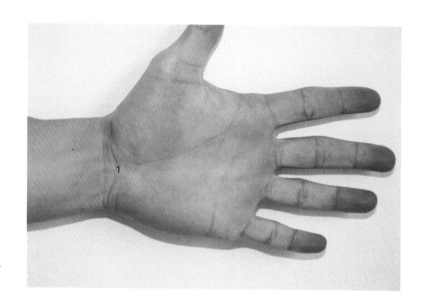

图 14-8   触诊检查

1) 在腕横纹上,大鱼际和小鱼际之
   间的正中位置。

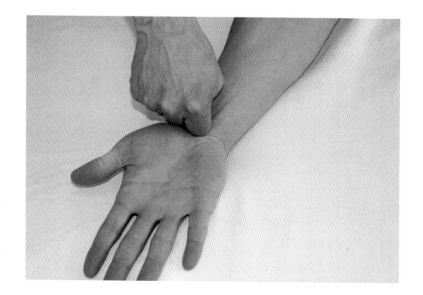

图 14-9   治疗

患者仰卧或坐位,治疗师使用指关节
推拿腕横纹的中心点,即触诊加重患
者症状的点位。此点也是在诊断腕
管综合征时需要考虑的点位之一。

腕部的前-内融合中心　　　　　　　　　前-内-腕

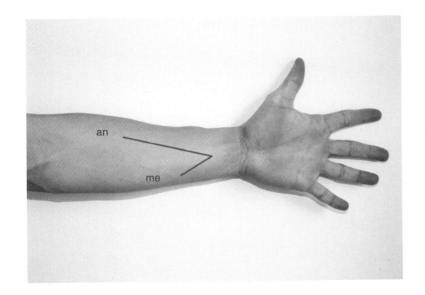

图 14-10　融合中心及相关 CC

疼痛部位：
手腕疼痛,中指、无名指感觉异常。

功能障碍的起源或 CF：
手腕屈曲是由桡侧腕屈肌(前)、尺侧腕屈肌(内)及指屈肌(内旋)协同作用的结果,而手腕的支持带使这些肌肉同步活动。

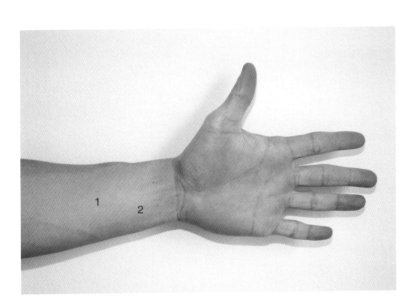

图 14-11　触诊检查

1) 在前臂远端 1/3 处,在桡侧腕屈肌腱和掌长肌之间；
2) 相同的两肌腱之间,略朝向尺骨远端方向。

有痛感的运动：患者主诉手腕过度伸展或弯曲加重手部异常感觉(Phalen试验,用于诊断腕管综合征)。

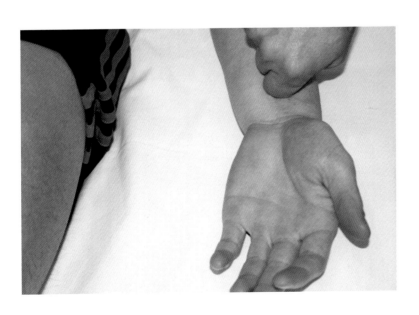

图 14-12　治疗

患者仰卧,双手手心向上置于体侧,治疗师检查这一点,其常导致夜间感觉异常(腕管综合征)。

肘部的前-内融合中心

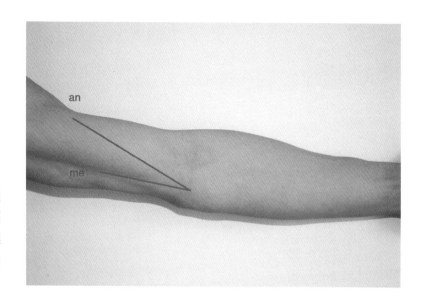

图 14-13　融合中心及相关 CC

疼痛部位：
内上髁炎,肌腱炎。

功能障碍的起源或 CF：
肱二头肌(前)向中部的尺骨部位延伸出腱膜纤维,此处也是内侧肌间隔覆盖区域,同时也是尺侧腕屈肌的起点;这样的向量组合确保了肘部弯曲时内侧的稳定性。

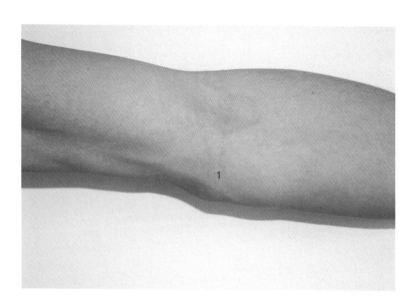

图 14-14　触诊检查

找到止于内上髁前方区域中不同肌肉的肌腱纤维化。

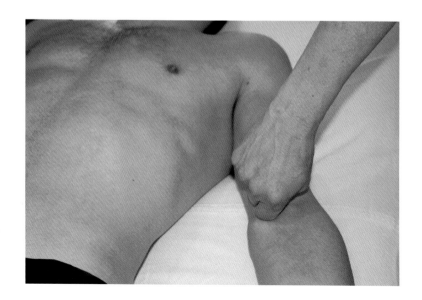

图 14-15　治疗

患者仰卧,伸直手臂,治疗师重建筋膜基质的滑动性,使胶原纤维可自由滑动并适应牵拉。

肱骨的前-内融合中心

前-内-肱

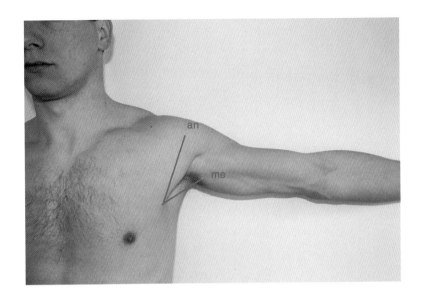

图 14-16　融合中心及相关 CC

疼痛部位：
腋部及其正下方手臂的疼痛及肿胀。

功能障碍的起源或 CF：
胸筋膜包绕胸大肌，整合锁骨部分
（前）与内部（内旋）和下部（内）。

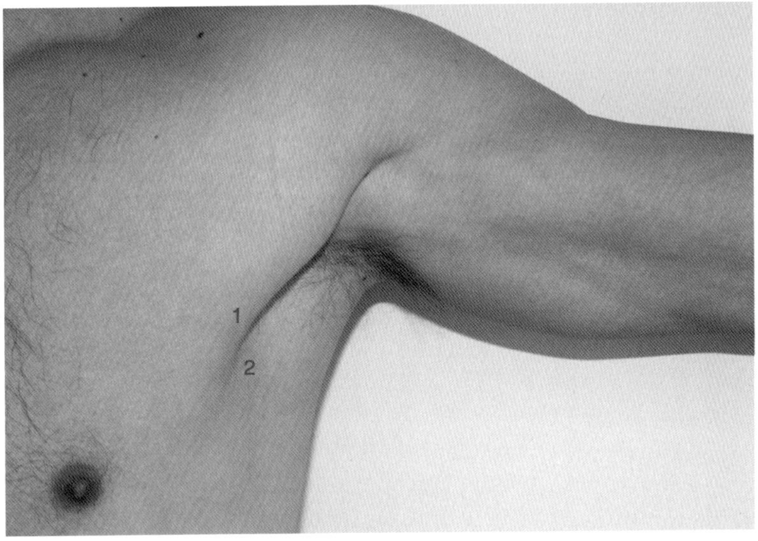

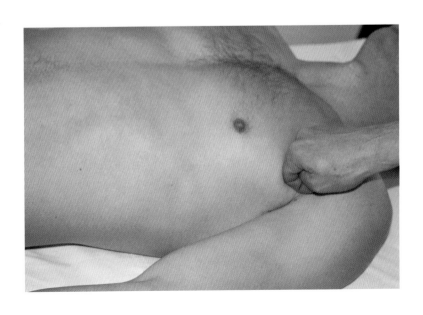

图 14-17　触诊检查

1）胸大肌肌腱的外侧和近端；
2）锁骨-喙突-腋筋膜上的第 4 肋间
　　隙处。
有痛感的运动：患者主诉当手臂向后
和向外移动时（恐惧试验，用于诊断
复发性肩关节半脱位），肩关节向前
半脱位。

图 14-18　治疗

患者仰卧，治疗师用指节抵住胸大肌
肌腱近侧缘（1），并用拇指或中指指
尖抵住肋间隙。

肩胛的前-内融合中心

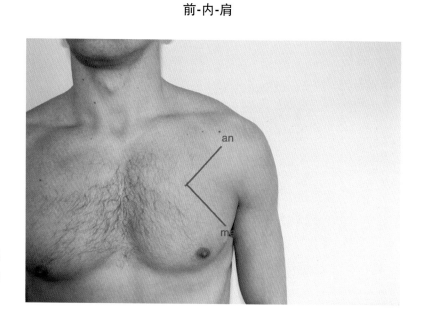

图 14-19   融合中心及相关 CC

疼痛部位：
前胸部疼痛,肩胛带疼痛。

功能障碍的起源或 CF：
手臂活动时肌筋膜拉紧,此时必须保
持肩胛骨(内)的稳定和锁骨(前)的
前向运动相同步。

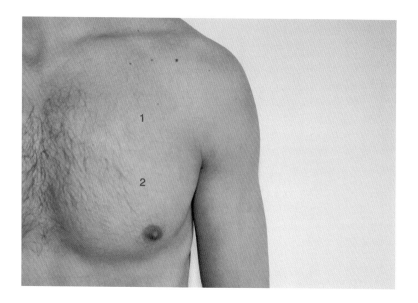

图 14-20   触诊检查

1）在第 2 肋间隙,锁骨中线处；
2）在第 3 肋间隙处。
有痛感的运动：患者主诉,当试图触
摸对侧肩部时,痛感加剧(Yocum 试
验,用于诊断肩峰下撞击综合征)。

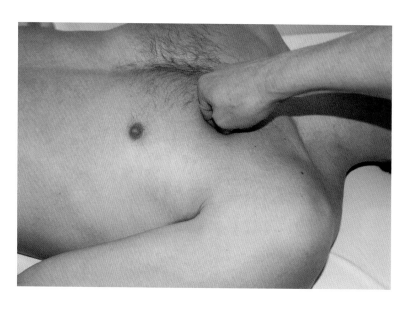

图 14-21   治疗

患者仰卧,治疗师用指间关节来重建
滑动性,即肌内(各束胸大肌之间)与
肌间(在胸小肌的肋上止点和胸大肌
之间)的顺畅滑动。

躯干的前-内融合中心

胸部的前-内融合中心

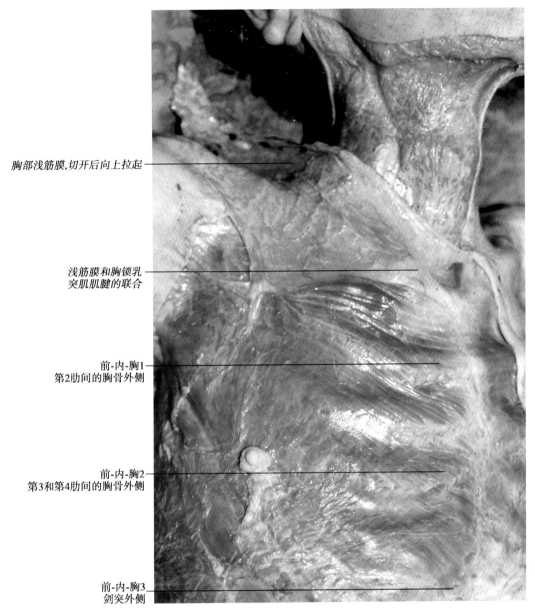

胸部浅筋膜,切开后向上拉起

浅筋膜和胸锁乳
突肌肌腱的联合

前-内-胸1
第2肋间的胸骨外侧

前-内-胸2
第3和第4肋间的胸骨外侧

前-内-胸3
剑突外侧

图 14-22　移除浅筋膜后,可见到深筋膜。它封套包围胸大肌。浅筋膜横跨胸骨,而深筋膜随胸大肌通过其
深层连接到胸骨骨膜

腰和骨盆的前-内融合中心

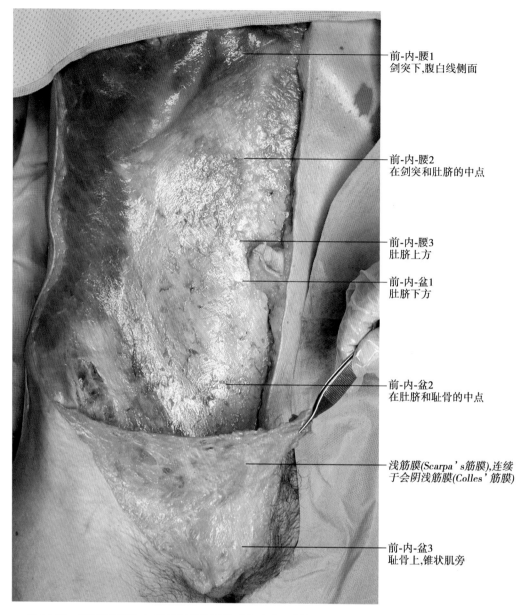

前-内-腰1
剑突下,腹白线侧面

前-内-腰2
在剑突和肚脐的中点

前-内-腰3
肚脐上方

前-内-盆1
肚脐下方

前-内-盆2
在肚脐和耻骨的中点

浅筋膜(Scarpa's筋膜),连续
于会阴浅筋膜(Colles'筋膜)

前-内-盆3
耻骨上,锥状肌旁

图 14-23   腹部深筋膜,与腹斜肌的腱膜构成的腹直肌鞘相连接,下方是拉起的皮下层(浅筋膜)

头部的前-内融合中心　　　　　　　　　　前-内-头

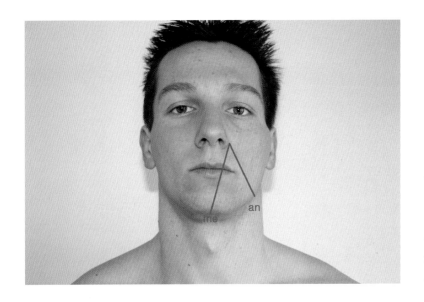

图 14-24　融合中心及相关 CC

疼痛部位：
嗅觉紊乱，牙科问题，牙关紧闭症

功能障碍的起源或 CF：
松解笑肌与口轮匝肌浅层。操作下颌和牙齿周围的胶原纤维束深层。

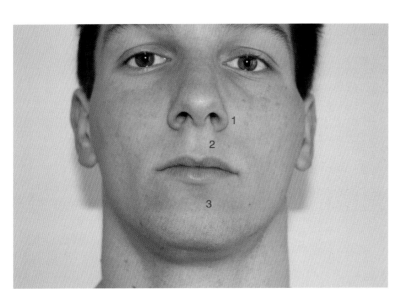

图 14-25　触诊检查

触诊：
1）在鼻翼基底部
2）在鼻唇沟中点
3）在下巴和下唇之间的沟槽里
注意：松解部位扩展到了牙龈上，最敏感的点位持续治疗。

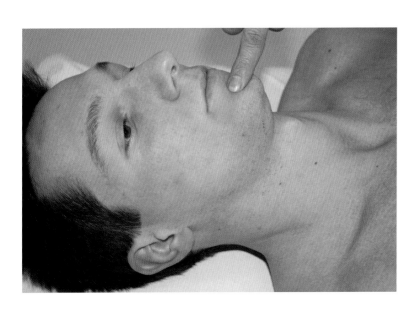

图 14-26　治疗

患者仰卧，当鼻、嘴或牙齿出现问题时，治疗师用指尖来处理这些 CF 点，一旦确定颗粒化最严重的点位，首先松解浅筋膜组织，其次松解牙龈深筋膜。

颈部的前-内融合中心

前-内-颈

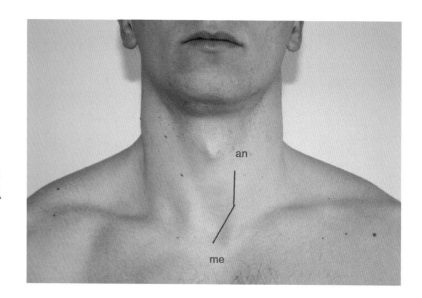

图 14-27　融合中心及相关 CC

疼痛部位：
躯干的前-内点位主要表明出现了内脏紊乱,而在本文中要检查它们与肌肉骨骼器官的关联性。

功能障碍的起源或 CF：
此点的指征之一是先天性斜颈。

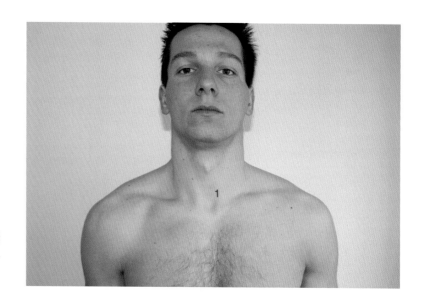

图 14-28　触诊检查

1) 触诊比较胸锁乳突肌的两个远端肌腱,内-颈 CC 位于下方,在胸骨窝内。

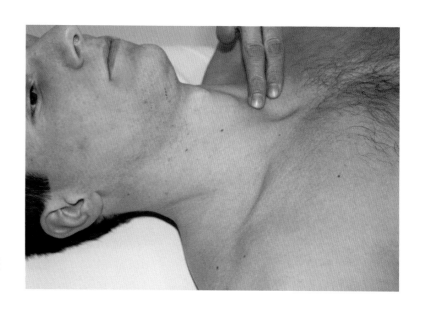

图 14-29　治疗

患者仰卧,治疗师横向松解胸锁乳突肌胸骨侧肌腱。

胸部的前-内融合中心

前-内-胸

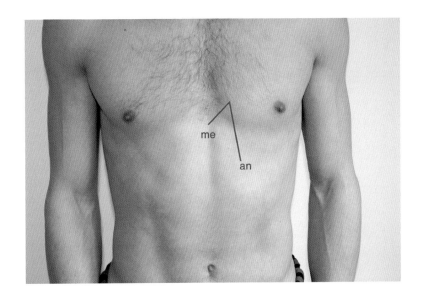

图 14-30　融合中心及相关 CC

疼痛部位：
胸骨后疼痛,胸部压迫感,焦虑,骨膜炎。

功能障碍的起源或 CF：
两个胸大肌止于胸骨(内侧),腹直肌从下方施加牵引力,有时它和胸骨肌相连续(前侧)。

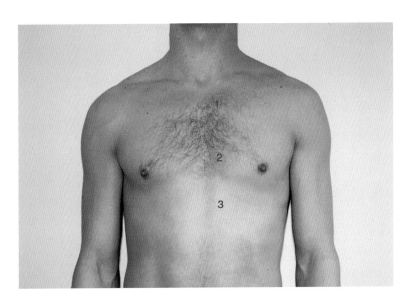

图 14-31　触诊检查

触诊：
1）在第 1 和第 2 肋间,紧邻胸骨；
2）在第 3 和第 4 肋间,紧邻胸骨；
3）第 5 肋间隙,剑突侧面。

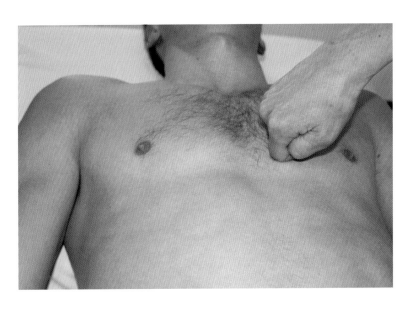

图 14-32　治疗

患者仰卧,治疗师推拿胸骨旁软组织直至其恢复滑动性。

腰部的前-内融合中心

图 14-33   融合中心及相关 CC

疼痛部位：
腹壁疼痛,肌紧张感。

功能障碍的起源或 CF：
腹部筋膜感知到内部器官的紧张,就
会基于内部变化调整腹斜肌的弹性。
当这种适应功能缺失时,患者就会有
紧张感或者肿胀感。

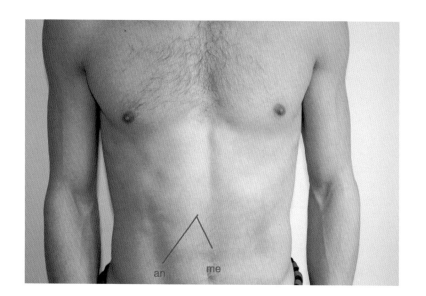

图 14-34   触诊检查

触诊：
1）剑状正下方；
2）在剑状与肚脐的正中间,腹白线
　　外侧；
3）肚脐上缘附近。
注意:第一张图片中的箭头向第二个
亚单元的汇聚。

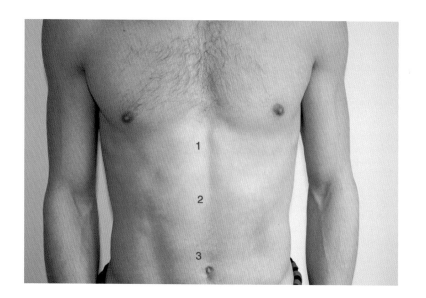

图 14-35   治疗

患者仰卧,治疗师用指关节在上述点
中寻找弹性最小的一点,推拿直至恢
复滑动性。
注意:本图演示的是针对第二个点的
治疗,对于其他两点,治疗方法同上。

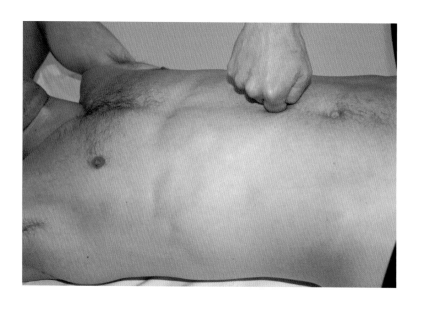

骨盆的前-内融合中心

前-内-盆

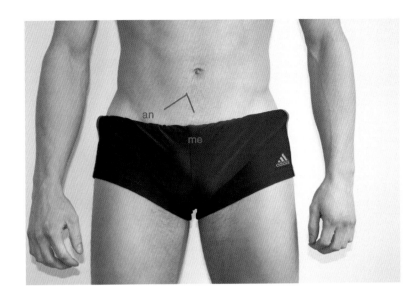

图 14-36　融合中心及相关 CC

疼痛部位：
对于大骨盆,肠道可能是引起紧张感的原因,而对于小骨盆,膀胱和生殖器官则是引起紧张感的原因。

功能障碍的起源或 CF：
"容器"的纤维化使它不能适应内容物的变化。

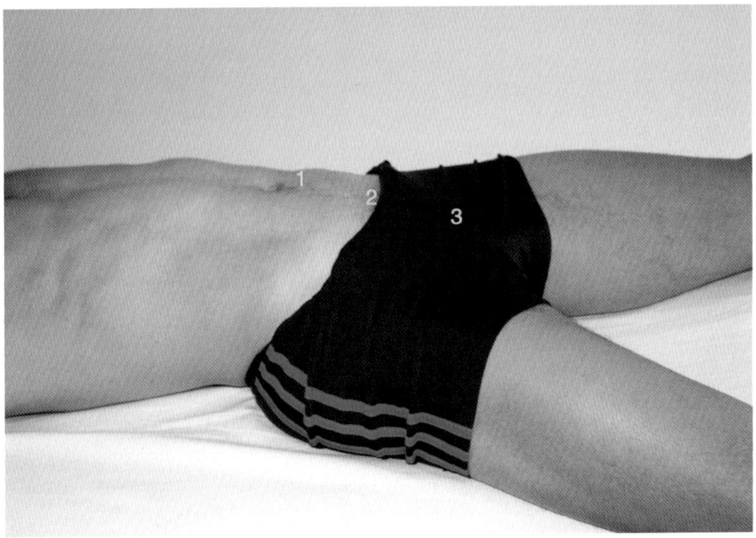

图 14-37　触诊检查

触诊：
1）脐孔下缘上；
2）在脐和耻骨间的中心,腹白线外侧；
3）耻骨上缘上。

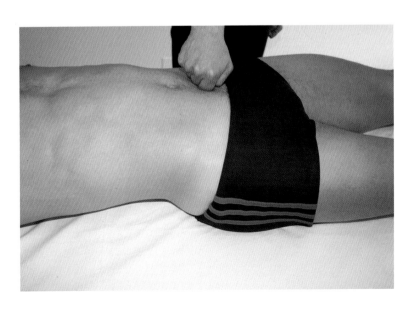

图 14-38　治疗

患者仰卧。可参考既往病历,但最重要的是通过触诊精确定位有效松解的位置。

下肢的前-内融合中心

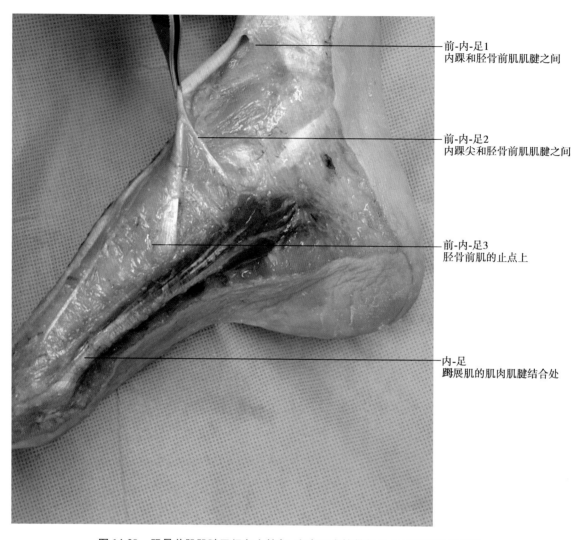

前-内-足1
内踝和胫骨前肌肌腱之间

前-内-足2
内踝尖和胫骨前肌肌腱之间

前-内-足3
胫骨前肌的止点上

内-足
踇展肌的肌肉肌腱结合处

图 14-39   胫骨前肌肌腱已经向上拉起,突出下支持带与足内侧筋膜的连续性

下肢的前-内融合中心

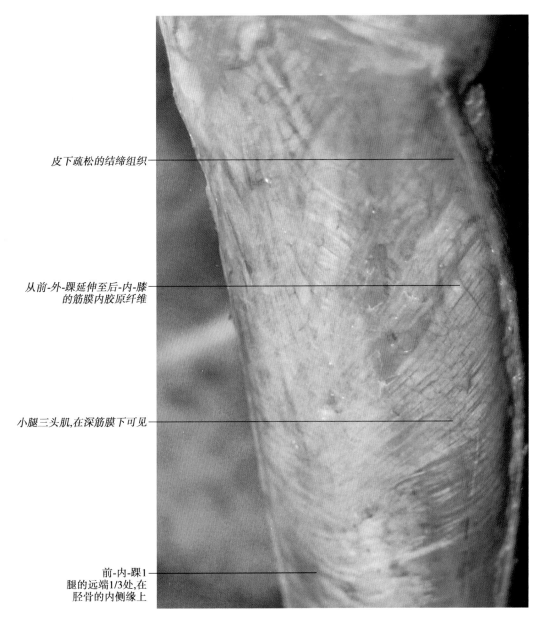

皮下疏松的结缔组织

从前-外-踝延伸至后-内-膝
的筋膜内胶原纤维

小腿三头肌,在深筋膜下可见

前-内-踝1
腿的远端1/3处,在
胫骨的内侧缘上

图 14-40　腿部深筋膜

足部的前-内融合中心   前-内-足

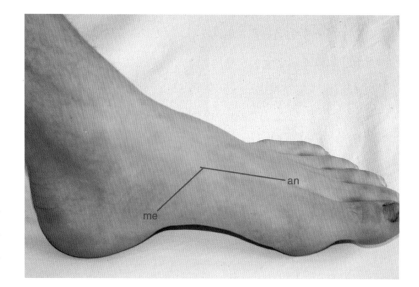

图 14-41   融合中心及相关 CC

疼痛部位：
足痛，踝关节功能障碍，肌腱炎。

功能障碍的起源或 CF：
畸形足或马蹄内翻足，高弓足或扁平
足，表明足和腿的肌肉作为一个整体
的协同作用出现问题，而不是某一肌
肉出现问题。

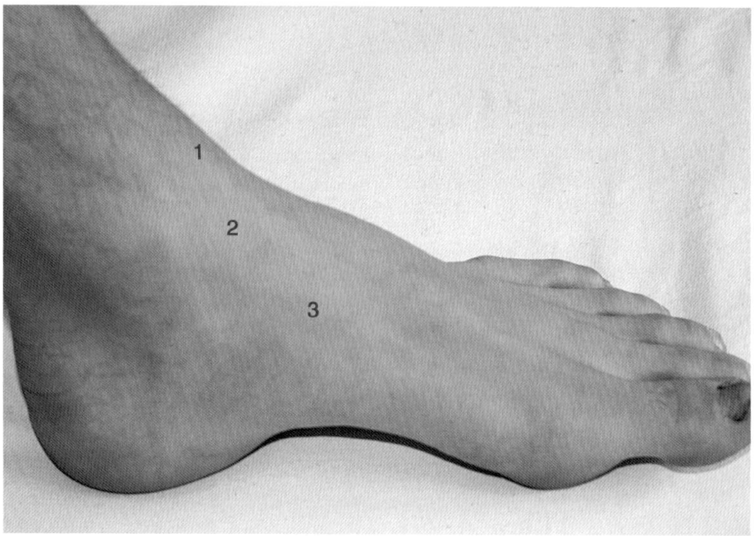

图 14-42   触诊检查

触诊：
1）胫前肌腱内侧沟中，内踝前；
2）胫前肌腱和内踝尖之间的沟中；
3）在第 1 跖骨的基底部，内侧楔骨
　　前。

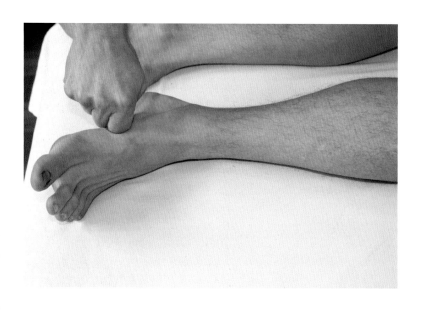

图 14-43   治疗

患者仰卧，外旋腿部，治疗师使用指
关节在胫前肌远端的止点寻找治疗
点，然后沿肌腱寻至支持带。

踝部的前-内融合中心　　　　　　　　前-内-踝

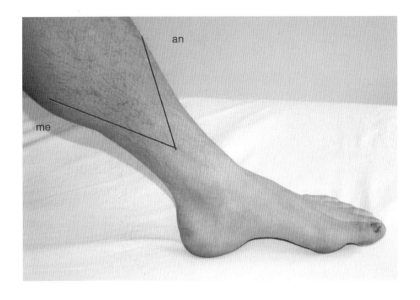

图 14-44　融合中心及相关 CC

疼痛部位：
踝关节疼痛,胫骨内骨膜变态反应。

功能障碍的起源或 CF：
伸肌上支持带越过胫骨骨膜,将源于伸肌(前)的张力与屈肌(内)的力联系起来,从而得以进行前-内组合运动。

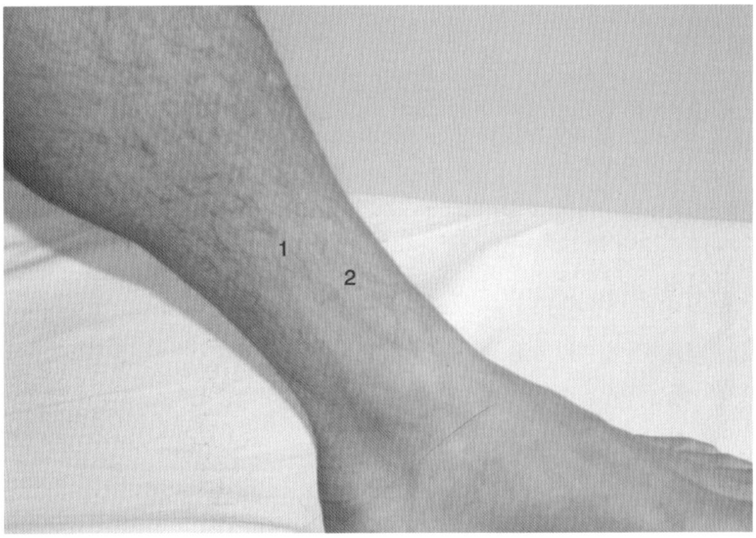

图 14-45　触诊检查

触诊：
1)　伸肌上支持带水平的胫骨内侧缘后部;
2)　在胫骨远端;此区受损后仍会存在局部变态反应,只有当筋膜滑动性恢复时才会消退。

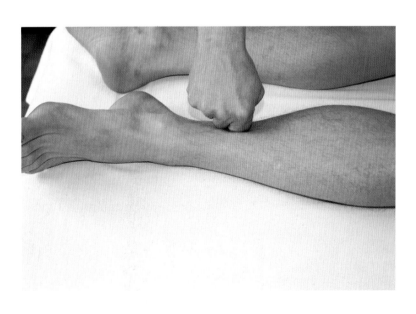

图 14-46　治疗

患者仰卧,治疗师用指间关节或中指指尖治疗 CF,此点在胫骨远端 1/3 的内缘上。治疗此点后,此处可能会形成长达 1 个月的结缔组织修复性增厚。

膝部的前-内融合中心   前-内-膝

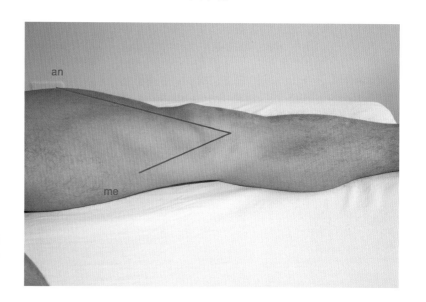

图 14-47　融合中心及相关 CC

疼痛部位：
膝盖关节内缘疼痛和胫骨髁疼痛。

功能障碍的起源或 CF：
稳定膝部内侧的肌腱（内）在鹅足囊汇聚，膝盖的支持带和四头肌（前）相延续，也在此点汇聚。

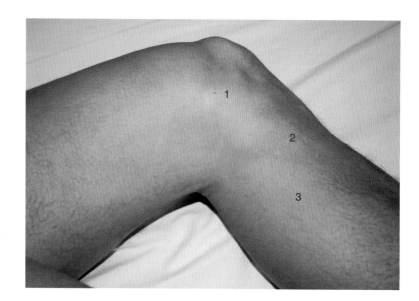

图 14-48　触诊检查

1) 半腱肌和股内侧肌之间的凹陷处；
2) 胫骨内侧的鹅足肌腱（股薄肌,缝匠肌,半腱肌）之间；
3) 胫骨髁下,邻近腓肠肌。

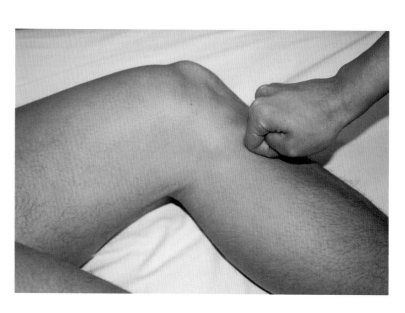

图 14-49　治疗

患者侧卧,便于诊治膝内侧,治疗师用指关节触诊,找到累及更严重的子单元。此时必须仔细,因为微小的纤维束有时甚至都可以阻碍肌腱之间的滑动。

髋部的前-内融合中心

前-内-髋

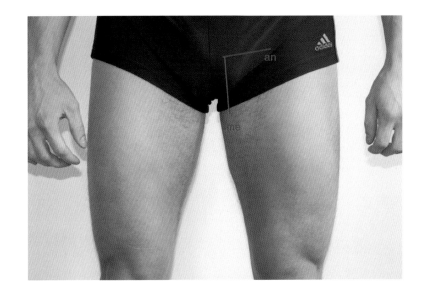

图 14-50　融合中心及相关 CC

疼痛部位：
耻骨疼痛,腹股沟疝疼痛,内收肌肌腱端病。

功能障碍的起源或 CF：
耻骨肌(前)和股薄肌(内)始于耻骨(Cooper 韧带),此外,内收长肌的近端肌腱与腹外斜肌相连,形成"前耻骨"复合体。

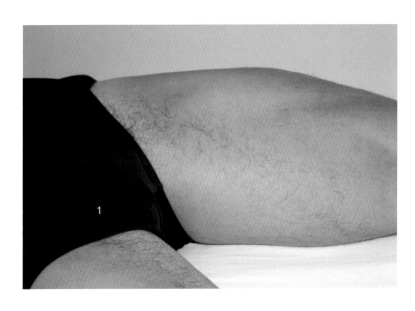

图 14-51　触诊检查

触诊：
1) 邻近耻骨下支。
有痛感的运动:患者主诉,仰卧向胸屈膝时,腹股沟疼痛且大腿有受限感(Gaenslen 测试,用于评估骶髂关节)。

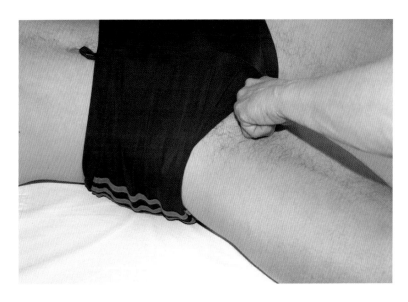

图 14-52　治疗

患者仰卧,治疗师推拿耻骨下支上的肌腱止点。肌腱端病患者也常伴有内脏紊乱。

整体失衡的治疗示例

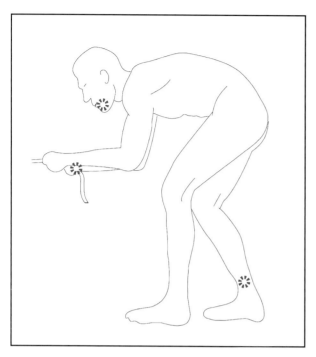

图14-53　诊断融合中心

头部、手臂和腿部的弥漫性疼痛或酸痛是一种常见主诉,这类症状往往归因于压力,甚至身心健康障碍。患者表示存在四肢疲劳,因为也存在早晨疲倦(非恢复性睡眠),这种四肢疲劳与特定工作疲劳无关。这些症状可能存在多年,往往随着气候变化而变化。

风湿病学中,这种症状组合可被定义为纤维肌痛。虽然在触诊时存在众多疼痛部位,但没有任何单独的运动是受限或有痛感的。三个空间平面上的运动评估(对于节段性CC)或两平面间的运动(斜线上的CF)结果相同:所有的运动都是同样无力而疼痛的。有人宁可将这些复杂病例移交给其他同事,也不想自行处理,但这些患者都极其需要帮助,而且对任何治疗师来说,他们通常意味着更大的挑战。

利用正常的肌筋膜协同效应和改善体轴排列,筋膜操作可以消除运动过程中各种失衡导致的过度消耗能量。当数据、运动和触诊检查没有精确地指出治疗点位时,如何找到松解点位就成为一个难题。

在这些病例中,治疗师可着手于选择所谓诊断性CF(图14-53)。这些诊断性CF位于四肢,在踝周围(后-内-踝,前-内-踝,后-外-踝,前-外-踝)和手腕周围(后-内-腕,前-内-腕,后-外-腕,前-外-腕)。另外,也要着手于足部和头部的CF,但要注意这些CF由众多子单元构成,可能存在某种程度的误导。例如,在腕部或踝部的四个CF的触诊比较中,如果某一个特定螺旋或斜线显示出变态反应,那么可以对这些远端CF选两个进行治疗,结果证实有效。如果治疗后,患者主诉总体感觉有所好转或病症减轻,则可以沿此螺旋继续治疗。如果1周后扔有疗效,则再次检查诊断性CF,基于这些点的敏感度,选择后续所需治疗的CF。与此同时,可能出现局部疼痛,治疗可以从这些确定的区域开始。

这种整体治疗和暂时疗效、1周后疗效(\\+)可以记录在如下评估表中:

如何在评估表上记录数据	如何总结本次治疗
1)头、踝、腕,双侧疲劳,疼痛**多年	1)前-内-踝1,2;腕1,双侧+\\+
2)头、踝、腕,双侧疲劳*	2)前-内-足2,前-内-肘 双侧+\\+
3)腰 胸 后 双侧**8天	3)后-胸,腰 双侧+

第 15 章
纲　要　表

在讲授筋膜手法系列课程时,我们常被问到以下的几个问题:

— 此方法的背景或者历史是什么?

— 是否可以罗列出所有的点,以便快速鉴别他们不同的位置?

— 是否可以罗列出每个节段的所有运动测试?

— 针灸的穴位和 CC 点以及 CF 点之间有什么关系? 它们是如何对应的?

在本章,我们把这些问题的答案总结出来。但是几乎可以肯定的是,这些答案不会完全令人满意。实际上,要想真正学习这些点的定位,以及在治疗时施加的压力和强度等,唯一的方式就是去参加一个实操课程。

筋膜手法的起源

这一方法在发展过程中有几个基本阶段,现概括如下:

运动疗法:在我学习物理治疗的过程中,特别关注用运动作为一种治疗手段。当时 Kabat 方法占据着主导地位。用各种运动和电疗来治疗风湿痛,病人可有暂时的缓解。

物理治疗:在取得我的物理治疗文凭之后,我开始在一个骨科工作,那里只有治疗和按摩。热疗可以让病人活动得更好,但是只能持续几个小时。

电疗:几个月之后我换到了另外一家医院,那里有更多条件可以根据不同的病人选择最佳的电疗方法。因此我用了很多不同的电疗方法(间动电疗、干扰电、经皮神经电刺激、离子导入等)来治疗风湿性疾病。但是治疗仅限于关节部位,而结果并不满意。

精神运动学分析:在沮丧之下,我开始认为大部分的关节痛都有精神根源。我决定与 Vayer 一起进行心理运动分析,并与不同的心理学家和精神病医生一起研究自我训练。令人吃惊的是,我发现在深度放松的过程中,腰椎疼痛,肩部的肌腱炎等常常恶化。

骨科治疗:我随后和 Bruno Brigo 医生一起参加了的两门专业课程:一门是关节上松动,另一门是 Dicke 的结缔组织按摩。这些课程之后,我在日常工作中取得更好的效果,于是逐渐对结缔组织产生了兴趣。

手法:在结缔组织推拿的过程中,我在最痛的部位持续使用钻透性强的按摩手法取得了最佳疗效。这种操作手法和我在当地"接骨师"那里看到的很像。甚至 Jean Moneyron 也受到了"Rebouteux"的启发,Cyriax 也同样受到接骨师启发。所以我有很多的同行。

经验告诉我,筋膜是人体上唯一的一种组织,能在过度刺激时改变它黏度,而做手法时,又可以恢复正常的弹性。

针灸:我很得意于我的手可以缓解很多病人的症状。然而,当我开始阅读针灸书籍时,发现我使用的许多治疗点都已经被流传了几千年! 这令我十分震惊。尽管如此,学习针灸对于我拓展自己的治疗,使用一系列前所未知(至少对于我来讲是这样)点有着极大的帮助。

姿势疗法:通过研究 F. Mézière's 和 M. Bienfait 的方法,我意识到了肌肉动力链以及整体治疗的重要性。仅处理痛点并不能恢复全身的平衡;需要根据张力代偿来做一个选择。

日式指压:我常常自问日式指压和肌动力链之间的关系。让我吃惊的是我发现每条经络线对应着一个肌动力链,可以让人体在一个平面的一个方向上运动(肌筋膜螺旋)。

Rolfing:与 Ida Rolf 的观察一致,我也发现通过在筋膜上的特定点进行深层操作,可以快速修正姿势,这一点是肯定的。而不用通过拉伸或 pompage 技术。

激痛点:如何追溯一个点的改变仍然是个问题。

我在阅读了 Janet Travell 关于传导痛的第一篇文章是找到了答案。然而,我采用了逆过程。我没有从触发点去激发疼痛,我是从疼痛区域追踪到它的起源。

肌筋膜单元: 如果疼痛局限于一个关节的前部(疼痛位点或感知中心),我就会假设其上方的触发点发生变化(疼痛的起源或肌筋膜单元的协调中心)。我意识到,每个关节都在三个空间平面上移动,这是由六个肌筋膜单元导致的。

　　从 1988 年起出版的文章和书籍中反映了筋膜手法的后续发展。

治疗要点纲要(表 15-1)

- 只有处理了导致关节功能障碍的特定的肌筋膜单元,节段性 CC 的治疗才算有效。
- 只有解决了特定的肌筋膜单元导致的张力变化,沿着一个序列的 CC 治疗才算效。
- 只有解决了显性 CC(它与导致姿势失衡的隐性 CC 相关),一个平面上的 CC 治疗才算有效。
- 只有当肌结构(CC)和腱结构(CF)之间的张力平衡恢复时,多个节段性的 CF 治疗才算有效。
- 只有处理了斜线和相关序列上的改变点,斜线上的多个 CF 的处理才算有效。
- 只有在螺旋状胶原纤维的流动性或滑动恢复时,螺旋的多个 CF 治疗才算有效。

表 15-1　治疗方式汇总

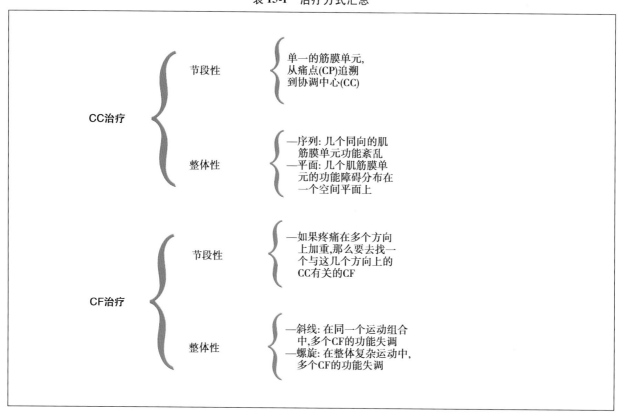

CC 点和 CF 点

上肢 CC 和 CF：前面

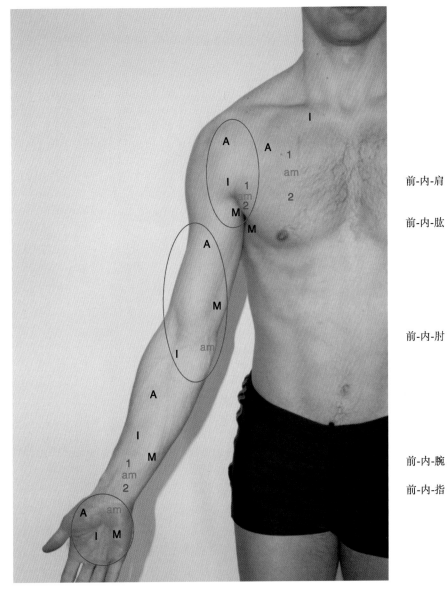

前-内-肩

前-内-肱

前-内-肘

前-内-腕

前-内-指

图 15-1　前-内斜线的融合中心（am），前向（A）、内旋（I）和内向（M）运动序列的 CC

肱骨区被圈起来，以使干预肱骨节段运动的 CC 和干预肩胛节段运动 CC 有所区别。

上肢 CC 和 CF:外侧

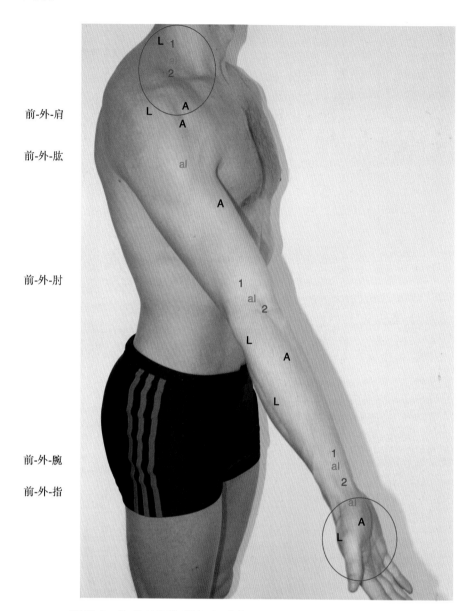

前-外-肩

前-外-肱

前-外-肘

前-外-腕

前-外-指

图 15-2   前-外斜线的 CF(al),前向(A)和外向运动(L)序列的 CC

在这些图中,单个字母表示每个 cc。例如 A 代表前-指。以这种方式表达,CC 的精确位置是显而易见的。同样,CF 也都标示出来。例如,"al"代表前-外(an-la)。对于每个 CF 的子单元,是用数字而不是字母表示,处于中间位置。

上肢的 CF 和 CC:后侧

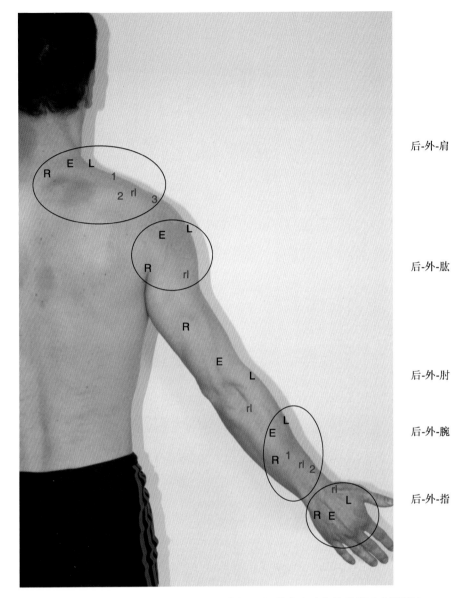

后-外-肩

后-外-肱

后-外-肘

后-外-腕

后-外-指

图 15-3　后-外斜线(rl),后向(R)、前向(A)、外向(L)和外旋运动序列(E)

外旋序列 CC 点和后序列、外序列放在一起,是因为后-外-外旋是最常见的运动组合。

内旋序列 CC 点和前序列、内序列放在一起,是因为前-内-内旋是最常见的运动组合。

上肢 CC 和 CF:内侧

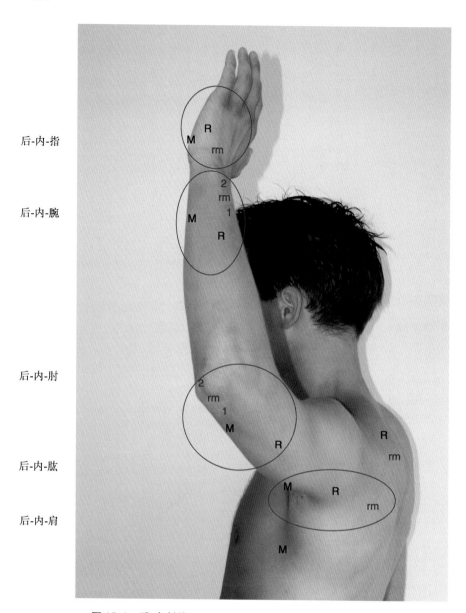

后-内-指

后-内-腕

后-内-肘

后-内-肱

后-内-肩

图 15-4　后-内斜线(rm),后向(R)和内向(M)运动序列

除肩胛节段外,每个节段的 CC 和 CF 都被圈住了。因为内向运动和后向运动的肌筋膜单元的连接通过肩胛骨下方(M 在前锯肌上)。

躯干的 CC 和 CF:前面

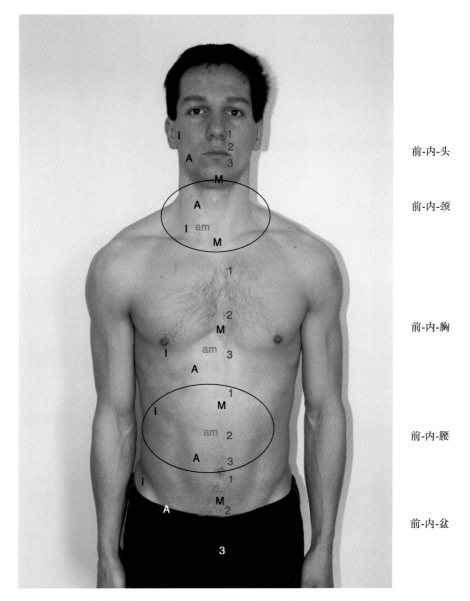

前-内-头

前-内-颈

前-内-胸

前-内-腰

前-内-盆

图 15-5　前-内斜线(am)的 CF,前向(A)、内向(M)和内旋(I)运动序列的 CC

　　在脖子上,只有一个前-内的 CF,它正好位于字母"am"下方;在其余节段,有三个 CF,每一个都对应一个数字(1,2,3)。

躯干的 CC 和 CF：外侧

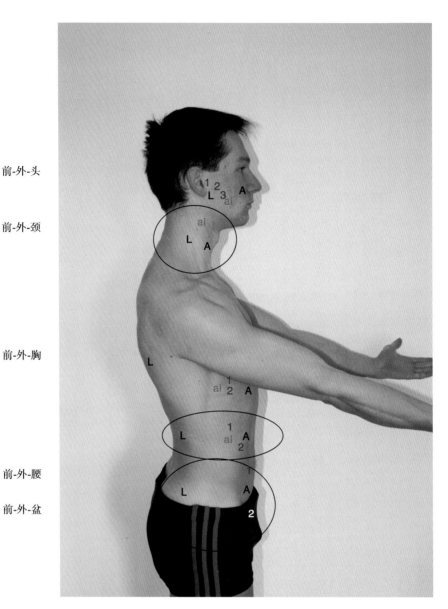

图 15-6　前-外斜线（al）的 CF，前向（A）、外向（L）运动序列的 CC

　　前-侧-头的 CF 由三个亚单元组成：一个位于咬肌的前缘，一个在颧弓下方，一个在颧弓上方。

前-外-头

前-外-颈

前-外-胸

前-外-腰

前-外-盆

躯干的 CC 和 CF:后外侧

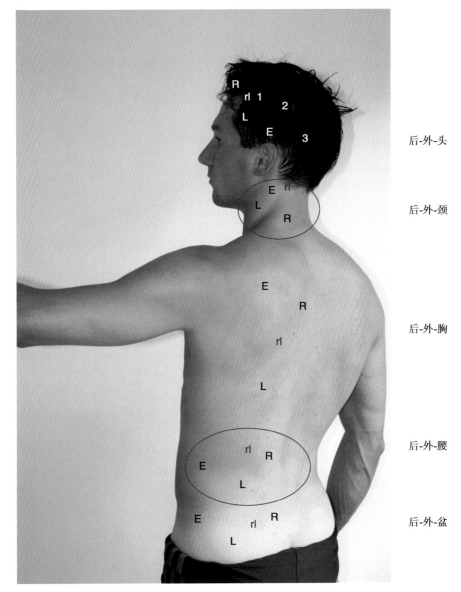

后-外-头

后-外-颈

后-外-胸

后-外-腰

后-外-盆

图 15-7　后-外斜线(rl) 的 CF,后向(R)、外向(L)和外旋(E)运动序列的 CC

在躯干,除头(caput)段外,每个节段的斜线只有一个 CF,头段用数字表示三个子单元的位置。

躯干的 CF 和 CC:后侧

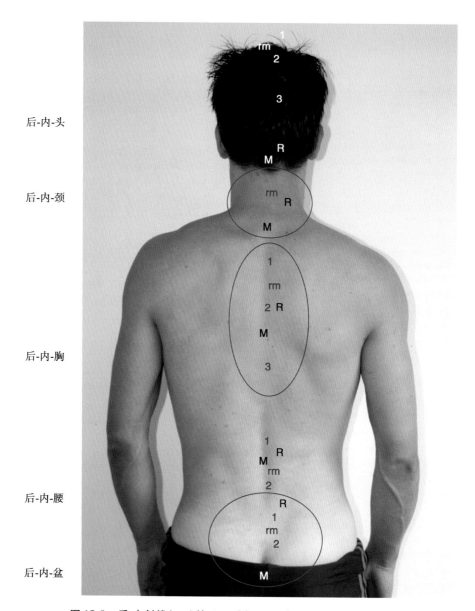

图 15-8   后-内斜线(rm)的 CF,后向(R)、内向(M)运动序列的 CC

后-内-盆 1 的 CF 位于髂后上棘和骶骨棘突之间的沟中。要定位后-内-盆 2,需让病人俯卧,并触诊骶骨相对高起的部分。

下肢的 CC 和 CF：前面

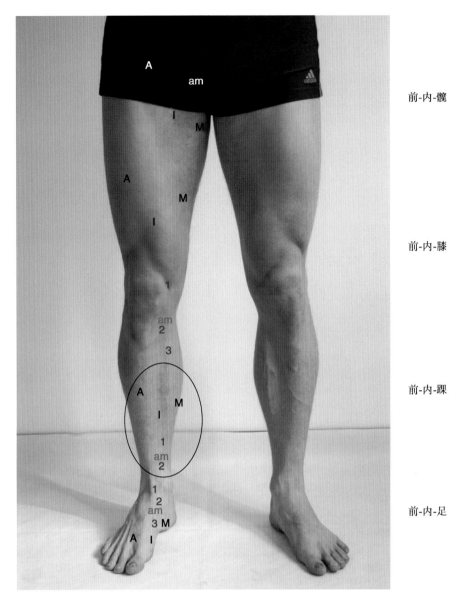

	前-内-髋
	前-内-膝
	前-内-踝
	前-内-足

图 15-9　前-内斜线的 **CF(am)**；前(**A**)、内(**M**)和内旋(**I**)序列的 **CC**

在足部(pes)和髋关节(coxa)中，CC(s)对 CF 来说是远端的，因为足部的 CF 位于伸肌下支持带上，而在髋部，则是在腹股沟韧带的耻骨止点上。

下肢的 CC 和 CF：外侧

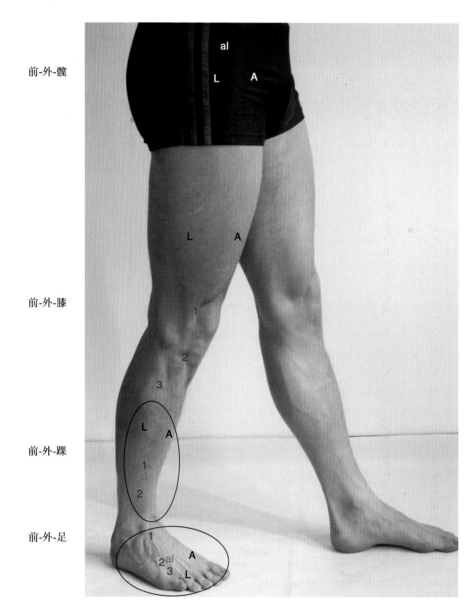

前-外-髋

前-外-膝

前-外-踝

前-外-足

图 15-10　前-外斜线的 CF；前向运动（A）和侧向运动（L）序列的 CC

　　膝（genu）和踝（talus）的 CC(s)位于近端，其 CF(s)在相对远端。第一个点在肌肉的肌腹部，第二个点在膝部的支持带和踝部的伸肌上支持带上。

下肢的 CC 和 CF：后-外

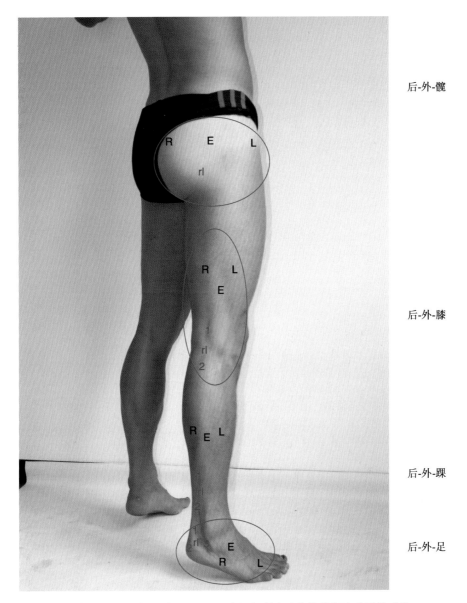

后-外-髋

后-外-膝

后-外-踝

后-外-足

图 15-11　后-外斜线的 CF(rl)。后(R)、外(L)和外旋(E)系列的 CC

　　此处髋部(coxa)的 CC 位于 CF 的近端,因为后者位于从臀中、小肌到坐骨粗隆的"缰绳样的"纤维上,或支持带上。

下肢的 **CC** 和 **CF**:后-内

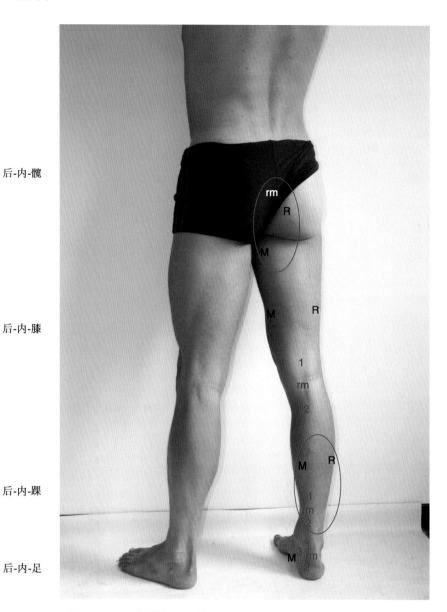

图 15-12　后-内斜线(rm)的 CF;后(R)和内(M)序列的 CC

后-内-髋的 CF 位于 CC 的内侧,因为它与耻尾肌韧带连接在一起。

相应的动作验证

头部(眼睛)肌筋膜单元在三个平面上的运动测试

矢状面

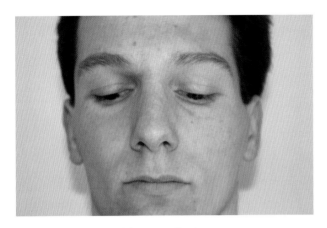

图 15-13 前-头 1

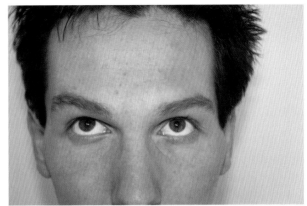

图 15-14 后-头-1

冠状面

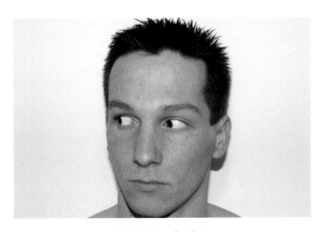

图 15-15 内-头 1

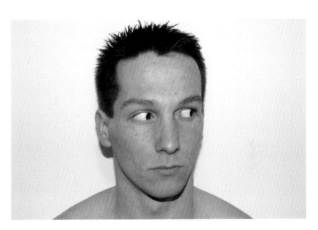

图 15-16 外-头-1

水平面

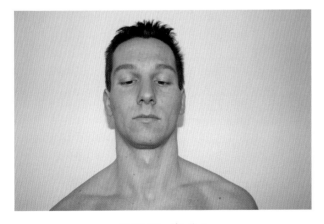

图 15-17 内-头 1

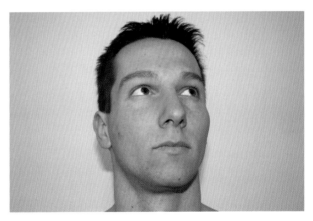

图 15-18 外-头-1

在其他两个子单元的运动测试中,分别介绍了颞下颌关节和耳肌的运动测试。

颈部（neck）肌筋膜单元在三个平面上的运动验证

矢状面

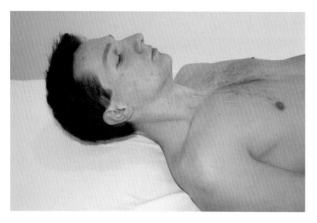

图 15-19　前-颈

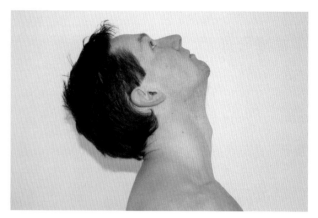

图 15-20　后-颈

冠状面

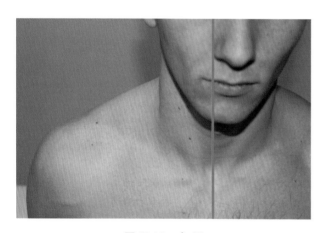

图 15-21　内-颈

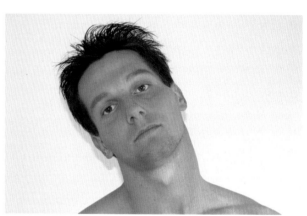

图 15-22　外-颈

水平面

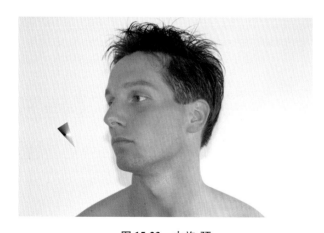

图 15-23　内旋-颈

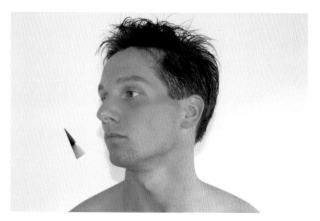

图 15-24　外旋-颈

如果病人在头部外旋后返回到中线（如箭头所示）时疼痛，则内旋-颈的运动测试是阳性。

胸部肌筋膜单元在三个平面上的运动验证

矢状面

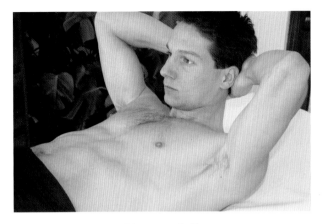

图 15-25　前-胸

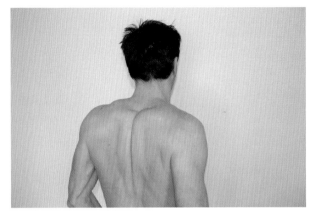

图 15-26　后-胸

冠状面

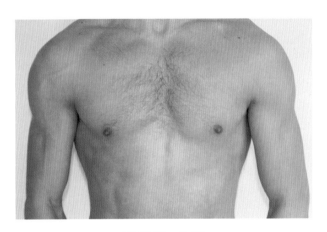

图 15-27　内-胸

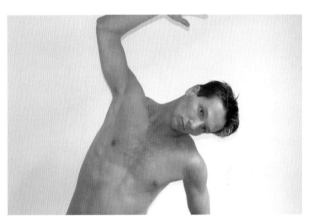

图 15-28　外-胸

水平面

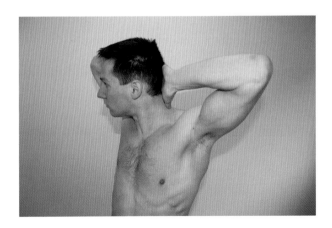

图 15-29　内旋-胸

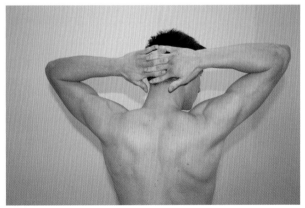

图 15-30　外旋-胸

内-胸的运动测试包括对前胸和后胸的观察,如果他们不对称,治疗应集中于外部的两个肌筋膜单元。

腰部肌筋膜单元在三个平面上的运动验证

矢状面

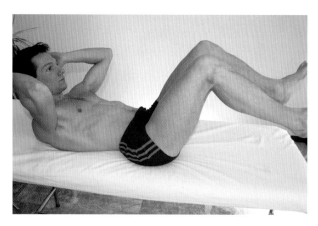

图 15-31　前-腰

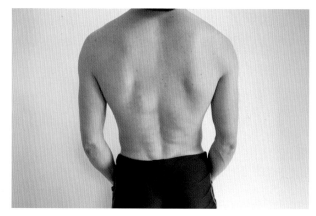

图 15-32　后-腰

冠状面

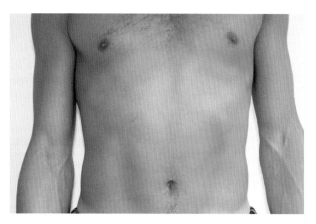

图 15-33　内-腰

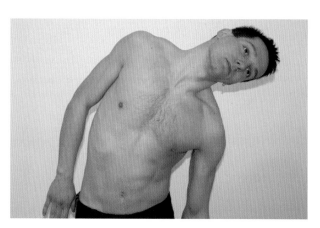

图 15-34　外-腰

水平面

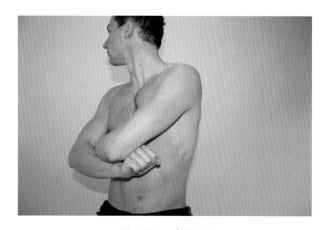

图 15-35　内旋-腰

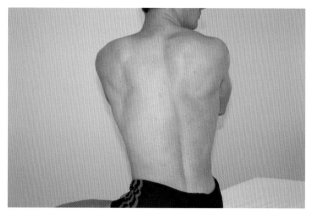

图 15-36　外旋-腰

在转体时,季肋部出现疼痛,则内旋-腰的运动测试阳性。如果疼痛出现在两侧,则外旋-腰的运动测试阳性。

骨盆部肌筋膜单元在三个平面上的运动验证

矢状面

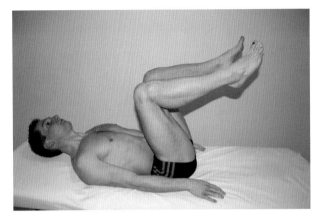

图 15-37 前-盆

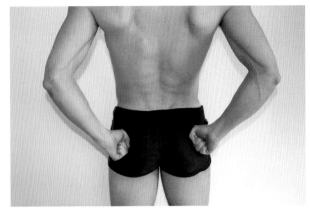

图 15-38 后-盆

冠状面

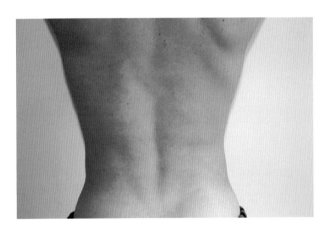

图 15-39 内-盆

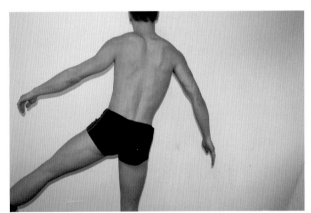

图 15-40 外-盆

水平面

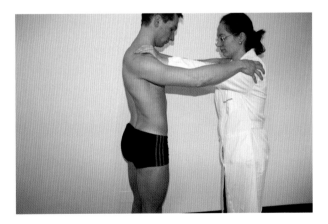

图 15-41 内旋-盆

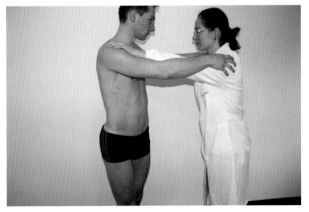

图 15-42 外旋-盆

后-盆的运动验证包括将骨盆用力向前推,以超越疼痛导致的动作受限和保护性僵硬。

髋部肌筋膜单元在三个平面上的运动验证

矢状面

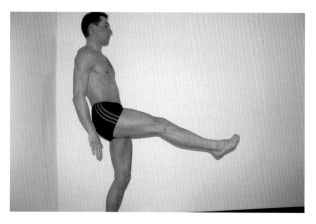

图 15-43　前-髋

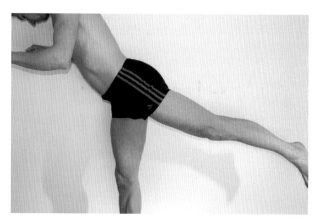

图 15-44　后-髋

冠状面

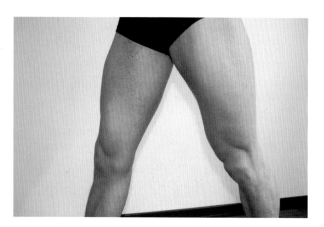

图 15-45　内-髋

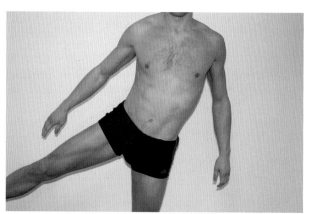

图 15-46　外-髋

水平面

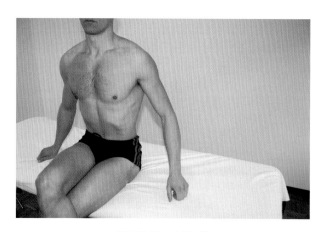

图 15-47　内旋-髋

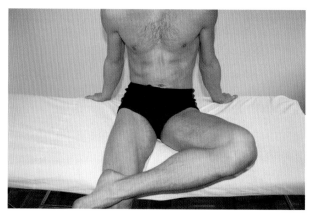

图 15-48　外旋-髋

前-髋的运动验证常常可见后方的显著疼痛;这表明"坐骨型"疼痛可能源自于前-髋或前-膝的过高张力。

膝部肌筋膜单元在三个平面上的运动验证

矢状面

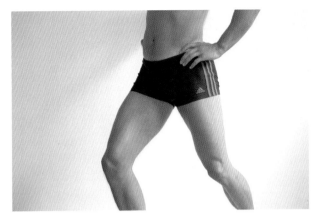

图 15-49　前-膝

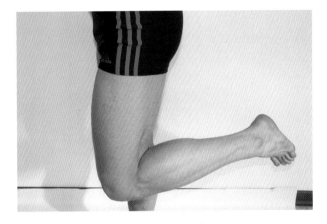

图 15-50　后-膝

冠状面

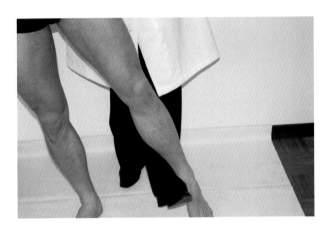

图 15-51　内-膝

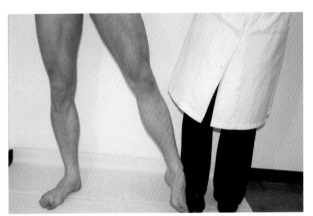

图 15-52　外-膝

水平面

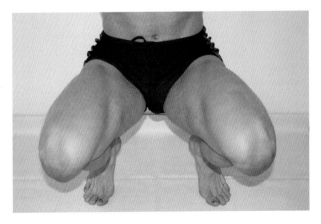

图 15-53　内旋-膝

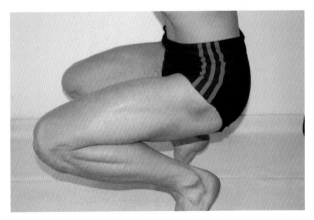

图 15-54　外旋-膝

内旋-膝和外旋-膝的运动验证一样,只是在第一个测试中疼痛在膝内侧,而第二个测试中疼痛在膝外侧。

踝部肌筋膜单元在三个平面上的运动验证

矢状面

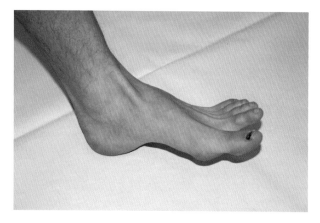

图 15-55　前-踝

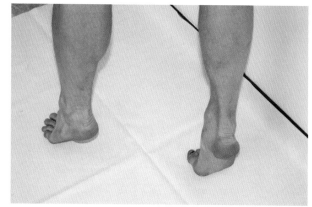

图 15-56　后-踝

冠状面

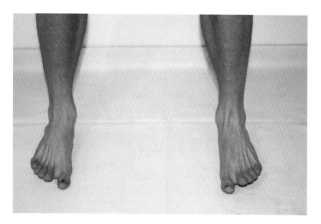

图 15-57　内-踝

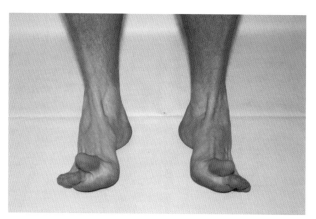

图 15-58　外-踝

水平面

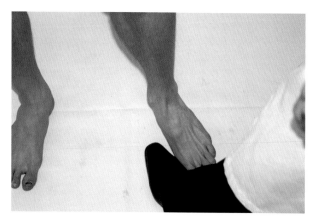

图 15-59　内旋-踝

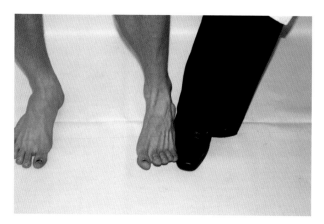

图 15-60　外旋-踝

　　在矢状面和冠状面上的运动验证是在直立姿势下没有附加阻力的情况下进行的。在水平面测试中，需要额外增加一些阻力。

足部肌筋膜单元在三个平面上的运动验证

矢状面

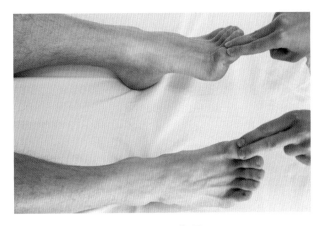

图 15-61　前-足

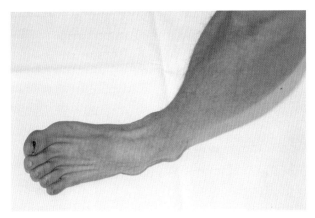

图 15-62　后-足

冠状面

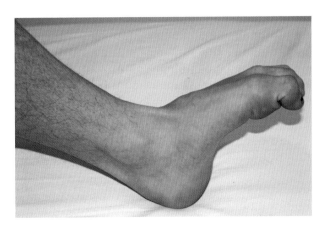

图 15-63　内-足

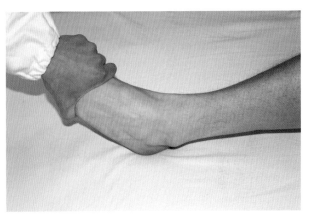

图 15-64　外-足

水平面

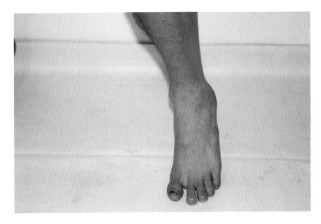

图 15-65　内旋-足

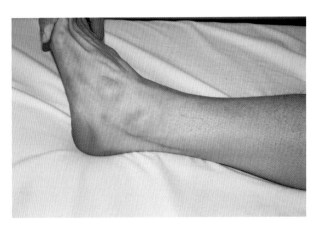

图 15-66　外旋-足

　　对足部的肌筋膜单元进行运动测试,既可以抗阻(前-足,外旋-足),又可以施压于感知中心(后-足,内旋-足,外-足),也可以采取主动收缩(内-足)的方式。

肩胛部肌筋膜单元在三个平面上的运动验证

矢状面

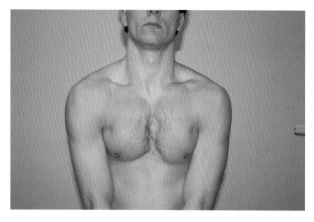

图 15-67   前-肩

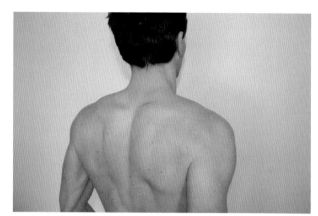

图 15-68   后-肩

冠状面

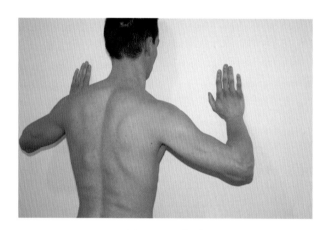

图 15-69   内-肩

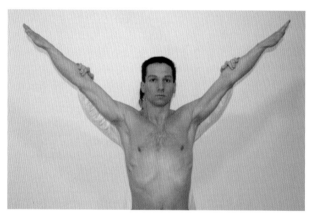

图 15-70   外-肩

水平面

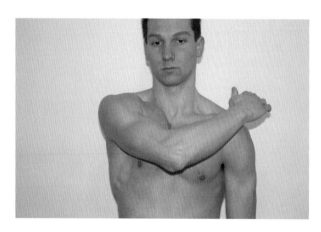

图 15-71   内旋-肩

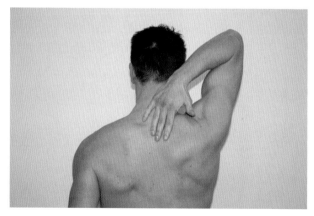

图 15-72   外旋-肩

运动验证不是对单个肌肉功能的测试,而是对参与某个节段的特定方向运动的整个肌群和筋膜的效率测试。

肱骨部肌筋膜单元在三个平面上的运动验证

矢状面

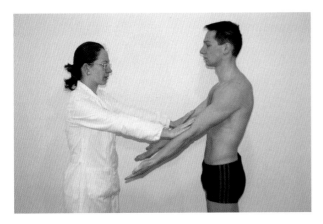

图 15-73 前-肱

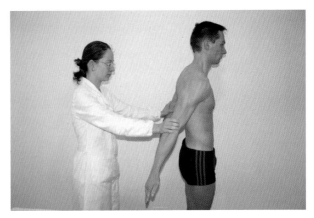

图 15-74 后-肱

冠状面

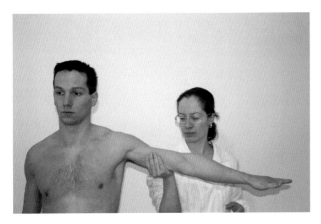

图 15-75 内-肱

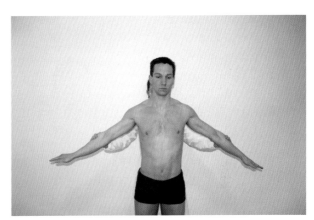

图 15-76 外-肱

水平面

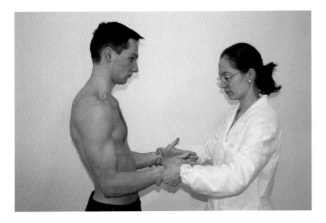

图 15-77 内旋-肱

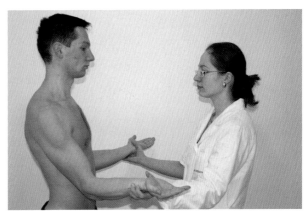

图 15-78 外旋-肱

本运动验证通过对抗治疗师的阻力来比较两侧手臂的力量,也可用固定的测力器代替。

肘部肌筋膜单元在三个平面上的运动验证

矢状面

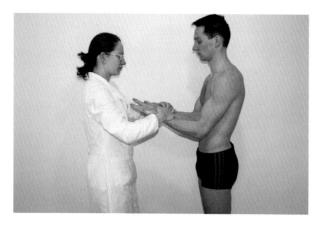

图 15-79　前-肘

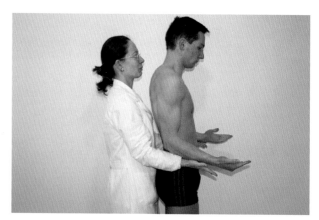

图 15-80　后-肘

冠状面

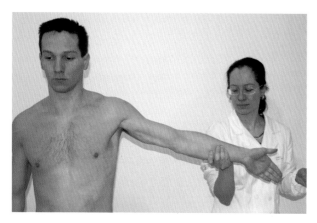

图 15-81　内-肘

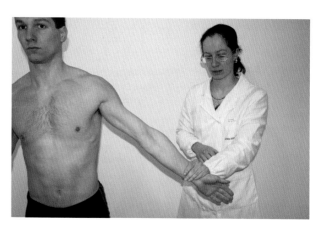

图 15-82　外-肘

水平面

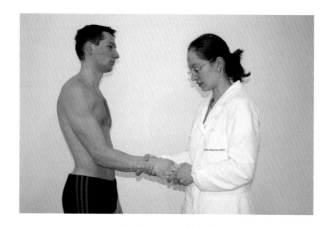

图 15-83　内旋-肘

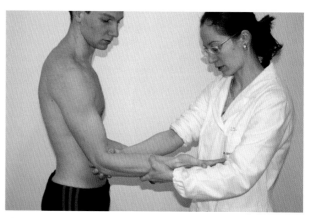

图 15-84　外旋-肘

在运动验证中施加阻力时,肢体要正确摆位,以便在检查时选择性检查肌筋膜单元。

腕部肌筋膜单元在三个平面上的运动验证

矢状面

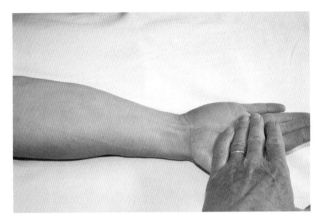

图 15-85　前-腕

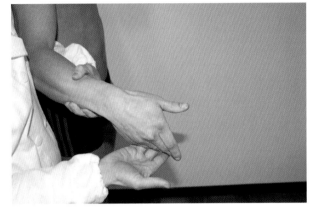

图 15-86　后-腕

冠状面

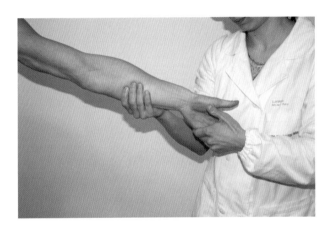

图 15-87　内-腕

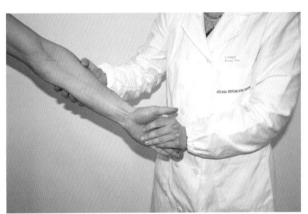

图 15-88　外-腕

水平面

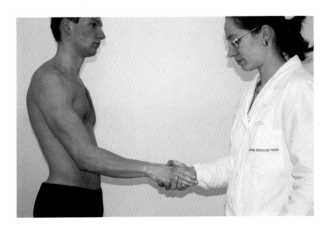

图 15-89　内旋-腕

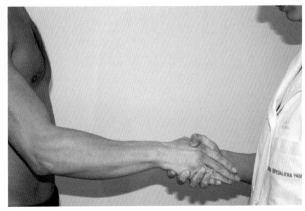

图 15-90　外旋-腕

外旋-腕的另一种运动验证是让病人将他们的手背放在治疗床上,以伸展伸肌肌腱。

指部肌筋膜单元在三个平面上的运动验证

矢状面

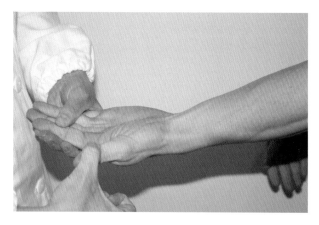

图 15-91　前-指

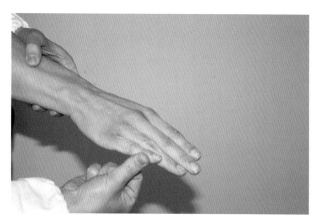

图 15-92　后-指

冠状面

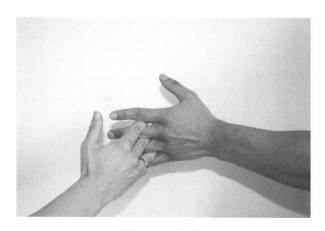

图 15-93　内-指

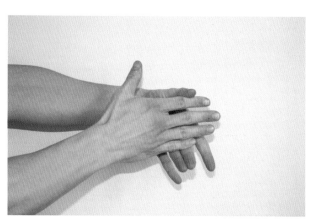

图 15-94　外-指

水平面

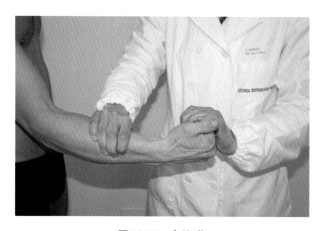

图 15-95　内旋-指

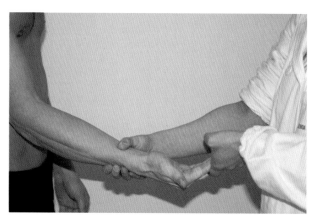

图 15-96　外旋-指

　　虽然每一个手指在肌筋膜序列中各有特点，来讲对特定的，但有时，在外-指的疼痛不仅仅限于示指，而且还可能扩散到所有的手指。这在手的肌筋膜序列中是有可能的。

后-外和前-内斜线的运动验证

上肢

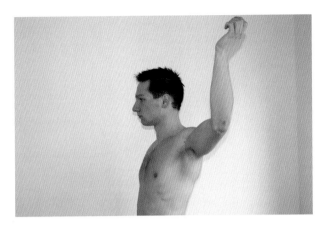

图 15-97 后-外

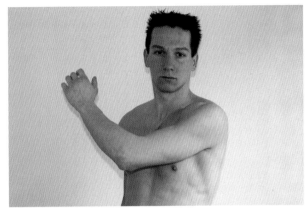

图 15-98 前-内

躯干

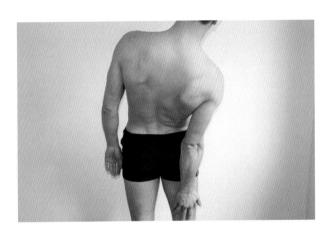

图 15-99 后-外

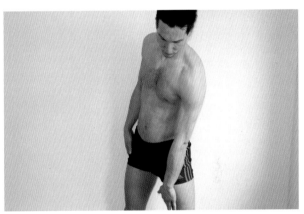

图 15-100 前-内

下肢

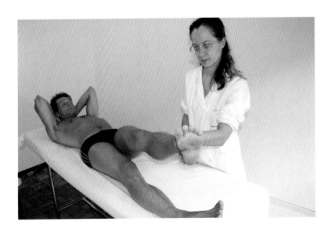

图 15-101 后-外

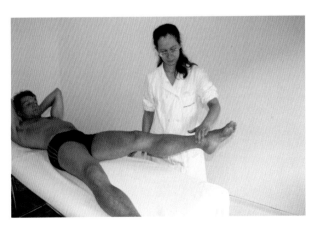

图 15-102 前-内

　　下肢的运动验证总是抗阻进行的;否则,重力将在前-内运动期间起到阻力作用,并将在后-外运动中起协助作用。

前-外和后-内斜线的运动验证

上肢

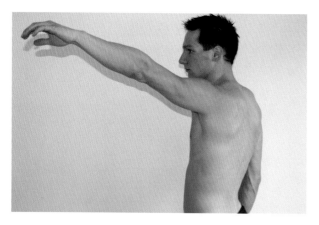

图 15-103　前-外

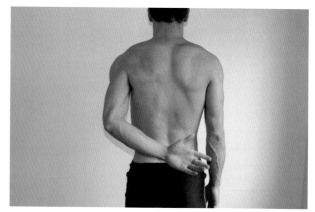

图 15-104　后-内

躯干

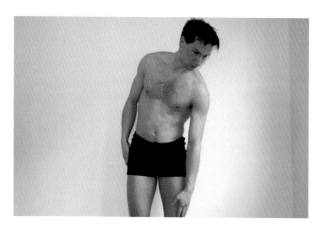

图 15-105　前-外

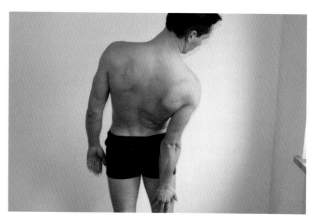

图 15-106　后-内

下肢

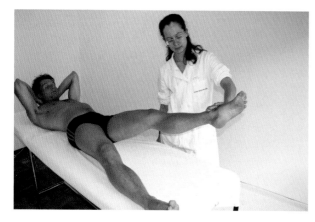

图 15-107　前-外

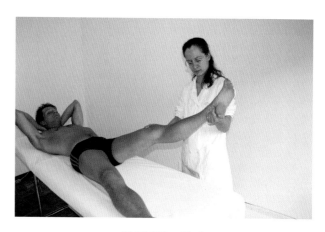

图 15-108　后-内

　　躯干的后-内斜线验证和后-外斜线动作相同,同样,前-内和前-外也相同。痛点表明哪个斜线参与了。

与针灸的比较

协调中心、融合中心与针灸穴位的对照(括号内为译者注,下同)

表 15-2 手太阴肺经(LU)

手太阴肺经	1(中府)	前-肩
手太阴肺经	2(云门)	前-肱
手太阴肺经	3(天府)	前-外-肱
手太阴肺经	4(侠白)	前-肱
手太阴肺经	5(尺泽)	前-外-肘 2
手太阴肺经	6(孔最)	前-腕
手太阴肺经	7(列缺)	前-外-腕 1
手太阴肺经	8(经渠)	前-外-腕 2
手太阴肺经	9(太渊)	前-外-指
手太阴肺经	10(鱼际)	前-指
手太阴肺经	11(少商)	前-指

表 15-3 手阳明大肠经(LI)

手阳明大肠经	1(商阳)	外-指
手阳明大肠经	2(二间)	外-指
手阳明大肠经	3(三间)	外-指
手阳明大肠经	4(合谷)	外-指
手阳明大肠经	5(阳溪)	后-外-指
手阳明大肠经	6(偏历)	后-外-腕 2
手阳明大肠经	7(温溜)	后-外-腕 1
手阳明大肠经	8(下廉)	外-腕
手阳明大肠经	9(上廉)	外-腕
手阳明大肠经	10(手三里)	外-肘
手阳明大肠经	11(曲池)	外-肘
手阳明大肠经	12(肘髎)	前-外-肘 1
手阳明大肠经	13(手五里)	前-外-肘 1
手阳明大肠经	14(臂臑)	前-外-肱
手阳明大肠经	15(肩髃)	外-肱
手阳明大肠经	16(巨骨)	后-外-肩 2
手阳明大肠经	17(天鼎)	前-外-肩 1
手阳明大肠经	18(扶突)	外-颈
手阳明大肠经	19(口禾髎)	前-内-头 2
手阳明大肠经	20(迎香)	前-内-头 1

表 15-4 足阳明胃经(ST)

足阳明胃经	1(承泣)	前-头 1
足阳明胃经	2(四白)	前-头 1
足阳明胃经	3(巨髎)	前-头 2
足阳明胃经	4(地仓)	前-头 2
足阳明胃经	5(大迎)	前-头 3
足阳明胃经	6(颊车)	外-头 3
足阳明胃经	7(下关)	前-外-头 2
足阳明胃经	8(头维)	外-头 2
足阳明胃经	9(人迎)	前-颈
足阳明胃经	10(水突)	前-内-颈
足阳明胃经	11(气舍)	内旋-颈
足阳明胃经	12(缺盆)	前-外-肩 2
足阳明胃经	13(气户)	内旋-肩
足阳明胃经	14(库房)	前-内-肩 1
足阳明胃经	15(屋翳)	前-内-肩 1
足阳明胃经	16(膺窗)	前-内-肩 2
足阳明胃经	17(乳中)	前-内-肩 2

续表

足阳明胃经	18(乳根)	内旋-胸
足阳明胃经	19(不容)	前-胸
足阳明胃经	20(承满)	前-胸
足阳明胃经	21(梁门)	前-外-腰 2
足阳明胃经	22(关门)	前-外-腰 2
足阳明胃经	23(太乙)	前-腰
足阳明胃经	24(滑肉门)	前-腰
足阳明胃经	25(天枢)	前-腰
足阳明胃经	26(外陵)	前-外-盆 1
足阳明胃经	27(大巨)	前-外-盆 1
足阳明胃经	28(水道)	前-外-盆 1
足阳明胃经	29(归来)	前-外-盆 2
足阳明胃经	30(气冲)	前-外-盆 2
足阳明胃经	31(髀关)	外-髋
足阳明胃经	32(伏兔)	前-膝
足阳明胃经	33(阴市)	前-外-膝 1
足阳明胃经	34(梁丘)	前-外-膝 1
足阳明胃经	35(犊鼻)	前-外-膝 2
足阳明胃经	36(足三里)	前-外-膝 3
足阳明胃经	37(上巨虚)	前-踝
足阳明胃经	38(条口)	前-踝
足阳明胃经	39(下巨虚)	外-踝
足阳明胃经	40(丰隆)	外-踝
足阳明胃经	41(解溪)	前-外-足 1
足阳明胃经	42(冲阳)	前-足
足阳明胃经	43(陷谷)	外-足
足阳明胃经	44(内庭)	外-足
足阳明胃经	45(厉兑)	外-足

表 15-5 足太阴脾经(SP)

足太阴脾经	1(隐白)	内旋-足
足太阴脾经	2(大都)	内旋-足
足太阴脾经	3(太白)	内旋-足
足太阴脾经	4(公孙)	前-内-足 3
足太阴脾经	5(商丘)	前-内-足 2
足太阴脾经	6(三阴交)	前-内-踝 2
足太阴脾经	7(漏谷)	前-内-踝 1
足太阴脾经	8(地机)	前-内-膝 3
足太阴脾经	9(阴陵泉)	前-内-膝 2
足太阴脾经	10(血海)	内旋-膝
足太阴脾经	11(箕门)	内-膝
足太阴脾经	12(冲门)	前-髋
足太阴脾经	13(府舍)	前-髋
足太阴脾经	14(腹结)	前-盆
足太阴脾经	15(大横)	前-腰
足太阴脾经	16(腹哀)	前-外-腰 1
足太阴脾经	17(食窦)	前-外-胸 2
足太阴脾经	18(天溪)	前-外-胸 1
足太阴脾经	19(胸乡)	前-内-肱 1
足太阴脾经	20(周荣)	前-内-肱 1
足太阴脾经	21(大包)	内-肩

表 15-6　手少阴心经（HT）

手少阴心经	1（极泉）	内-肱
手少阴心经	2（青灵）	内-肘
手少阴心经	3（少海）	前-内-肘
手少阴心经	4（灵道）	内-腕
手少阴心经	5（通里）	前-内-腕 2
手少阴心经	6（阴郄）	前-内-腕 2
手少阴心经	7（神门）	前-内-指
手少阴心经	8（少府）	内-指
手少阴心经	9（少冲）	内-指

表 15-7　足太阳膀胱经（BL）

足太阳膀胱经	1（睛明）	内-头 1
足太阳膀胱经	2（攒竹）	内旋-头 1
足太阳膀胱经	3（眉冲）	内旋-头 2
足太阳膀胱经	4（曲差）	内旋-头 2
足太阳膀胱经	5（五处）	内旋-内-头 1
足太阳膀胱经	6（承光）	内旋-内-头 1
足太阳膀胱经	7（通天）	内旋-内-头 2
足太阳膀胱经	8（络却）	内旋-内-头 2
足太阳膀胱经	9（玉枕）	内旋-头 3
足太阳膀胱经	10（天柱）	内旋-内-颈
足太阳膀胱经	11（大杼）	内旋-内-胸 1
足太阳膀胱经	12（风门）	内旋-内-胸 1
足太阳膀胱经	13（肺俞）	内旋-内-胸 1
足太阳膀胱经	14（厥阴俞）	内旋-胸
足太阳膀胱经	15（心俞）	内旋-胸
足太阳膀胱经	16（督俞）	内旋-内-胸 2
足太阳膀胱经	17（膈俞）	内旋-内-胸 2
足太阳膀胱经	18（肝俞）	内旋-内-胸 3
足太阳膀胱经	19（胆俞）	内旋-内-胸 3
足太阳膀胱经	20（脾俞）	内旋-内-胸 3
足太阳膀胱经	21（胃俞）	内旋-腰
足太阳膀胱经	22（三焦俞）	内旋-腰
足太阳膀胱经	23（肾俞）	内旋-内-腰 1
足太阳膀胱经	24（气海俞）	内旋-内-腰 2
足太阳膀胱经	25（大肠俞）	内旋-内-盆 2
足太阳膀胱经	26（关元俞）	内旋-盆
足太阳膀胱经	27（小肠俞）	内旋-内-盆 1
足太阳膀胱经	28（膀胱俞）	内旋-内-盆 1
足太阳膀胱经	29（中膂俞）	内旋-内-盆 2
足太阳膀胱经	30（白环俞）	内旋-髋
足太阳膀胱经	31（上髎）	内旋-内-盆 1
足太阳膀胱经	32（次髎）	内旋-内-盆 2
足太阳膀胱经	33（中髎）	内旋-内-盆 2
足太阳膀胱经	34（下髎）	内旋-内-髋
足太阳膀胱经	35（会阳）	内旋-内-髋
足太阳膀胱经	36（承扶）	内旋-外-髋
足太阳膀胱经	37（殷门）	内旋-髋
足太阳膀胱经	38（浮郄）	内旋-外-膝 1
足太阳膀胱经	39（委阳）	内旋-外-膝 1
足太阳膀胱经	40（委中）	内旋-外-膝 2

续表

足太阳膀胱经	41（附分）	外旋-胸
足太阳膀胱经	42（魄户）	外旋-胸
足太阳膀胱经	43（膏肓）	内旋-外-胸
足太阳膀胱经	44（神堂）	内旋-外-胸
足太阳膀胱经	45（譩譆）	外-胸
足太阳膀胱经	46（膈关）	外-胸
足太阳膀胱经	47（魂门）	内旋-外-腰
足太阳膀胱经	48（阳纲）	内旋-外-腰
足太阳膀胱经	49（意舍）	内旋-外-腰
足太阳膀胱经	50（胃仓）	外-腰
足太阳膀胱经	51（肓门）	外-腰
足太阳膀胱经	52（志室）	外-腰
足太阳膀胱经	53（胞肓）	内旋-外-盆
足太阳膀胱经	54（秩边）	外-盆
足太阳膀胱经	55（合阳）	内旋-内-膝 2
足太阳膀胱经	56（承筋）	内旋-内-膝 2
足太阳膀胱经	57（承山）	内旋-踝
足太阳膀胱经	58（飞扬）	内旋-踝
足太阳膀胱经	59（跗阳）	内旋-外-踝 1
足太阳膀胱经	60（昆仑）	内旋-外-足 1
足太阳膀胱经	61（仆参）	内旋-外-足 2
足太阳膀胱经	62（申脉）	内旋-外-足 3
足太阳膀胱经	63（金门）	内旋-外-足 3
足太阳膀胱经	64（京骨）	内旋-足
足太阳膀胱经	65（束骨）	内旋-足
足太阳膀胱经	66（足通谷）	内旋-足
足太阳膀胱经	67（至阴）	内旋-足

表 15-8　手太阳小肠经（SI）

手太阳小肠经	1（少泽）	内旋-指
手太阳小肠经	2（前谷）	内旋-指
手太阳小肠经	3（后溪）	内旋-指
手太阳小肠经	4（腕骨）	内旋-指
手太阳小肠经	5（阳谷）	内旋-内-指
手太阳小肠经	6（养老）	内旋-内-腕 2
手太阳小肠经	7（支正）	内旋-腕
手太阳小肠经	8（小海）	内旋-内-肘 2
手太阳小肠经	9（肩贞）	内旋-肱
手太阳小肠经	10（臑俞）	外旋-肱
手太阳小肠经	11（天宗）	内旋-内-肱
手太阳小肠经	12（秉风）	内旋-外-肩 1
手太阳小肠经	13（曲垣）	内旋-内-肩
手太阳小肠经	14（肩外俞）	内旋-肩
手太阳小肠经	15（肩中俞）	内旋-肩
手太阳小肠经	16（天窗）	内旋-颈
手太阳小肠经	17（天容）	前-外-颈
手太阳小肠经	18（颧髎）	前-外-头 3
手太阳小肠经	19（听宫）	内旋-头 2

表 15-9　足少阴肾经（KI）

足少阴肾经	1（涌泉）	内-足
足少阴肾经	2（然谷）	内-足
足少阴肾经	3（太溪）	内旋-内-踝 2
足少阴肾经	4（大钟）	内旋-内-足 1
足少阴肾经	5（水泉）	内旋-内-足 2
足少阴肾经	6（照海）	内旋-内-足 3
足少阴肾经	7（复溜）	内旋-内-踝 1
足少阴肾经	8（交信）	内旋-内-踝 1
足少阴肾经	9（筑宾）	内-踝
足少阴肾经	10（阴谷）	内旋-内-膝 1
足少阴肾经	11（横骨）	前-内-盆 3
足少阴肾经	12（大赫）	前-内-盆 3
足少阴肾经	13（气穴）	前-内-盆 2
足少阴肾经	14（四满）	前-内-盆 2
足少阴肾经	15（中注）	前-内-盆 1
足少阴肾经	16（肓俞）	前-内-盆 1
足少阴肾经	17（商曲）	前-内-腰 3
足少阴肾经	18（石关）	前-内-腰 3
足少阴肾经	19（阴都）	前-内-腰 2
足少阴肾经	20（腹通谷）	前-内-腰 1
足少阴肾经	21（幽门）	前-内-腰 1
足少阴肾经	22（步廊）	前-内-胸 3
足少阴肾经	23（神封）	前-内-胸 3
足少阴肾经	24（灵墟）	前-内-胸 2
足少阴肾经	25（神藏）	前-内-胸 2
足少阴肾经	26（彧中）	前-内-胸 1
足少阴肾经	27（俞府）	前-内-胸 1

表 15-10　手厥阴心包经（PC）

手厥阴心包经	1（天池）	前-内-肱 1
手厥阴心包经	2（天泉）	内旋-肱
手厥阴心包经	3（曲泽）	内旋-肘
手厥阴心包经	4（郄门）	内旋-腕
手厥阴心包经	5（间使）	前-内-腕 1
手厥阴心包经	6（内关）	前-内-腕 1
手厥阴心包经	7（大陵）	前-内-指
手厥阴心包经	8（劳宫）	内旋-指
手厥阴心包经	9（中冲）	内旋-指

表 15-11　手少阳三焦经（TE）

手少阳三焦经	1（关冲）	外旋-指
手少阳三焦经	2（液门）	外旋-指
手少阳三焦经	3（中渚）	外旋-指
手少阳三焦经	4（阳池）	内旋-内-指
手少阳三焦经	5（外关）	内旋-内-腕 1
手少阳三焦经	6（支沟）	内旋-内-腕 1
手少阳三焦经	7（会宗）	内旋-内-腕 2
手少阳三焦经	8（三阳络）	外旋-腕
手少阳三焦经	9（四渎）	内旋-外-肘
手少阳三焦经	10（天井）	外旋-肘
手少阳三焦经	11（清冷渊）	内旋-内-肘 1
手少阳三焦经	12（消泺）	内旋-肘
手少阳三焦经	13（臑会）	内旋-外-肱
手少阳三焦经	14（肩髎）	外旋-肱

手少阳三焦经	15（天髎）	外旋-肩
手少阳三焦经	16（天牖）	外旋-颈
手少阳三焦经	17（翳风）	内旋-外-颈
手少阳三焦经	18（瘛脉）	外旋-头 3
手少阳三焦经	19（颅息）	外旋-头 3
手少阳三焦经	20（角孙）	外旋-头 2
手少阳三焦经	21（耳门）	内旋-头 2
手少阳三焦经	22（耳和髎）	内旋-头 2
手少阳三焦经	23（丝竹空）	内旋-头 1

表 15-12　足少阳胆经（GB）

足少阳胆经	1（瞳子髎）	外-头 1
足少阳胆经	2（听会）	内旋-头 3
足少阳胆经	3（上关）	前-外-头 1
足少阳胆经	4（颔厌）	外-头-2
足少阳胆经	5（悬颅）	外-头-2
足少阳胆经	6（悬厘）	外旋-头 2
足少阳胆经	7（曲鬓）	外旋-头 2
足少阳胆经	8（率谷）	外旋-头 2
足少阳胆经	9（天冲）	外旋-头 2
足少阳胆经	10（浮白）	外旋-头 2
足少阳胆经	11（头窍阴）	外旋-头 3
足少阳胆经	12（完骨）	外旋-头 3
足少阳胆经	13（本神）	后-外-头 1
足少阳胆经	14（阳白）	外旋-头 1
足少阳胆经	15（头临泣）	后-外-头 1
足少阳胆经	16（目窗）	后-外-头 2
足少阳胆经	17（正营）	后-外-头 2
足少阳胆经	18（承灵）	后-外-头 3
足少阳胆经	19（脑空）	后-外-头 3
足少阳胆经	20（风池）	外旋-头 3
足少阳胆经	21（肩井）	外-颈
足少阳胆经	22（渊腋）	前-内-肱 2
足少阳胆经	23（辄筋）	前-内-肱 2
足少阳胆经	24（日月）	内旋-胸
足少阳胆经	25（京门）	外旋-腰
足少阳胆经	26（带脉）	外旋-腰
足少阳胆经	27（五枢）	前-外-盆
足少阳胆经	28（维道）	内旋-盆
足少阳胆经	29（居髎）	外旋-盆
足少阳胆经	30（环跳）	外旋-髋
足少阳胆经	31（风市）	外-膝
足少阳胆经	32（中渎）	外旋-膝
足少阳胆经	33（膝阳关）	后-外-膝 1
足少阳胆经	34（阳陵泉）	前-外-膝 1
足少阳胆经	35（阳交）	外-膝
足少阳胆经	36（外丘）	外旋-膝
足少阳胆经	37（光明）	前-外-踝 1
足少阳胆经	38（阳辅）	前-外-踝 2
足少阳胆经	39（悬钟）	前-外-踝 3
足少阳胆经	40（丘墟）	外旋-足
足少阳胆经	41（足临泣）	前-外-足 2
足少阳胆经	42（地五会）	前-外-足 3
足少阳胆经	43（侠溪）	外旋-足
足少阳胆经	44（足窍阴）	外旋-足

表 15-13 足厥阴肝经（LR）

足厥阴肝经	1（大敦）	前-足
足厥阴肝经	2（行间）	前-足
足厥阴肝经	3（太冲）	前-足
足厥阴肝经	4（中封）	前-内-足 1
足厥阴肝经	5（蠡沟）	内旋-踝
足厥阴肝经	6（中都）	内旋-踝
足厥阴肝经	7（膝关）	前-内-膝 2
足厥阴肝经	8（曲泉）	前-内-膝 1
足厥阴肝经	9（阴包）	内旋-膝
足厥阴肝经	10（足五里）	内-髋
足厥阴肝经	11（阴廉）	内旋-髋
足厥阴肝经	12（急脉）	前-内-髋
足厥阴肝经	13（章门）	内旋-腰
足厥阴肝经	14（期门）	内旋-胸

表 15-14 任脉（CV）

任脉	1（会阴）	内-盆 3
任脉	2（曲骨）	内-盆 3
任脉	3（中极）	内-盆 3
任脉	4（关元）	内-盆 2
任脉	5（石门）	内-盆 2
任脉	6（气海）	内-盆 2
任脉	7（阴交）	内-盆 1
任脉	8（神阙）	内-盆 1
任脉	9（水分）	内-腰 3
任脉	10（下脘）	内-腰 3
任脉	11（建里）	内-腰 2
任脉	12（中脘）	内-腰 2
任脉	13（上脘）	内-腰 1
任脉	14（巨阙）	内-腰 1
任脉	15（鸠尾）	内-胸 3
任脉	16（中庭）	内-胸 3
任脉	17（膻中）	内-胸 2
任脉	18（玉堂）	内-胸 2
任脉	19（紫宫）	内-胸 1
任脉	20（华盖）	内-胸 1
任脉	21（璇玑）	内-颈
任脉	22（天突）	内-颈
任脉	23（廉泉）	内-头 2
任脉	24（承浆）	前-内-头 3

表 15-15 督脉（GV）

督脉	1（长强）	内-盆后
督脉	2（腰俞）	内-盆后
督脉	3（腰阳关）	内-腰 2 后
督脉	4（命门）	内-腰 1 后
督脉	5（悬枢）	内-腰 1 后
督脉	6（脊中）	内-胸 3 后
督脉	7（中枢）	内-胸 3 后
督脉	8（筋缩）	内-胸 3 后
督脉	9（至阳）	内-胸 2 后
督脉	10（灵台）	内-胸 2 后
督脉	11（神道）	内-胸 2 后
督脉	12（身柱）	内-胸 1 后
督脉	13（陶道）	内-胸 1 后
督脉	14（大椎）	内-颈后
督脉	15（哑门）	内-头 3
督脉	16（风府）	内-头 3
督脉	17（脑户）	内旋-内头 3
督脉	18（强间）	内旋-内头 3
督脉	19（后顶）	内旋-内头 2
督脉	20（百会）	内旋-内头 2
督脉	21（前顶）	内旋-内头 1
督脉	22（囟会）	内旋-内头 1
督脉	23（上星）	内旋-头 2
督脉	24（神庭）	内旋-头 2
督脉	25（素髎）	前-内-头 1
督脉	26（水沟）	前-内-头 2
督脉	27（兑端）	前-内-头 2

表 15-16　常见功能障碍可能的有效治疗点

这张表试图列举各种功能障碍可能的有效点。但是，它并不是这些功能障碍的特定治疗点列表。在众多的治疗点中，本表只列出了 3 个。

功能障碍	表现	治疗点
耳鸣：	头部旋转	外旋-头 2，3，内旋-头 2，3
	一侧睡觉	外-头 2，外-颈，外-肱
	向上看	后-头 3，前-颈
腹部：	脐以上疼痛	前-外-腰，后-腰
	脐以下疼痛	前-外-盆，后-内-盆 1
	季肋区疼痛	内旋-腰，外旋-腰 同侧
腕痛：	拇指腕掌关节 1°炎症	前-外-腕 1，2，前-腕
	尺侧腕屈肌肌腱炎	内-腕，前-内-腕 1，2
	桡侧腕伸肌肌腱炎	外-腕，肘，后-外-腕（De Quervain）
头痛：	颞区	外-头 2，3，外-颈，肩
	枕区	后-头 3，后-颈
	耳区	外旋-头 2，3，外旋-颈，内旋-头 2
颈痛：	抬头	后-颈，后-胸，后-肩
	旋颈	外旋-颈，外旋-胸
	N 颈部侧屈	外-颈，外-肩
颈臂痛：	手臂外侧牵涉痛	外-颈，肩，肱，内-肘
	前方牵涉痛	前-颈，肩，后-腕
	后方牵涉痛	后-颈，肩，前-肘，腕
肌腱囊肿：	伸肌囊肿	外旋-腕，后-内-腕 1
	腕屈肌囊肿	前-腕，前-外-腕 1
	拇屈肌囊肿	前-外-腕（扳机拇指），前-腕
髋痛：	抬腿，前方疼痛	前-盆，髋，膝；后-腰
	中部疼痛	内旋-髋，外旋-髋，前-内-髋
	外侧疼痛	外旋-髋，外旋-盆，内旋-盆
肌肉痉挛：	小腿中部	内-踝，后-内-踝
	小腿外侧	后-踝，后-外-踝
	小腿后方	外旋-盆，外-盆，后-外-盆
踝扭伤：	外踝	外-踝，前-外-踝 1，2
	踝前方	前-踝，前-内-踝 1
	内踝	内-踝，前-内-踝 1，2
手指：	拇指、食指扳机指	前-外-腕 1，2；外-腕，前-腕
	中指、环指扳机指	内旋-腕，后-外-腕 1，2，外旋-腕
	小指扳机指	内-腕，前-内-腕 1，2
背痛：	脊柱中部的疼痛	后-胸，后-腰
	伴随两侧牵涉痛	外-胸，前-内-胸
	伴随颈部牵涉痛	外旋-胸，外旋-颈
上髁炎：	负重抬举，外上髁	外-肘，外旋-肘，后-外-肘
	外上髁，举臂旋转	内-肘，外-肘，后-内-肘 1，2

功能障碍	表现	治疗点
	中部和外上髁	外-肘，后-外-肘
头晕：	颈部伸展	后-颈，后-头 3
	颈部旋转	外旋-颈，外旋-头 3
	侧卧	外-颈，外-头 2
臀痛：	负重下	外-盆，外-髋
	伸髋痛	后-髋，后-腰
	旋转髋痛	外旋-髋，外旋-盆
肘痛：	内上髁炎	内-肘，内-腕，前-内-肘
	外上髁炎	外-肘，外-腕，后-外-肘
	鹰嘴囊炎	外旋-肘，后-肘，后-内-肘
膝痛：	髌骨区	前-膝，前-踝，前-外-ge1
	胫骨内侧髁	内旋-膝，内-膝，前-内-膝 1，3
	腘窝	后-膝，后-外-膝 1，2
腹股沟区：	内侧	内-髋，外-盆，前-内-髋
	前-内	内旋-髋，前-内-髋，内-髋
	前方	前-盆，前-髋，膝
腰痛：	仰卧	后-腰，后-盆
	坐汽车痛	外-腰，外-盆
	床上旋转痛	外旋-腰，外旋-盆
眼睑：	上眼睑下垂	外旋-头 1，后-头 1
	下眼睑下垂	前-头 1，外-头 1
	下眼睑水肿	前-颈，外-颈，前-外-头 3
感觉异常：	大腿外侧	外-髋，前-外-髋
	手掌桡侧	前-外-腕 1，2，内旋-腕
	手掌尺侧	前-内-腕 1，2，内旋-腕
肩痛：	肩膀前方	前-肱，前-肩，内旋-肱，前-外-肱
	肩膀外侧	外-肱，外-肩，外-颈
	肩膀后侧	外旋-肱，后-肱，后-外-肱
足部：	高足弓	外旋-足，内旋-踝（内旋普遍）
	足内翻	内-踝，外-踝（内侧普遍）
	足外翻	后-踝，后-外-足，踝
	足底筋膜炎	内-足，后-内-足 3，内-踝
	Morton's 神经瘤	外-足，前-外-足 2
	蹈外翻	内旋-足，前-内-足 2，3
耻骨痛：	耻骨上方痛	前-腰，前-内-盆 3，后-内-盆 1
	内收肌腱炎	前-内-髋，内-髋
	负重痛	后-腰，后-内-盆 2，前-内-盆 对侧
坐骨神经痛：	外侧牵涉痛	外-腰 对侧，外-盆，髋，踝 同侧
	后方牵涉痛	后-腰 双侧，后-踝，前-膝 同侧
	螺旋牵涉痛	后-外-盆，前-内-膝，后-外-踝
踝痛：	踝前痛	前-踝，外-踝，前-外-踝

续表

	踝外侧肿	外-踝,前-外-踝	胸痛:	肌腱单独疼痛	后-内-足,后-外-足1,2
	僵硬	前-踝,后-踝(根据最受影响的平面)		胸骨痛	内-胸1,2,3,前-内-胸1,2,3
颞颌关节痛:	开口困难	前-头3,外-头3,前-外-头		胸以下疼痛	内旋-胸 右侧或左侧
	卡嗒声	外-头2 同侧,外-头3对侧		外侧肋骨疼痛	前-外-胸2,外-胸
				手指单独的感觉异常	前-内-指,前-内-腕1,2
	半脱位	内旋-头3,外-头2,前-外-头	腕管区:	合并手腕的感觉异常	内旋-腕,内旋-肱
	踝和外侧肌腱	后-踝,后-外-踝,后-外-足1,2		手指和前臂的感觉异常	外-肱,外-肘
跟腱炎:	踝和内侧肌腱	内-踝,后-内-踝,后-内-足1,2			

总　结

最后的注意事项，我们要提醒大家的是，筋膜手法是由多个系列的手法操作构成。要获得良好的效果，需要医者和患者之间有充分的互敬、协调、同步、协同和共赢。

互敬意味着医患之间的相互尊重。病人选择筋膜疗法是因为他信任这种治疗，首先是信任用这种方法的治疗师。这种信任应当被鼓励，它可以推动治疗师用他们最大的能力来解决问题。同样，互敬也能够帮助病人接受在手法治疗过程中出现的疼痛。引导到他们去想："这种疼痛对我是有益的。"

协调是一种频率的和谐一致。手法治疗自始至终贯穿着医者和患者之间的协同配合。这包括根据患者的耐受程度随时调整施力，也包括根据患者的传导感觉来选择使用肘还是指间关节。医患双方的意念要协调一致，也就是说治疗师要跟随患者的愿望来治疗。

同步指的是多个行为在同一时间发生。手法是一种针对身体疼痛信号的治疗行为。要求快速起效（急性痛）、疗效持久（慢性痛），甚至在急性期筋膜手法也能介入。这是因为它并不是直接在炎症的局部治疗，而是针对病因，在远端节段治疗。

协同是一种朝向单一结局的常见行为。如果有患者配合的话，筋膜治疗师的影响将会持续较长时间。在接下来的几天里，患者要忍受局部的轻微炎症，也应当避免治疗部位的过度运动。他们需要改变生活方式以避免过度使用患处。我们常常推荐一定量的活动（体育运动、花园劳作、舞蹈），但没有推荐特定的运动。对于运动来说，快乐和放松是最重要的。

共赢是指对医患相互之间均有利。患者从治疗师那里解决了问题，而治疗师从中得到机会去不断增长经验。在这个过程中筋膜治疗师不是被动的执行者而是主动的参与者。治疗结束后患者会因为解除了病痛对治疗师表示感激，而治疗师则因为增加了经验对患者表示感谢。

筋膜治疗技术基于多年的临床实践。本书中，作者提供了一些指导，会有助于治疗师更容易地取得疗效。但是这些指导应该随时根据个体化的病人做调整。

参 考 文 献

1. Adamo S. Comoglio P. et al. Istologia, Piccin ed. Padova 2006.
2. Baldissera F, Fisiologia e biofisica medica. Poletto ed, Milano 1996.
3. Barker PJ, Briggs CA, Bogeski G, Tensile transmission across the lumbar fasciae in unembalmed cadavers: effects of tension to various muscular attachments, Spine, 2004 Jan 15; 29 (2): 129-38.
4. Bennett KM, Lemon RN. The influence of single monkey cortico-motoneuronal cells at different levels of activitiy in target muscles. J Physiol 1994; 477: 291-307.
5. Bernstein N. The coordination and regulation of movements. Oxford: Pergamon. 1967.
6. Bogduk N. Garth J, Spalding D, The morphology and biomechanics of latissimus dorsi. Clinical Biomech, 1998; 13: 377-385.
7. Butler DL, et al. Effects of structure and strain measurement technique on the material properties of young human tendons and fascia. J Biomech. 1984; 17(8):579-96.
8. Can A et al. Effects of inter and extramuscular myofascial force transmission on adijacent synergistic muscles: assessment by experiments and finite-element modelling. J Biomech. 2003; (36):1797-1811.
9. Cossarini L. Il ruolo della Fascia Corporis nella realizzazione e coordinazione dell'atto motorio. Tesi di laurea, 2005 Bologna.
10. Dufour M, Anatomia dell'apparato locomotore; ed Marrapese, 2003 Roma.
11. Fredericson M, Wolf C. Iliotibial band syndrome in runners: innovation in treatment. Sports Med. 2005; 35 (5): 451-9.
12. Gagey O, et al. Biomechanics of the deltoideus. Surg Radiol Anat. 2006 Mar;28(1):76-81.
13. Gerlach U.J. Lierse W. Functional Contruction of the superficial and deep fascia system of the lower limb in Man. Acta Anat. 1990; 139: 11-25.
14. Grobli C, Dommerrholt J, Punti trigger miofasciali: patologia e possibilità di trattamento. Scienza Riab. (da Manuelle Medizin), Lug. 2003;6(1).
15. Guidetti G. Diagnosi e terapia dei disturbi dell'equilibrio. Roma: Editrice Marrapese, 1997.
16. Hammer WI, Pferer MT. Treatment of a case of subacute lumbar compartment syndrome using the Graston technique. J Manipulative Physiol Ther. 2005 Mar-Apr;28(3):199-204.
17. Hammer WI. The use of transverse friction massage in the management of chronic bursitis of the hip or shoulder. J Manipulative Physiol Ther. 1993 Feb;16(2):107-11.
18. Hertling D. Management of Common Musculoskeletal Disorders: Physical Therapy Principles and Methods, Lippincott Williams & Wilkins, 2005.
19. Hubbard DR, Bergkoff GM, Myofascial trigger points show spontaneous needle EMG activity. Spine 1993, 18:1803-07.
20. Huijing PA, Baan GC, Myofascial force transmission causes interaction between adjacent muscles and connective tissue: effects of blunt dissection and compartmental fasciotomy on length force characteristics of rat extensor digitorum longus muscle. Arch Physiol Biochem. 2001 Apr;109(2):97-109.
21. Hwang M, Kang YK, King Dh, Referred pain pattern of the pronator quadratus muscle. Pain. 2005 Aug; 116 (3): 238-42.
22. Kandel E.R. Schwartz J. H. Jessell T. M. Principi di Neuroscienze, 2° edizione, ed. Ambrosiana, Milano 1994.
23. Kawamata S, Ozawa J, Hashimoto M, Kurose T, Shinohara H, Structure of the rat subcutaneous connective tissue in relation to its sliding mechanism. Arch Histol Cytol. 2003, Aug; 66 (3): 273-9.
24. Kawamitsu T, Serisawa M, Historical notes on anatomy of the transversalis fascia. Kaibogaku Z. 1997 Oct; 72(5):425-31.
25. Knize DM, An anatomically based study of the mechanism of eyebrow ptosis. Plast. Reconst. Surg. 1996 Jun;97(7):1321-33.
26. Kragh JF Jr et al. Epimysium and perimysium in suturing in skeletal muscle lacerations. J Trauma. 2005 Jul; 59 (1):209-12.
27. Lacquaniti F, Grasso R, Zago M, Motor Patterns in Walking, News Physiol Sci 1999; 14: 168-174.
28. Lai XS, Huang Y, A comparative study on the acupoints of specialty of Baihui, Chin. J. Integr. Med. 2005 Sept: 11 (3): 161-166.
29. Lang J. Anatomia Pratica, Piccin ed. Padova, 1988.
30. Macchi V, Tiengo C, Porzionato A, Stecco C, Parenti A, Mazzoleni F, Ger R, De Caro R. Correlation between the course of the medial plantar artery and the morphology of the abductor hallucis muscle. Clin Anat. 2005 Nov;18(8):580-8.
31. Marquart-Elbaz C, et al. Le tissu cellulaire sous-cutané. Ann. Dermatol. Venereol. 2001, 128: 1207-13.

32. McCombe D, Brown T, Slavin J, Morrison WA. The histochemical structure of the deep fascia and its structural response to surgery. J Hand Surg. 2001 Apr; 26(2):89-97.

33. Moriggl B, Putz RV. The carpus in the conflict between stability and mobility, Orthopade. 1999 Oct;28(10):822-32.

34. Nash LG, Phillips MN, Nicholson H, Barnett R, Zhang M. Skin ligaments: regional distribution and variation in morphology, Clin Anat. 2004 May;17(4):287-93.

35. Nava T. La riabilitazione integrata delle malattie reumatiche. Masson, Milano 2006.

36. Ninos JC, Irrgans J, Burdett R, Weiss J, Electromyographic analysis of the squat performed in self-selected lower extremity; 1997, May JOSPT, 25 (5):307-15.

37. Rulli MDM, Saraceni VM. Il sistema di controllo posturale in Riabilitazione, Sci Riabilitaz, 2005; 6 (1-2): 5-20.

38. Sakamoto Y. Histological features of endomysium, perimysium and epimysium in rat lateral pterygoid muscle. J. Morphol. 1996 Jan; 227 (1): 113-9.

39. Sato T. Hashimoto M. Morphological analysis of the fascial lamination of the trunk. Bull Tokyo Med Dent Univ. 1984 Mar; 31(1):21-32.

40. Schleip R, et al. Passive muscle stifness may be influenced by active contractility of intramuscular connective tissue. Med. Hypotheses, 2006; 66 (1): 66-71.

41. Schleip R, Fascial plasticity, a new neurobiological explanation. J Bodywork and Mov T, 2003, 7 (1): 11-19.

42. Schmied A, Ivarsson C, Fetz EE, Short-term syncronization of motor units in human extensor digitorum communis muscle: relation to contractile properties an voluntary control. Exp Brain Res. 1993; 97: 159-172.

43. Sheehy P, et al, An electromyographic study of vastus medialis oblique and vastus lateralis activity while ascending and descending steps. JOSPT, 1998 Jun, 27 (6), 423-29.

44. Skandalakis PN, Soras O, Skandalakis JE, Mirilas P, Transversalis, endoabdominal, endothoracic fascia: who's who? Am Surg. 2006 Jan;72(1):16-8.

45. Smeulders MJ, et al. Spastic muscle properties are affected by length changes of adjacent structures. Muscle Nerv, 2005 Aug, 32 (2): 208-15.

46. Snow SW. Bohne WH. Observations on the fibrous retinacula of the heel pad. Foot Ankle Int. 2006 Aug; 27(8):632-5.

47. Stecco C. Macchi V, et al. Histotopographic study of the rectovaginal septum, Ital J Anat Embryol. 2005 Oct-Dec;110(4):247-54.

48. Stecco L, Sequenze neuro-mio-fasciali e meridiani agopunturei, Febb. 1988, Arzignano.

49. Stecco L, Neuro-myo-fascial Unit. 1st Intern. Symposium on myofascial pain and fibromyalgia. Minneapolis, may 8-10, 1989.

50. Stecco L, Il dolore e le sequenze neuro-mio-fasciali, Ipsa ed, 1990, Palermo.

51. Stecco L, La manipolazione neuroconnettivale, Marrapese ed, 1996, Roma.

52. Stecco L, Stecco C. Fascia corporis, Riflessioni anatomiche, fisiologiche, e terapeutiche. La Riabilitazione, 1997, 30 (4): 189-196.

53. Stecco L, B. Brigo, M. Michax, La manipulation du fascia dans le traitement des douleurs situées dans la région du cou. Ann Kinésitèr. 1999, 26, n°7, 322:328.

54. Stecco L, Fascial Manipulation, Piccin ed. Padova 2004 (Manipolazione della fascia, 2002).

55. Tesh KM, Shaw D, Evans JH, The abdominal muscles and vertebral stability, Spine, 1987; 12 (5):501-508.

56. Threlkeld AJ. The effects of manual therapy on connective tissue. Phys Ther. 1992; 72:893-902.

57. Tiengo C, Macchi V, Stecco C, Bassetto F, De Caro R, Epifascial accessory palmaris longus muscle. Clin Anat. 2006 Aug 17;19(6):554-557.

58. Travell JG, Simons DG, Dolore muscolare, Ghedini ed, Milano 1998.

59. Vleeming A, et al. The posterior layer of the thoracolumbar fascia. Spine, vol 20, n° 7 pp 753-758, 1995.

60. Yahia LH, Pigeon P, DesRosiers EA, Viscoelastic properties of the human lumbodorsal fascia. J. Biomed. Eng. 1993, Sept; 15:425-29.

61. Zigiotti GL, Liverani MB, Ghibellini D. The relationship between parotid and superficial fasciae. Surg. Radiol. Anat. 1991; 14(4):293-300.

译 者 简 介

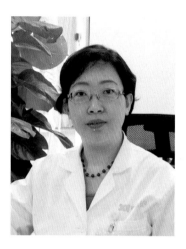

关玲,博士,中国人民解放军总医院(301 医院)针灸科主任,主任医师、教授。中国中医药研究促进会非药物疗法分会会长,解放军中医药学会针灸专业委员会主任委员。出版专著:《针灸基本功》《谢锡亮划经点穴》(DVD)《解剖列车》(第三版主译)

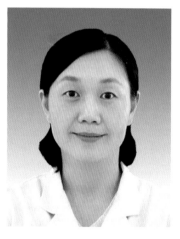

元香南,女,主治医师,中国医科大学临床医学系本科,北京大学医学部运动医学硕士,中国医科大学骨科博士。中国医科大学附属盛京医院康复中心工作。工作领域:骨科康复、神经科康复、疼痛的系统评估及治疗,冲击波治疗,超声引导下注射及冲击波定位治疗。

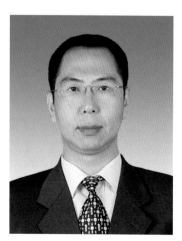

吴金鹏,男,北京中医药大学博士、南方医科大学博士后。现就职于中国医学科学院生物医学工程研究所从事中医工程方向研究,兼任中国生物医学工程学会中医药工程分会常务理事。多年来持续开展中医经筋理论和肌筋膜疼痛综合征的基础、临床及开发研究,承担多项科研课题。

视 频 资 源

01 筋膜链与筋膜中的透明质酸分布

02 筋膜的病理学基础

03 筋膜的滑动系统

04 筋膜手法的治疗原理

05 肌筋膜单元介绍

06 功能障碍发生的思路

07 筋膜手法治疗的影响